医学高职高专"十二五"规划教材

供临床医学、预防医学、口腔医学、医学检验、护理类等专业使用

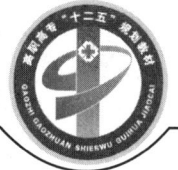

# 临床流行病学

LINCHUANG LIUXINGBINGXUE

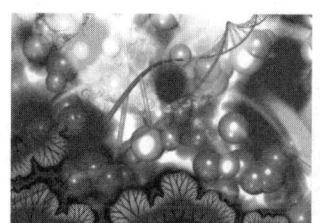 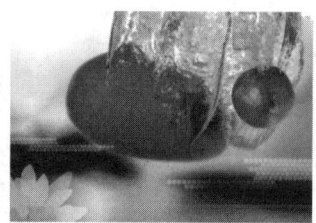 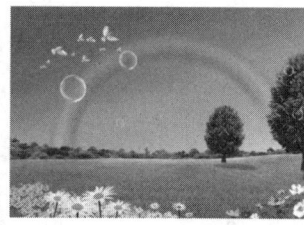

主编 ● 王凯娟

郑州大学出版社

## 图书在版编目（CIP）数据

临床流行病学/王凯娟主编. —郑州：郑州大学出版社，2012.8（2025.8 重印）
医学高职高专"十二五"规划教材
ISBN 978-7-5645-1017-6

Ⅰ.①临… Ⅱ.①王… Ⅲ.①临床流行病学-高等职业教育-教材 Ⅳ.①R181.3

中国版本图书馆 CIP 数据核字（2012）第 181102 号

### 临床流行病学
LINCHUANG LIUXINGBING XUE

| 策划编辑 | 李龙传 | 封面设计 | 张　庆 |
|---|---|---|---|
| 责任编辑 | 李龙传　张建光 | 版式设计 | 苏永生 |
| 责任校对 | 杨胜利 | 责任监制 | 朱亚君 |
| 出版发行 | 郑州大学出版社 | 地　　址 | 河南省郑州市高新技术开发区 |
| 经　　销 | 全国新华书店 | | 长椿路 11 号（450001） |
| 发行电话 | 0371-66966070 | 网　　址 | http://www.zzup.cn |
| 印　　刷 | 河南灏博印刷有限公司 | | |
| 开　　本 | 787 mm×1 092 mm　1/16 | | |
| 印　　张 | 15 | 字　　数 | 348 千字 |
| 版　　次 | 2012 年 8 月第 1 版 | 印　　次 | 2025 年 8 月第 6 次印刷 |
| 书　　号 | ISBN 978-7-5645-1017-6 | 定　　价 | 27.00 元 |

本书如有印装质量问题，请与本社联系调换。

# 作者名单

**主　编**　王凯娟
**副主编**　代丽萍　宋春花
**编　者**（以姓氏笔画为序）
　　　　　王　鹏　郑州大学
　　　　　王凯娟　郑州大学
　　　　　代丽萍　郑州大学
　　　　　吕全军　郑州大学
　　　　　任鹏飞　郑州大学
　　　　　李玉春　郑州大学
　　　　　吴成久　四川巴中市中心医院
　　　　　宋春花　郑州大学
　　　　　金湘东　郑州铁路职业技术学院
　　　　　高三有　河南省疾病预防控制中心
**秘　书**　王　鹏

# 前 言

临床流行病学是从患者个体临床诊治扩大到患者群体特征的研究,以探索疾病的病因、诊断、治疗、预防和预后等规律的一门方法学,其将现代流行病学、医学统计学和社会医学的原理和方法应用到临床医学领域,是医学教育中的重要专业课程之一。根据高职高专医药卫生人才培养方案和《中共中央国务院关于深化医药卫生管理体制改革的意见》,以"卓越医生教育培养计划"的实施为目的,我们组织编写了本教材。

本教材内容主要包括常用的流行病学研究方法、疾病的病因学研究、筛检和诊断实验研究及评价、临床疗效和疾病预后研究、临床决策分析、传染病流行病学、疾病预防与控制、医院感染、药物不良反应、循证医学和临床科研设计,编写过程中结合编者多年的临床流行病学教学实践和工作经验,吸取临床流行病学的最新研究成果,在实用性及创新性上有独到之处,比较系统地阐述了临床流行病学研究中的课题设计及资料统计分析方法。

本教材为全国医学高职高专临床医学、预防医学、口腔医学的教学用书,也可作为公共卫生管理、医学检验、药学、护理类等专业学生的选修课教材,还可作为全科医生及医学研究人员的工具书或继续医学教育的教材。

本教材的编写承蒙各位编者精诚合作,并付出了辛勤劳动,在此一并表示衷心的感谢。

临床流行病学还在不断地发展和完善中,加之编者的水平有限,编写中差错和不妥之处在所难免,期望同行专家、读者以及使用本教材的老师和同学提出批评及宝贵意见,以便再版时完善。

编者<br>2012 年 3 月

# 目 录

## 第一章 绪论 ... 1
### 第一节 概述 ... 1
一、临床流行病学的定义 ... 1
二、临床流行病学发展简史 ... 2
### 第二节 临床流行病学的主要研究内容 ... 3
一、临床流行病学研究的中心内容 ... 3
二、临床流行病学的研究方法 ... 3
### 第三节 临床流行病学的应用及展望 ... 6
一、病因探索 ... 6
二、应用流行病学知识提高诊断水平与认识疾病的自然史 ... 6
三、用于疗效判断及治疗方法选择 ... 6
四、发现高危人群或人群中危险因素 ... 7
五、应用于医疗、卫生、保健服务的决策和评价 ... 7
六、循证医学的发展和应用 ... 8

## 第二章 临床医学科研常用的流行病学研究方法 ... 9
### 第一节 概述 ... 9
### 第二节 疾病分布 ... 10
一、描述疾病分布的常用指标 ... 10
二、描述疾病流行强度的指标 ... 14
三、疾病的三间分布 ... 16
### 第三节 描述性研究 ... 27
一、现况调查的概念、种类、目的 ... 27
二、普查的目的及优缺点 ... 28
三、抽样调查的方法、优缺点、样本大小的估计 ... 29
四、现况调查的偏倚及其控制 ... 35
五、生态学研究 ... 37
### 第四节 病例对照研究 ... 41
一、病例对照研究的概念、特点及用途 ... 41

二、病例对照研究的类型 …………………………………………………… 43
　　三、病例对照研究的实施 …………………………………………………… 43
　　四、病例对照研究资料的分析方法、指标及其意义 ……………………… 47
　　四、病例对照研究常见偏倚及其控制 ……………………………………… 51
　　五、病例对照研究的优缺点 ………………………………………………… 52
 第五节　队列研究 ……………………………………………………………… 53
　　一、队列研究的概念和特点 ………………………………………………… 53
　　二、队列研究分析方法、指标及意义 ……………………………………… 60
　　三、暴露与发病关联强度的其他指标 ……………………………………… 65
　　四、队列研究的偏倚及其控制 ……………………………………………… 68
　　五、队列研究的优缺点 ……………………………………………………… 68
 第六节　临床实验 ……………………………………………………………… 69
　　一、临床实验的定义及特征 ………………………………………………… 70
　　二、临床实验设计三大组成部分及原则 …………………………………… 70
　　三、临床实验效果的主要评价标准和指标 ………………………………… 79

# 第三章　疾病的病因 …………………………………………………………… 83
 第一节　概述 …………………………………………………………………… 83
　　一、人们对疾病发生原因的认识 …………………………………………… 83
　　二、病因模型 ………………………………………………………………… 84
　　三、病因定义 ………………………………………………………………… 86
　　四、病因分类 ………………………………………………………………… 86
 第二节　病因推断 ……………………………………………………………… 87
　　一、病因推断的逻辑推理方法 ……………………………………………… 87
　　二、确定病因与疾病因果关联的标准 ……………………………………… 90

# 第四章　筛检和诊断实验 ……………………………………………………… 94
 第一节　筛检和诊断实验的概述 ……………………………………………… 95
　　一、筛检和诊断实验的概念 ………………………………………………… 95
　　二、筛检的目的及应用原则 ………………………………………………… 96
　　三、实验指标的选择 ………………………………………………………… 97
 第二节　筛检和诊断实验的评价 ……………………………………………… 98
　　一、流行病学评价方法 ……………………………………………………… 98
　　二、诊断和筛检实验评价指标 ……………………………………………… 99
 第三节　提高筛检和诊断实验效率的方法 …………………………………… 106
 第四节　诊断实验的评价原则 ………………………………………………… 107

# 第五章　临床疗效和疾病预后 ………………………………………………… 109
 第一节　临床疗效 ……………………………………………………………… 109
　　一、概述 ……………………………………………………………………… 109

二、临床疗效研究的设计要点 …………………………………………………… 110
　　三、临床疗效研究常用研究方法 ………………………………………………… 110
　　四、临床疗效研究的实施步骤 …………………………………………………… 112
　　五、临床疗效研究的评价原则 …………………………………………………… 118
第二节　疾病预后 …………………………………………………………………… 119
　　一、概述 …………………………………………………………………………… 119
　　二、疾病预后研究的常用指标 …………………………………………………… 121
　　三、疾病预后研究的常用方法 …………………………………………………… 122
　　四、疾病预后研究的质量控制 …………………………………………………… 128

第六章　临床决策分析 ………………………………………………………………… 130
第一节　概述 ………………………………………………………………………… 130
第二节　临床决策分析方法 ………………………………………………………… 131
　　一、决策树分析法 ………………………………………………………………… 131
　　二、治疗阈值决策分析法 ………………………………………………………… 132
　　三、诊疗决策分析 ………………………………………………………………… 134
第三节　临床决策分析评价 ………………………………………………………… 139

第七章　传染病流行病学 ……………………………………………………………… 142
第一节　概述 ………………………………………………………………………… 142
　　一、传染病流行病学的发展 ……………………………………………………… 142
　　二、我国传染病流行的现状 ……………………………………………………… 143
　　三、传染病流行病学的主要特征 ………………………………………………… 144
第二节　传染病流行过程及影响因素 ……………………………………………… 145
　　一、传染过程与流行过程 ………………………………………………………… 145
　　二、流行过程的基本环节 ………………………………………………………… 146
第三节　疫源地与流行过程 ………………………………………………………… 151
　　一、疫源地 ………………………………………………………………………… 151
　　二、流行过程 ……………………………………………………………………… 151
第四节　传染病预防控制 …………………………………………………………… 153
　　一、传染病的预防 ………………………………………………………………… 153
　　二、传染病的控制措施 …………………………………………………………… 154

第八章　疾病预防与控制 ……………………………………………………………… 162
第一节　疾病预防策略与措施 ……………………………………………………… 162
　　一、制定策略和措施的依据 ……………………………………………………… 163
　　二、制定疾病预防和控制的策略和措施的宏观思想 …………………………… 163
　　三、我国预防工作的总策略 ……………………………………………………… 164
第二节　疾病的三级预防 …………………………………………………………… 165
　　一、一级预防 ……………………………………………………………………… 165

二、二级预防 …………………………………………………………… 166

　　三、三级预防 …………………………………………………………… 167

第三节　疾病监测 …………………………………………………………… 167

　　一、疾病监测的定义 …………………………………………………… 168

　　二、疾病监测的几个概念 ……………………………………………… 168

　　三、疾病监测的种类 …………………………………………………… 169

　　四、疾病监测的过程 …………………………………………………… 169

　　五、疾病监测的用途 …………………………………………………… 170

　　六、疾病监测系统 ……………………………………………………… 170

　　七、行为学监测和第二代监测 ………………………………………… 171

　　八、现代信息技术在监测中的应用 …………………………………… 171

## 第九章　医院感染 …………………………………………………………… 172

第一节　概述 ………………………………………………………………… 173

　　一、医院感染的定义 …………………………………………………… 173

　　二、医院感染的分类 …………………………………………………… 174

　　三、医院感染的常见病原体 …………………………………………… 175

　　四、医院感染的现状与面临的问题 …………………………………… 175

第二节　医院感染的流行病学 ……………………………………………… 176

　　一、医院感染的分布 …………………………………………………… 176

　　二、医院感染的传播过程 ……………………………………………… 179

　　三、医院感染的流行类型 ……………………………………………… 183

　　四、医院感染的危险因素 ……………………………………………… 184

　　五、医院感染的流行病学调查 ………………………………………… 185

第三节　医院感染的预防控制 ……………………………………………… 186

　　一、医院感染的监测 …………………………………………………… 186

　　二、加强医院感染管理 ………………………………………………… 188

　　三、建立健全医院感染的制度 ………………………………………… 188

　　四、加强医务人员医院感染知识的培训 ……………………………… 189

　　五、严格执行消毒隔离制度 …………………………………………… 189

　　六、规范侵入性操作的应用 …………………………………………… 189

　　七、合理使用抗菌药物 ………………………………………………… 190

　　八、加强病原微生物检测和耐药性监测 ……………………………… 190

　　九、加强医务人员职业安全防护指导 ………………………………… 191

## 第十章　药物不良反应 ……………………………………………………… 192

第一节　概述 ………………………………………………………………… 192

　　一、基本概念 …………………………………………………………… 192

　　二、药物不良反应流行病学研究方法 ………………………………… 194

### 第二节  药物不良反应的流行特征及其影响因素 ······ 196
一、药物不良反应的三间分布 ······ 196
二、药物发生不良反应的影响因素 ······ 197
三、药物不良反应的危害 ······ 199

### 第三节  药物不良反应的报告和监测 ······ 200
一、药物不良反应报告和监测管理的相关法律法规 ······ 200
二、药物不良反应监测的意义 ······ 201
三、药物不良反应监测的方法 ······ 202

### 第四节  药物不良反应的预防策略与措施 ······ 203
一、合理用药 ······ 203
二、加强药物不良反应的报告和监测 ······ 203
三、加强药品包装管理 ······ 203
四、加强宣传教育 ······ 204

## 第十一章  循证医学 ······ 205

### 第一节  概述 ······ 205
一、循证医学定义 ······ 205
二、循证医学的产生与发展 ······ 206
三、实施循证医学的意义 ······ 208

### 第二节  循证医学临床实践 ······ 209
一、循证医学对临床实践活动的指导作用 ······ 209
二、循证临床实践的基本内容 ······ 210
三、循证医学在临床实践中的应用举例 ······ 216

### 第三节  循证医疗卫生决策 ······ 217

## 第十二章  临床科研设计 ······ 219

### 第一节  临床科研设计的重要性 ······ 219

### 第二节  临床科研的选题和立题 ······ 220
一、选题的重要原则 ······ 221
二、选题的来源 ······ 221
三、选题和立题的程序 ······ 222

### 第三节  临床科研设计 ······ 223
一、临床科研设计的基本要素 ······ 223
二、临床科研设计的原则和方法 ······ 227
三、临床科研中的伦理道德规范 ······ 227

## 参考文献 ······ 228

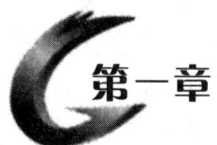

# 第一章

# 绪 论

【学习目标】

◆ **掌握** 流行病学定义、研究方法。
◆ **熟悉** 流行病学原理、应用、特征。
◆ **了解** 流行病学简史及与其他学科的关系。

21世纪社会发展进入知识经济时代,作为现代医学教育基础学科之一的流行病学在现代医学领域中的作用和地位日渐重要,近些年来流行病学的原理和方法广泛地应用并影响到临床医学、心理学等其他学科领域,在现代社会发展中发挥着重要作用。

## 第一节 概 述

### 一、临床流行病学的定义

流行病学(epidemiology)是医学领域的基础学科,是探索疾病病因、开展疾病防治、改善人群健康的重要工具。流行病学的目标与医学整体的目标相一致。人类与疾病斗争的历史始于临床医学,临床医学以个体尤其以出现症状的患者为对象,以治愈患者为工作目的。在此基础上,流行病学家将研究的对象扩大至产生疾病和不良健康状态的人群。早期的流行病学学家同时也是优秀的临床科学工作者。

临床流行病学(clinical epidemiology)是将现代流行病学、医学统计学和社会医学的原理和方法应用到临床医学领域,从患病个体的临床诊治扩大到患者群体特征的研究,以探索疾病的病因、诊断、治疗、预防和预后等规律的一门方法学。临床流行病学强调临床研究中的设计、测量和评价的严谨性(design, measurement and evaluation on clinical research,DME),从患者群体角度出发,研究疾病的病因及其影响因素、临床诊断、治疗和预后评估,并为临床决策提供科学的证据,通过排除各种主、客观偏倚的影响,有助于保证研究结果的准确性和可靠性。尤其是将循证医学的原理和方法应用于临床实践,强调临床医疗决策都应建立在最新、最佳临床科研证据的基础上,为临床诊断、治疗、预防和筛检、预后评价、不良反应分析以及医疗质量评估的科学化提供最可靠的证据。

临床流行病学作为一门独立的学科,与传统的临床医学和流行病学有着不同的特点。首先,临床流行病学研究的是临床各学科,这是它与流行病学相区别的地方。其次,它的研究对象从个体扩大到群体,面向社会的特殊患病群体,这是它与临床医学相区别之处。另外,临床流行病学研究的是整体的人,而不是人的某一部分(细胞、组织、器官等)或动物,这也是它与其他医学学科不同的地方。临床流行病学是多学科相互渗透、相互结合而发展起来的新兴学科,深化了人们对疾病发生、发展和转归的整体认识,对于提高临床医学研究水平、改善临床实践工作,具有重要的指导作用。因此,临床流行病学是临床医学重要的基础课程和科学研究必需的方法学科。

## 二、临床流行病学发展简史

临床流行病学是从群体的层面,采用量化的科学方法对临床疾病研究的方法学,是创造临床最佳研究成果的有力工具。

临床流行病学是20世纪70年代后期发展起来的一门临床医学基础学科。1938年,美国耶鲁大学的John Paul发现流行病学的理论和方法对临床研究很有帮助,故首次提出了"临床流行病学"的构想。一直到了20世纪70年代,随着传统的生物医学模式转变为"生物—心理—社会医学"模式,人类的疾病谱发生了很大的变化。除生物因素以外的环境、职业、生活方式、社会条件及精神因素所致的急、慢性病大量增加,临床医学家们渐渐发现单从基于个体水平的生物医学角度出发,对临床上的许多问题无法做出满意的回答,迫切需要从群体角度出发,从宏观方面来研究临床医学。同时,流行病学家们在研究疾病的病因、预防和自然史等过程中也发现了利用临床医学的重要性。临床医学家和流行病学家都越来越意识到他们各自学科领域的相互联系,临床流行病学在此基础上开始高速发展。70年代末,由美国的Feinstein AR和加拿大的Sackett DL等人创立了现代临床流行病学。在洛氏基金会和世界卫生组织(WHO)的支持下,1982年建立了国际临床流行病学网(international clinical epidemiology network,INCLEN),在美国、加拿大、澳大利亚建立了5个国际临床流行病学资源和培训中心(CERTC),成员单位包括中国在内已遍及18个国家。并在23个发展中国家的57所知名的医科大学建立了临床流行病学组(clinical epidemiology unit,CEU)。我国于1980年开始引进了该学科,有关的医学院校自1983年开始对临床研究生及本科生开设了临床流行病学课程。1988年建立了中国临床流行病学网(China CLEN),1993年建立了中华医学会临床流行病学学会。自此临床流行病学学科开始在我国快速发展,并在短期内取得了很大的成绩。

2004年世界卫生组织(WHO)对临床流行病学给予了极高评价,指出这门学科从群体层面和定量研究的方法出发,在推动全球卫生研究、创造最佳的研究成果、促进人类健康事业方面作出了突出贡献。英国医学杂志组织了一些专家,对国际顶级临床医学杂志发表的临床研究文献,以临床流行病学对研究质量评价的标准为准绳,系统地评价出最佳的研究成果(证据),编印并出版了《Clinical Evidence》,推广到临床医疗实践,促进了医疗质量的提高。这些国际性的重大举措,意味着临床流行病学在医学领域中举足轻重的地位。因此,学习、掌握和应用临床流行病学的基本理论、知识和方法,对培养医学生的科学素质是十分重要的,同时,也是医学教育要"面向世界,面向未来"之需。

## 第二节 临床流行病学的主要研究内容

### 一、临床流行病学研究的中心内容

临床流行病学形成和发展的基础,在于它是一门方法学,用以指导在临床工作中应用流行病学、卫生统计学的基本原理和方法去发现和解决临床问题。在进行临床科研时,需要事先周密设计,实施中准确测量,最后进行合理地评价。换而言之就是在正确选择科研课题的基础上,进行科学的设计,选择适当的量度指标,对研究结果做出实事求是的综合评价,最后得出可以信赖的结论。这就是临床流行病学的中心内容。有人把它概括归纳为设计(design)、测量(measurement)、评价(evaluation),简称 DME。

设计(design,D):设计是指临床研究方法和观察方法的设计。设计是围绕研究目的进行的,从研究开始之前一直到做结论的整个过程都贯穿了设计,设计是三大中心内容的最重要的一环。设计要注意到科学性和可行性,其主要原则如下:①根据研究目的,结合现有的科研条件设计出最佳方案;②要设置合理的对照;③注意实验措施的创新性和实用性;④选择合适的效应指标,指标要客观,最好能够量化;⑤研究对象须有明确、正确的诊断,诊断的标准要统一;⑥要有合适的样本量;⑦选择依从性好的人群;⑧尽量防止外部变量的影响;⑨分析方法恰当科学。

测量(measurement,M):测量是用一些定量的方法来度量和比较各种临床现象,包括疾病发生的频数、结局、预后、疾病造成的体力和精神上的影响等;研究测量数据的含义和性质;研究各种测量变异和生物学变异;研究提高测量准确度和可靠性的方法等。

评价(evaluation,E):评价是用科学的方法来对测量结果做出正确的结论。主要包括诊断实验评价,临床结果评价,防治效果评价,预后评价,病因推论准确性评价及临床经济学评价等。

### 二、临床流行病学的研究方法

在临床科研工作中,抉择合理的设计方案,这是成功的关键。因此通晓诸多研究方法的设计原理是十分重要的。临床科研设计方法归纳起来可分为三大类:①观察性研究;②实验性研究;③数学模拟实验。目前临床科研较常用的是前两类。

**(一) 观察性研究**

观察性研究(observational study)基本原理是不能由研究者人为地控制实验条件,只能尽量地控制非研究因素的影响,分组是自然形成的,因此论证强度常不及实验性研究,有以下类型。

1. 描述性研究　描述性研究又称描述流行病学(descriptive epidemiology),它是通过调查或观察的方法对疾病或临床事件的各种特征进行如实地描述,包括病例报告、病例分析和经验总结等。由于描述性研究所收集的资料相对地较为粗糙和广泛,一般不需要事先设对照组,其结论可能有较大偏倚,常不易重复验证,故科研的论证能力弱。但应提及的是,在描述性研究里还包括了横断面研究,此科研设计原理是指在一个特定时间、特定的人群中,对某种疾病或某些特征与有关因素的关系进行研究。通常可以采用抽样调查、普查或筛查的方式进行研究。此种研究应用范围比较广泛,有时甚至是提出病因假设的依据。在疾病防治研究中是常用的设计方案。由于其设计较为严谨、规范,故科学性较病例报告、病例分析等类型为强。描述性研究一般包括以下几种方法。

(1) 横断面研究　横断面研究(cross-sectional study)又称现况调查,是在某一卫生事件发展的过程中某一时点,或某一期间进行的调查,目的是将事件调查当时的断面现况展示出来,它所反映的是事件从过去发展到当时的累加现象,如果是对疾病调查则反映的是调查当时存活的新老病例的总和。具体实施的方法依据研究的目的和工作条件又可分为普查、抽样调查、筛查等。

(2) 个案调查　个案调查(individual survey)又称病例调查,是对个别病例及周围环境进行的调查研究,目的是查明该具体疾病或卫生事件的来龙去脉,从而找到发生该事件的原因和影响因素,为避免类似事件再次发生或为促进健康提供线索。特别是对于传染性疾病,个案调查是追溯传染来源、防止疾病蔓延流行的重要方法。临床医师进行的特殊病例个案报告,可以看做是本类研究的特殊形式。

(3) 爆发调查　爆发调查(outbreak survey)是对局部地区短期之内出现大批相同性质患者或其他卫生事件的调查,常常是预防医学及公共卫生的一种紧急情况。要求调查人员在最短的时间内查明原因,提供有效控制措施,防止疾病蔓延或事态扩大。爆发调查考核流行病学工作者快速反应能力,反映了研究者是否熟练掌握流行病学基本知识和基本技能。

(4) 生态学研究　生态学研究(ecologic study)又称相关研究,是在自然状态下对疾病、健康或卫生事件与某些相关因素之间的相关关系进行的观察性研究,其观察对象一般应为某一生态环境下的自然群体。它可以提供疾病流行的病因线索或提出健康促进措施的依据。它的最大缺点是无法判定因果关联的时间顺序。

(5) 档案研究　档案研究(archival study),描述性研究的数据可以来源于已有现成资料,如医院的病历、防疫部门的疫情报告、卫生管理部门的疾病及死亡报告、统计或公安部门的人口资料、计划生育部门的出生记录、社区居民或企业职工健康档案等。此类研究的原始数据不是专为本次研究目的设立的,一般说来比较真实可靠,而且省时、省力、节省费用,关键是原有数据必须系统完整,这一点往往在基层难以做到。近年来兴起的对既往资料进行二次利用综合分析的一种研究形式——Meta分析,可以看做是档案研究的拓展。

2. 分析性研究　分析性研究又称分析流行病学(analytical epidemiology),一般来说是在描述性研究所提病因假设的基础上,进一步在选择的人群中探讨疾病发生的条件和规律,验证所提出的假设。由于设计严谨、规范并设有对照组,其论证强度高于描述性研究。采用分析性研究乃是临床研究的深入阶段。其基本研究方法可分为病例对照研究和队列研究两类。

(1) 病例对照研究　病例对照研究(case-control study)是选择一批有代表性的病例(或卫生事件),再选择一批和病例相匹配的对照,调查病例组和对照组病前对某一可疑致病因素的暴露情况,比较病例组和对照组含有该可疑致病因素比例的差异,从而推论该因素是否与疾病(或事件)有关。可疑致病因素的暴露史大多数由病例或对照回忆得出,因此以往有人称此类研究为回顾性调查(retrospective study)。

(2) 队列研究　队列研究(cohort study),或叫定群研究,是按照可疑致病因素将特定人群分为暴露组与非暴露组,随访追踪观察两组人群疾病状况,比较暴露组与非暴露组人群疾病频率的差别,从而确定该因素是否为疾病或事件发生的原因。此类研究开始时,结果尚未发生,在研究的较长时期观察过程中,研究者关心的结局陆续出现,其性质是前瞻性的,有人称为前瞻性研究(prospective study)。

3. 实验性研究　实验性研究又称实验流行病学(experimental epidemiology),它通过人为控制研究因素在人群中进行实验,以最终证实研究者所关心的因素是否为疾病的原因。它和描述(或分析)性研究区别在于研究是在人为控制条件下进行,和通常的实验室研究不同的是研究对象为人群(实验室研究对象是人体标本)。这类研究大体可以分为:

(1) 临床实验　临床实验(clinical trial)在医院中以临床患者为研究对象,主要观察某一药物或治疗措施治疗效果的一类实验,它是在某一新药上市之前,在毒理、药理等基础研究完成之后、在一定范围和条件之下、在人群中进行的系列实验。基本方法是将患者随机分为治疗组和对照组,经过一段疗程后对比较组间治疗效果的各项指标进行评价,从而判定该药物或治疗手段是否有效。临床实验设计的关键是遵循随机、对照和盲法的原则。

(2) 现场实验　现场实验(field trial)是基于社会人群进行的,主要用于防治效果评价的实验研究。也可基于某一现场、社区、社团、工厂或学校,基本方法是在控制条件下将人群分为实验组和对照组,经一定时期之后对比较组间指标的差异进行分析,从而判定该预防措施是否确实有效。传统的现场实验主要指预防接种的效果评价,其评价的指标包括血清学指标和流行病学指标,目前预防的手段已扩展到药物、营养、行为、心理等各个方面,评价的指标也增加了许多分子生物学、行为科学、心理学、社会学等内容。

(3) 社区实验　社区实验(community trial)主要进行社区干预研究(intervention study),特指在人群中通过改变可疑致病因素观察该人群疾病或健康状态是否发生变化的一种实验设计,它是流行病学病因研究最终的最强有力的证据。干预研究同样遵循随机、对照的原则,但在实际工作中,往往不能完全符合理论上的要求,此时研究者称此类研究设计为"准实验"。

## 第三节 临床流行病学的应用及展望

几乎各种健康事件都存在着与流行病学有关的问题,随着流行病学的原理和方法迅速发展,在临床日常工作中流行病学的应用范围不断扩大,至少在以下几个方面得到广泛应用。

### 一、病因探索

医学各个领域对流行病学如此青睐的重要原因就在于它能够提供疾病的病因线索。历史上凡是病因明确的疾病终究会找到针对性防治对策,疾病很快得到控制,这在许多传染病的预防和控制中已经得到证实。第二次世界大战以后,流行病学研究更广泛应用于各类传染病与非传染病的病因学探讨,比如包皮过长与阴茎癌、烟尘与阴囊癌、吸烟与肺癌、输血与乙型肝炎、妊娠期吸烟与胎儿先天畸形、放射线暴露与白血病、单纯疱疹病毒与面神经麻痹、糖精与膀胱癌等都是首先进行流行病学研究之后逐步明确了病因。当今肆虐人类健康的重大疾病如心血管疾病、脑血管疾病、恶性肿瘤、糖尿病等大多数病因不明,但可以预测,流行病学研究将在其病因探索和疾病预防中发挥越来越重要的作用。

### 二、应用流行病学知识提高诊断水平与认识疾病的自然史

许多种疾病的临床症状轻重变动较大,轻型患者很少到医院就诊。仅在医院内工作的医师经常见到的是症状比较重的,常把这些当作疾病的"典型"。应用流行病学方法可得到各种类型的病例,从而可以了解个体和群体疾病的过程和结局,即该病的自然史(natural history)。如在诊断时不能合理运用流行病学知识就可能误诊。例如,麻疹由于广泛应用疫苗及球蛋白,现在不少患者症状很轻,缺少 Koplik 斑及典型皮疹,在病程早期如能了解患儿与麻疹病例的接触史及其周围儿童正在患麻疹的事实,则不易误诊或漏诊。钩端螺旋体病临床症状多种多样,可以像流行性乙型脑炎、流行性感冒、伤寒,也有的可以有咯血、高热,病死率很高,甚至误诊为肺鼠疫,还有的在热退后出现眼色素膜炎等症,仅按临床症状,极易误诊为其他病,耽误治疗,也耽误防控措施。上述几种疾病尽管有的病临床症状类似,但各有各的流行病学特点,如乙型脑炎是高度散发的,极少能见到多数病例在一个小地区内同时发生,而钩端螺旋体病则可以爆发,如果注意到该病所表现的流行病学特点就不易诊断错误。

### 三、用于疗效判断及治疗方法选择

对疗效的判断或评价,传统的做法是或借鉴他人的经验,或在他人经验基础上再积累自己的经验。人类在漫长的岁月里通过上述途径曾积累了丰富的经验,这是前人留下的珍贵遗产。但在严格对照法引入以前,在这丰富的经验中并不完全是可靠的。之所以不完全可靠,是由多种因素决定的。医学史上不乏这样例子:某种新药或新疗法的出现,

被认为对某病"有效",大家竞相争用,风靡一时,但经不起严格考查或时间考验。20世纪20年代起,金制剂用于肺结核治疗曾长达十年之久,即属此情况。其根本原因是缺乏严格对照观察法判明确切效果。与此呈鲜明对比的是,40年代末50年代初,链霉素、异烟肼、吡嗪酰胺相继问世后,因采用了严格对照观察,很快即肯定其疗效。可见,正确掌握使用严格对照分组方法是临床判断疗效的重要手段。分组对照法是从群体角度来处理和分析疗效的,而且这一技术是通过预防实验发展起来的,属于流行病学方法学范畴。

预后的估计是临床医生对患者可能出现后果的一种判断,也是对患者进行具体保健指导或建议的重要依据。虽然在判断每个患者预后的时候,总是根据当时对该病的认识水平、病情严重程度、患者机体状态以及治疗能力等因素,即遵循所谓"个体化"原则,无疑是十分正确的。但预后的实质是建立在对一个特定人群(如某种年龄、性别、某种严重程度的某病患者或某种特征的具有者)加以或未加以某种干预(如治疗)后,经一定时间观察的基础上。这是前瞻性研究的一种应用。有时根据患者某种特征性变化,亦可做出具有相当价值的预后判断。这种特征性变化与某种预后的联系。要通过流行病学方法发现和证实。如Cochrane等经20年之久的前瞻性研究表明,体质指数[体重(g)/身高$^2$(cm$^2$)]与英国55~64岁妇女的缺血性心脏病死亡率之间呈强相关,对该年龄组该病妇女患者来说,体质指数是一项重要预后指标。

## 四、发现高危人群或人群中危险因素

流行病学的一项重要职能是发现高危人群或人群中危险因素,这也正是临床医学所追求的一个目标。临床医学及时救治现症患者固然是重要任务,但作为现代临床医学更应从它的服务对象中发现危险因素或高危人群,及时给予防治。这是临床医学也是整个医学向更高阶段发展的标志。譬如在外科,某些部位手术后并发深部静脉血栓形成是一项常见的棘手问题。有效的预防措施之一是预防性皮下注射小剂量肝素,以降低其发生率。但这样做有增加出血的危险。合理的做法是将肝素仅用于那些具有深静脉血栓形成的高度危险患者。Chlayton等人通过一组手术患者几项临床指标的观察,演算出一种预测指数公式。据此,能在术前辨认出具有深静脉血栓形成高危患者。Crandon等前瞻性研究证实了该预测指数的实际应用效能。根据这一指数,术后肝素预防性处理就建立在更为合理的基础上。

药物作为危险因素的判断也与其疗效判断一样,要通过群体观察来解决。雌激素是妇科常用药物,它的致癌作用并未受到普遍注意。Jick等发现,在一定年龄组内使用该药,与乳腺癌的发生有较强联系。年龄在45~54岁范围内的自然绝经者用药后发生乳腺癌的相对危险度为10.2倍。口服避孕药也有类似情况。这就提示,一定年龄组的自然绝经者使用雌激素是乳腺癌发生的重要危险因素。

## 五、应用于医疗、卫生、保健服务的决策和评价

卫生决策(decision-making)包括政府有关部门制定各种法令、法规及各项宏观防治疾病、保障健康的战略及策略,也包括卫生医师和临床医师在处理疫情和具体疾病防治方案时做出正确的判断。任何决策都需要建立在有充分证据的基础之上,而流行病学提

供了收集这些证据的基本原则和方法,使卫生行政主管部门知道人群中的疾病及有关因素所造成的负担,可以使有限的卫生资源发挥最好的效益,有助于确定优先的预防及保健项目的卫生规划。在某些特殊地区着重研究某些暴露的特殊环境,可用于评价卫生服务的效果及效益,如确定某病(如心肌梗死)的最合宜住院期限,确定治疗某病(如高血压)的价值,确定什么治疗方案最为经济有效(如对肾衰竭、心肌梗死等),确定应用卫生措施控制腹泻病的效果等。流行病学对卫生项目的计划、实施和评价、临床工作的质量控制及制订规范化工作指南等一系列富有成效的理论与方法已经形成一门新型流行病学分支——管理流行病学(managerial epidemiology)。

### 六、循证医学的发展和应用

临床流行病学的理论知识与方法学用于指导临床实践——应用最佳证据于临床医疗的诊治决策,发展了循证医学(evidence based medicine),越来越受临床医学界的欢迎。

个人临床经验是临床医师通过实践获得的知识、技巧和能力;现有的最好证据是指从基础医学研究、临床研究中产生的科学结论,如诊断实验的准确性和精确性数据、预后的影响因素、治疗和预防措施的效力和安全性等。只有将二者完美结合起来才能不断为困扰人类的疾病推出有效和安全的诊治方法。

循证医学是指临床医务人员在防治疾病的医疗活动中,自觉地应用相关的最佳科学证据指导实践,结合自己的临床经验,针对患者局部及全身情况,根据患者治疗需要做出临床决策。这里所指的最佳科学证据,首先是指综合若干随机对照实验做出的系统评价(systematic review)的结论,如果没有相应的系统评价时,要采用临床随机对照实验做出的结论。因为就真实性(validity)和可靠性(reliability)而言,系统评价的偏倚(bias)相对小;随机对照研究,特别是样本较大的随机对照研究,在各种临床设计方案中被认为是最佳方案,其产生的结论属于最佳证据。其次是指具有良好的科研设计、能很好地控制科研中偏倚的证据,如队列研究、病例对照研究、断面研究等。临床经验是指在长期认真严谨的工作过程中积累的,适应于本地区、本单位具体情况的最佳经验,对于有长期工作经历的医护人员来说,可以是个人的经验,对年轻的医生来说,特别要注意学习和掌握上级医师的经验,以及医师会诊得到的集体经验。患者对治疗的需求和喜好是指患者在完全了解病情和多个备选治疗方案的情况下,根据个人身体状况、经济状况以及对预后的期望做出的理智的判断。

最佳证据并不是随手可得的,必须具有寻找文献的能力,评价文献的能力,才有可能得到最佳证据。循证医学不可能提供菜单式的治疗计划,而是要求根据患者的具体情况和治疗需求去寻找证据,做出最优治疗决策。因此首先要求医务人员具有崇高的医德,把患者的疾苦放在第一位,没有强烈的责任感和事业心作为动力,就不会有坚定的毅力,千辛万苦去寻找最佳证据。

(王凯娟)

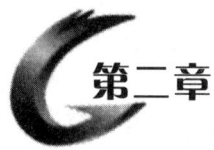

# 第二章

# 临床医学科研常用的流行病学研究方法

【学习目标】

◆ **掌握** 描述疾病分布频率的常用测量指标;描述疾病流行强度的指标;疾病的三间分布;现况研究定义;常用的抽样方法;决定样本大小的因素;病例对照研究、队列研究的基本原理、研究的类型、特点及研究目的、分析过程、暴露与发病关联强度;临床实验原理及特征;临床实验设计的原则。

◆ **熟悉** 移民流行病学方法;抽样调查定义;普查及抽样调查的优缺点;病例对照研究、队列研究中影响样本含量的因素;临床实验设计步骤。

◆ **了解** 临床医学科研中流行病学研究方法的应用;现况调查中常见的偏倚及生态学研究。病例对照研究、队列研究设计的优缺点;临床实验效果的主要评价指标。

## 第一节 概 述

流行病学既是一门应用学科,也是一门方法学。流行病学研究方法已广泛应用于临床医学科研中。

临床医学科研是以患者为研究对象的科学研究,其主要内容包括疾病的病因、诊断、治疗及预后的研究。从临床的角度来看,不同的患者、不同的疾病在病程、病情、临床表现、实验室检查等方面都存在着很大的差异性。不同医院的研究对象所处的社会、经济状况的差异,使得临床科研显得更加复杂。传统的临床医学科研受到患者的数量、经验医学等的影响,对科研工作中的偏倚和各种影响结果的干预因素往往缺乏足够的认识和未采取有效的措施进行处理,使得许多的临床研究结果难以重复及得到公认,从而造成了临床医学长期以来一直困扰在临床经验医学的桎梏之中。因此,要使临床研究获得正确的结论,必须要求有严格的科研设计,将许多干扰因素在研究前及研究中加以控制,尽量减少偏倚和偶然性对结果的影响。

临床科研设计方案的种类较多,从大的方面来讲可分为两大类,即观察性研究和实验性研究。观察性研究主要包括描述性研究,病例对照研究,队列研究等。其主要特点是所有的研究因素不能采取人为干预的措施,而是在自然的条件下进行研究。在实践中,这几种研究主要应用于疾病的病因、诊断及预后的研究。另一大类即临床实验,这类研究可以人为地给研究对象施加或减少干预措施,研究对象可以随机分组。常用的临床实验方法有随机对照实验、交叉实验、序贯实验、前后对照实验等。临床实验常用于治疗措施及疗效的评价。

临床科研的真实性和有效性与临床科研方法选择的正确与否关系十分密切,本章重点介绍临床科研常用流行病学方法的原理、实施及优缺点等。

## 第二节 疾病分布

疾病的分布是指疾病在不同地区、不同时间和不同人群中发生水平的高低,疾病的发生、发展有何规律和特点等。其研究内容属于描述性流行病学的范畴,它是分析性流行病学的基础。

每种疾病都有其特异性和规律性的分布特征。描述疾病的人群、地区及时间分布特征是流行病学研究的起始点,借此可以认识疾病的群体现象,研究和分析疾病的分布规律及其决定因素,从而为制订疾病的控制和预防对策及措施提供科学依据。

### 一、描述疾病分布的常用指标

疾病分布频率是反映疾病流行的水平程度。测量疾病分布的频率最常用的指标是各种"率"(rate)。在流行病学工作中常用的描述疾病分布的方法是将流行病学调查或疾病报告登记所得到的资料按不同人群、地区和时间的特征分组,然后计算其相关的频率指标如死亡率、发病率、罹患率和现患率等来进行分析。

(一)疾病发病频率的测量

1. 发病率(incidence rate)  发病率是指一定时期(年度、季、月)内,在可能发生某病的一定人群中,发生某病新病例的频率。观察的时间单位可根据所研究的疾病病种及研究问题的特点决定,通常以年为单位。

$$某病发病率 = \frac{某年(时期)某人群中发生某病病例数}{同年(期)暴露人口数} \times K \quad (2-2-1)$$

$K$ 为比例基数,可为 1 000‰,10 000/万或 100 000/10 万等。

(1) 发病率的分子　分子中的新发病例数是指在观察期间内新发生的某病病例数。对一些慢性病及发病时间难确定的一些疾病,如恶性肿瘤、精神病等,可将初次诊断的时间或初次确诊时间作为发病时间。在观察期间内,同一个人可多次患某病。例如,一个人在一年内可患感冒多次,这时应分别计为几个新发病例。

(2) 发病率的分母　分母中所规定的暴露人口是指可能会发生该病的人群,对那些不可能患该病的人,如传染病的非易感者、有效接种疫苗者,不应计入分母内。因此,有时暴露人口也称易感人口。但实际工作中,如人群较大,暴露人口数不易得到。故分母多用该人群该时间内的平均人口数。如观察时间以年为单位时,可为年初(1 月 1 日零时)与年终人口(12 月 31 日 24 时)之和除 2 所得的平均人口数,或以当年 7 月 1 日的人口数表示。

(3) 发病专率　发病率可按不同特征(如年龄、性别、职业、民族、种族、婚姻状况、病因等)分别计算,此即发病专率。由于发病率的准确度会受很多因素的影响,所以在对比不同资料时,应考虑年龄、性别等的构成,进行发病率的标准化,即标准化(调整)发病(或死亡、患病等)率,否则将会造成偏倚。

(4) 应用　发病率是流行病学调查中用来描述疾病分布的一个重要且常用的指标。在流行病学研究中,发病率可用作描述疾病的分布,反映疾病发生的频率。它的变化意味着病因因素的变化。常通过比较某病不同人群的发病率来探讨发病因素,提出病因假说,评价防治效果。发病率的准确性取决于疾病报告、登记制度以及诊断的正确性。

2. 罹患率(attack rate)　罹患率与发病率一样是测量新发病例频率的指标,发病率中的观察时间通常以年为单位,如果人群受某种疾病的侵袭时间很短,或者观察时间包括了疾病的整个流行期,例如只有几天或几周,此时的发病率称为罹患率。

$$罹患率 = \frac{观察期内的新病例数}{同期的暴露人口数} \times K \qquad (2-2-2)$$

$K$ 可为 100% 或 1 000‰

与发病率比较,罹患率通常适用于小范围或短期间的流行,用来衡量人群中在较短时间内新发病例的频率。观察时间可以日、周、旬、月为单位,使用比较灵活,尤其适用于疾病的流行或爆发时病因的调查,如局部地区疾病的爆发、食物中毒、传染病及职业中毒等爆发的情况。计算时应注意暴露人口数的准确性,并应注明是多长时间之内。

3. 患病率(prevalence rate)　患病率也称现患率,为某个时间内某病的病例数(包括新老病例,但不包括死亡及已痊愈者)与同期平均人口数之比。

$$患病率 = \frac{某观察期间一定人群中现患某病的新旧病例数}{同期的平均人口数} \times K \qquad (2-2-3)$$

式中比例基数 $K$ 可用 100%、1 000‰、10 000/万或 100 000/10 万。

(1) 患病率和发病率　患病率和发病率是流行病学调查中最常用的指标,应注意两者的区别,以免混淆。患病率与发病率密切相关,但含义不同。发病率是指某一时间内某人群中发生某病新发病例数。现患率则指某时期(时点)某人群中现有某病病例数,而不管这些病例的发生时间。

由于计算患病率的特定时间长短不同,可将患病率分为时点患病率(point prevalence)和期间患病率(period prevalence)。时点患病率要求调查时间尽可能短,一般在1个月以内;调查时间超过一个月时用期间患病率。时点患病率是用来测量某一时点现有某病患病情况。期间患病率则包括某病时点现患率以及今后一段时间(一般为一年)该病的发病率和复发率。使用患病率时,若未加任何说明,一般是指时点患病率。

(2) 患病率与发病率、病程的关系　患病率取决于发病率和病程两个主要因素,当某地某病的发病率和该病的病程在相当长时间内保持稳定时,患病率、发病率和病程三者的关系是:患病率=发病率×病程,即:$P = I \times D$,$P$(患病率),$I$(发病率),$D$(病程),也可用于推算某些疾病的病程。如有人曾调查美国明尼苏达州癫痫的患病率是376/10万,发病率为30.8/10万,则此病病程为12.2年。

患病率的变化可反映发病率的变化或疾病结果的变化或两者兼有。如由于治疗的改进,患者免于死亡,但并未恢复,这可导致患病率增加。患病率下降,既可由于发病率下降,也可由于患者恢复快或死亡快,病程缩短所致。如果病程缩到很短,尽管发病率增高,但患病率仍可减低。

(3) 影响患病率的因素　患病率的变化包含了以下诸方面的信息。

1) 发病率的升高或降低及有关病因因素的消长和防病计划的实施。

2) 疾病严重程度,治疗技术和质量,卫生服务的可及性、可得性等对病程的双向影响。

3) 病例的选择性迁移,易感人群或免疫人口的迁移。

4) 疾病分类标准、诊断标准、诊断水平及疾病报告登记质量等的差别。

(4) 应用　患病率通常用来表示病程较长的慢性病的发生或流行情况。可用来研究这些疾病的流行因素、防治效果;亦可为医疗发展规划和质量评价提供科学依据。如冠心病、肺结核等。这可为医疗设施规划、估计医院床位周转、卫生设施及人力的需要量、医疗质量的评估和医疗费用的投入等提供科学的依据。

4. 感染率(infection rate)　感染率是指在调查时受检查的人群中某病现有感染的人数所占的比率,通常用百分率表示。感染率主要用于隐性感染较高的疾病研究。

$$某病的感染率 = \frac{某病感染人数}{受检查人数} \times K \quad (2-2-4)$$

感染率在传染病流行病学中应用很广。几乎所有的细菌、病毒、真菌、寄生虫性疾病的调查和防治效果评价都要用到该指标。应该指出,感染指标是用医学检验技术从人体取得标本检测得到的,阳性代表感染,阴性代表未感染。若非直接检测病原体,而是检测某抗原或某抗体,其实都是间接指标,称为某指标阳性率更为恰当。而阳性率或感染率亦受到检验诸环节的影响,有假阳性、假阴性存在,应细察。

5. 续发率(secondary attack rate,SAR)　续发率也称二代发病率是传染病流行病学指标,指某病的易感接触者中,在该病的最短潜伏期至最长潜伏期内发生二代病例数的频率,性质类似于发病率。当家庭、托幼机构的一个班或集体宿舍内发生传染病时,常计算续发率。

$$续发率 = \frac{易感接触者中发病的人数}{易感接触者总数} \times 100\% \qquad (2-2-5)$$

易感接触者是以家庭、病房、托儿所或幼儿园的班组、集体宿舍等为单元归集的。归集单元为家庭时,称为"家庭二代发病率"。单元中发生的第一个病例称为"原发病例",应从分子及分母中剔除;在该病最短潜伏期至最长潜伏期之外发病的,也应从分子中剔除。

通过续发率的分析,可用于比较传染病传染力的强弱,推算传染期,了解传染病流行因素,包括不同条件对传染病传播的影响(如年龄、性别、家庭中儿童数、家庭人口数、经济条件等)及评价卫生防疫措施的效果等。

### (二)死亡频率的测定

1. 死亡率(mortality rate) 是指某人群在一定期间(一般以1年为单位)内死于所有原因的人数在该人群中所占的比例。死亡率是测量人群死亡危险最常用的指标。其分子为某时期内死亡人数,分母为某时期内该人群平均人口数。其表达式如下:

$$死亡率 = \frac{某时期内死亡总数}{同期的平均人口数} \times K \qquad (2-2-6)$$

上式中比例基数 $K$ 可为千分率,有时用万分率(10 000/万)或十万分率(100 000/10万)。在人口学研究中,为便于与出生率相比较,常采用千分率。而在疾病研究中,国际上多采用十万分率。

计算死亡率时,常以年为单位,分母中年平均人口数可用当地该年7月1日的调查人口数,或当地年初人口数与年终人口数之和除以2。

(1) 调整死亡率 根据上式算得的死亡率是死于各种原因的总死亡率,是未经调整的粗死亡率。如果该人群的死亡率要与标准人口或其他人群的死亡率作比较,必须要对该人群的内部构成进行调整,可用直接法和间接法,调整后的死亡率称为调整死亡率。

(2) 死亡专率(specific death rate) 按不同病种、性别、年龄、职业等计算的死亡率称为死亡专率。

死亡专率是常用的指标,计算时应注意分母的人口必须是与分子相对应的人口。如计算某人群65岁及以上人口的心肌梗死死亡率,分母应为65岁及以上的人,分子则应为65岁及以上死于心肌梗死的人数。

$$某年龄组死亡率 = \frac{某年某年龄组死亡人数}{同年该年龄组平均人口数} \times 1\,000‰ \qquad (2-2-7)$$

上式中比例基数也可用万分率或十万分率。应针对研究目的和研究人群的年龄范围进行分组。我国常用的年龄分组法为:不满1岁;1~4岁;5~85岁之间以每5岁为一个年龄组;85岁及以上。

$$性别死亡率 = \frac{某年某性别死亡人数}{同年该性别平均人口数} \times 1\,000‰ \qquad (2-2-8)$$

$$某死因死亡率 = \frac{某年内因某种原因死亡人数}{同年平均人口数} \times 100\,000/10\,万 \qquad (2-2-9)$$

疾病死亡专率是一项重要指标,对于病死率高的疾病,如肝癌、心肌梗死等,死亡专率大体可反映该病的发病情况,在流行病学研究中有重要意义;但对于一些病死率低的疾病或病程长的慢性病,如普通感冒、关节炎等,一般不做死亡专率分析。

(3) 应用　死亡率可粗略地反映某人群总的死亡水平,用于衡量某一时期、一个地区人群死亡危险性大小的一个指标。既可反映一个地区不同时期人群的健康状况和卫生保健工作的水平,也可为该地区卫生保健工作的需求和规划提供科学依据。是一个地区或国家文化、卫生水平的综合反映,常应用于医学、政治、经济等领域的研究。

2. 标化死亡率比(standardized mortality ratio, SMR)　标化死亡率比是用来比较某一人群与一般人口的死亡人数的。其方法是先列出该人群各年龄组的总人口数,再列出某年某地同年龄组的死亡率作为标准死亡率。计算出该人群的预期死亡数。以实际死亡数为分子,预期死亡数为分母,计算出百分比即 SMR。

$$SMR = \frac{观察死亡数}{预期死亡数} \tag{2-2-10}$$

SMR 可在不受被调查人的年龄、性别分布的影响条件下表示某地区疾病死亡频率的强度,常用于回答某特定人群是否比对照人群的死亡危险性高或低。

3. 病死率(fatality rate)　病死率表示一定时期内患某病的全部患者中因该病而死亡的比例,常以百分率表示。式中分母的范围视不同场合而异。

$$病死率 = \frac{某时期因某病死亡人数}{同期的平均人口数} \times 100\% \tag{2-2-11}$$

病死率表示确诊疾病的死亡概率,它可表明疾病的严重程度,也可反映医疗水平和诊断能力,通常用于衡量住院患者或急性传染病患者的结局,较少用于慢性病。一种疾病的病死率可因病原体、宿主和环境之间的平衡发生变化而变化。用病死率作为评价不同医院的医疗水平时,要注意患者的病情、病期等可比性。

病死率反映了疾病的严重程度和医疗技术水平,也与诊断治疗的早晚有关。一般用于急性病。

4. 生存率(survival rate)　又称存活率。生存率是指患某种病的人(或接受某种治疗措施的患者)经 $n$ 年的随访,到随访结束时仍存活的病例数占观察病例的比例。$n$ 年存活率是评价慢性、死亡率高的疾病的远期疗效的重要指标。一般可以确诊日期、手术日期或住院日期为随访的起算时间。

$$n\ 年存活率 = \frac{随访满\ n\ 年后仍存活的病例数}{随访满\ n\ 年的病例数} \times 100\% \tag{2-2-12}$$

生存率反映疾病对生命的危害程度,用于评价某些病程较长疾病的远期疗效。常用于某些慢性病、癌症、心血管疾病、结核病等的研究。

## 二、描述疾病流行强度的指标

疾病的流行强度是指某病在某地变化及一定时期内发病数量的变化,其特征提示疾病的社会效应。描述疾病流行强度的术语有散发、流行、爆发和大流行。这种评定通常不进行各病种、各地区之间的比较,而是对一种疾病在某地区人群中发病数量的变化及其特征作时间上的比较。

### (一) 散发

散发(sporadic)是指某病在一定地区的发病率呈现历年来的一般水平,病例在人群中散在发生或零星出现,且病例间无明显联系。确定是否散发一般与同一个地区、同一种疾病前三年的发病率水平比较,如当年的发病率未明显超过历年的一般发病率水平时为散发。散发所指的地区一般是指区、县以上的范围,不适于小范围的人群。历年的一般发病率水平可参照当地前三年该病发病率的平均水平。

一种疾病在达到流行病学平衡或受到有效控制时,就会维持在散发水平。常见形成散发的原因有以下几种。

(1) 病后有持久免疫力,在一次流行后人群免疫水平提高,如麻疹。

(2) 隐性传染为主,如白喉。

(3) 传播机制不易实现,如狂犬病。

(4) 潜伏期长,如麻风病。

(5) 预防接种的普及、公共卫生设施的完善、良好个人卫生习惯的养成等有效的疾病控制措施的实施。如脊髓灰质炎、菌痢、蛔虫病。

### (二) 流行

流行(epidemic)与散发是相对的流行强度指标。当某地区某病发病率明显超过历年的散发发病率水平(3~10倍)时称为流行。

不同时间、不同地点及不同病种流行的实际水平有很大差别。如某病在某地区人群中达到流行水平,则说明该病的致病因素或流行因素在起作用,应引起重视。如艾滋病。有些传染病在无免疫力的人群中传播时不发病的隐性感染者相当多,而真正发病的显性病例则不多,可称为隐性流行。如流行性乙型脑炎。

### (三) 爆发

爆发(outbreak)是流行的一个特殊情形,指某地或某集体单位短时间内突然发生许多相似的病例的现象。

爆发与其他流行状况的区别是易感者在短时间内以相同或相似的方式暴露于同一致病因素,通过共同的传播途径感染或由共同的传染源所引起,疾病在该病的最短潜伏期与最长潜伏期内发生。如食堂、饭馆的食物中毒,幼儿园的水痘爆发。1988年1月到3月上海发生29万多例肝炎也属爆发。

### (四) 大流行

大流行(pandemic)是指疾病迅速蔓延、涉及地域广,在短期内可越过省界、国界甚至洲界的情况。如流行性感冒和霍乱,历史上曾发生过多次世界性大流行。

某病的发病率远远超过流行的水平就变成了大流行,大流行的特点是疾病迅速蔓延、涉及广大地区的人群,在短期内跨过省界、国界甚至洲界,而形成世界性的流行。经空气传播的流行性感冒有过许多次世界性大流行,如1957年发生于中国的亚洲甲型流感在国内迅速蔓延,并很快传播至亚洲、欧洲、美洲和大洋洲。经水传播的霍乱大流行也是全球性的。当代世界被喻为"地球村",交通日益方便,人口跨地区、跨国度的流动相当频繁,商品和物资的流通也相当频繁,病原体可以在一夜之间被带到世界的任何地方。因此,疾病世界性大流行的危险性始终存在着。

### 三、疾病的三间分布

疾病的三间分布是指疾病在时间、地区、人群的分布,其通过从时、空、人三方面对疾病群体现象进行全面、系统地展示(描述),以认识疾病的分布规律。这不仅帮助我们发现可疑病因,为进一步病因研究指明方向,而且为疾病防制对策和措施的制定提供科学依据。

#### (一)疾病的地区分布

多数疾病的发生都因各种原因或多或少存在地区差异。描述疾病在空间的存在形式,了解其地区分布的特征,常可提供有关疾病的病因及流行因素的线索。

研究疾病的地区分布时,有两种地区划分的方法。一是按行政区域划分,如世界范围内可以国家、区域、洲或半球为单位,国内可按省、市、县、乡等为单位,这种划分方法比较容易获得完整的人口数字及发病与死亡的资料,而且便于开展工作,但不利于研究自然环境的可能作用;另一种是按自然环境划分,如山区、平原、河流、岛屿、草原及森林或其他地貌特征,这种方法有利于发现当地自然环境中的致病因素,有时地理环境能反映某地居民共同的或独特的文化传统、风俗习惯和遗传背景,病因的凸现较为明显。

1. 疾病在国家间的分布　疾病在世界各地的分布是不同的,观察各国疾病的分布情况和动态变化,比较相互之间的异同,结合自然的、生态的、人文的、社会经济的背景,可以获得相当丰富的信息,借以探索和推断病因。

有些疾病全球都可发生,但其在各国间分布并不均衡。如以胃癌为例,世界各国差异很大,其中日本最高,美国最低,两者相差达 8 倍。另外,肠癌死亡率以欧美为高;肝癌死亡率以中国为高;肺癌死亡率在美国正在下降,而中国则还在持续上升;心脏病死亡率欧美国家高;脑卒中死亡率中国相当高等。

有些疾病只在某些国家和地区流行,表现为严格的地区分布。这种严格的地区分布主要受病原媒介或储存宿主的分布的影响。有些疾病的分布可能是由特定的地理环境或人文风俗所决定。例如黄热病的分布与埃及伊蚊的分布相一致,只流行于非洲和南美洲;肾综合征出血热只发生在有特定的野生动物宿主黑线姬鼠活动的地区,日本国内因无黑线姬鼠,所以没有肾综合征出血热发生;登革热流行于热带或亚热带,南美锥虫病(chagas disease)流行于中南美洲;猩红热多见于温带和寒带,热带少见且症状不典型。

2. 疾病在国家内的分布　疾病在一国内的分布也不平衡。如在我国,血吸虫病的发生只限于有钉螺孳生的长江流域及其以南地区,疟疾也以南方发病率为高;大骨节病主要分布于东北、华北、西北;地方性甲状腺肿则以远海的山区最多;鼻咽癌主要分布于华南,广东最高,人称"广东瘤";原发性肝癌主要分布于东南沿海;食管癌在我国北方多于南方,北方以太行山脉地区的山西、河北、河南交界处为圆心,死亡率最高,向周围以同心圆扩散逐渐降低(图 2-2-1)。地区间分布不平衡的原因可以是病原体及宿主对环境的适应性、某种元素含量多寡、饮食、习俗、遗传等。

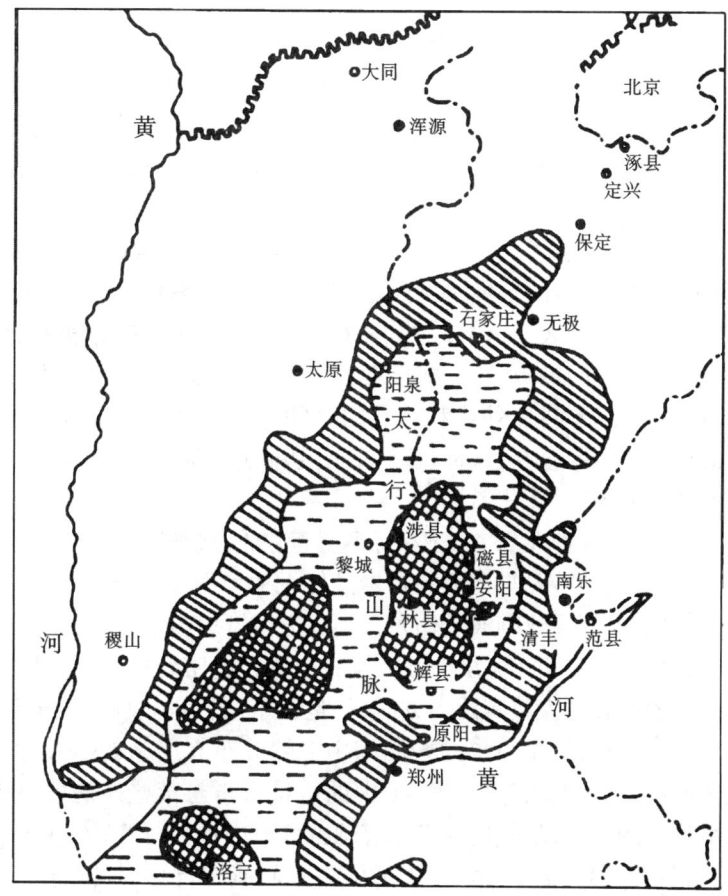

图 2-2-1 太行山地区食管癌病情分布图

3.疾病的城乡分布　城市与农村由于生活条件、卫生状况、健康意识、人口密度、交通条件、工业结构、动植物分布等情况不同,导致疾病分布出现城乡差异。

(1)城市　由于城市人口的密度大、居住面积狭窄、人口流动性大和交通拥挤等,呼吸道传染病容易传播,如水痘、流行性脑脊髓膜炎和流行性感冒等常在大城市发生流行。城市的出生率相对稳定,青壮年所占比例较大,特别是大量农村人口涌入城市,使城市始终保持一定数量的某些传染病的易感人群,导致某些传染病可常年发生,并可形成爆发或流行,也常常出现疾病的周期性。

城市工业较集中,车辆多,空气、水、环境受到严重污染,慢性病患病率明显升高,如高血压、肺癌及其他肿瘤城市发病率高于农村。与空气污染或噪声有联系的职业性因素所致的病害,也多见于城市,而且疾病频率消长与环境有密切关系。

城市的供水、排水设施完善,管理健全,饮用水的卫生水平较高,因此肠道传染病的流行受到限制。城市医疗卫生水平高,设施集中,医疗保健制度较健全,所以疾病疫情容易得到及时的控制。

(2) 农村　农村由于人口密度低,交通不便,与外界交往相对较少,呼吸道传染病不易流行,但一旦有传染病传入,便可迅速蔓延,引起爆发和流行。农村还由于卫生条件较差,接近自然环境,所以肠道传染病、虫媒传染病及自然疫源性疾病,如痢疾、疟疾、流行性出血热、钩端螺旋体病等较易流行。一些地方病如地方性甲状腺肿、氟骨症等也高于城市。

改革开放以来,农村经济和人群生活水平发生了很大的改变,乡镇企业得以迅速发展,但发展的同时也导致农村的环境污染加剧,如高血压、糖尿病和肿瘤发病率出现上升趋势。又由于农村劳动强度大,劳动条件和防护条件较差,职业中毒和职业伤害时有发生。农村人口不断在城乡间的流动,一些传染病发病率在城乡间的差异消失。

4.疾病的地方性　由于自然环境和社会因素的影响而使一些疾病在某一地区的发病率经常较高或只在该地区存在,这种状况称为地方性(endemic)。

疾病的地方性可分为:

(1) 统计地方性　由于生活习惯、卫生条件或宗教信仰等因素导致的疾病分布的地方性称为统计地方性,这种情况与当地的自然条件无关。例如,由于某地的卫生条件差、卫生习惯及饮用水不佳,而导致痢疾及伤寒一类肠道传染病经常在该地流行。

(2) 自然地方性　若某病的地方性与该地的自然环境密切相关,这种地方性称为自然地方性。自然环境的影响大致有两个方面,一是由于某种自然环境适于某种病原体的发育或其传播媒介的生存,如血吸虫的中间宿主钉螺分布有严格的地方性,故血吸虫病亦只在这类地区流行;另一方面是自然环境中的微量元素与某些疾病关系密切,如土壤中缺碘可导致甲状腺肿流行,高氟地区则可有地方性氟中毒流行等。

(3) 自然疫源性　一些疾病的病原体不依靠人而能在自然界的野生动物中绵延繁殖,只有在一定条件下才传染给人,这种性状称为自然疫源性,具有自然疫源性的疾病称为自然疫源性疾病,这类疾病流行的地区称为自然疫源地。如鼠疫、森林脑炎及恙虫病等都属于自然疫源性疾病。

疾病呈现地方性,其原因主要是:①某些民族或宗教集团集居于某地,有独特的风俗习惯和行为特征,如新疆的察布查尔病就是因为当地的锡伯族居民喜食一种由发酵馒头制作的面酱,而这种馒头又易被肉毒杆菌芽孢污染所致;②在某些地区存在某些病原物、动物宿主和媒介所需要的自然条件,例如长江流域有钉螺存在,因而就有血吸虫病的流行;③该地具有独特的物理、化学环境,因而引起一些疾病高发,例如高原缺氧易导致某些心脏病的发生,某些地区环境高氟,易导致地方性氟中毒;④独特的社会经济环境。

(二) 疾病的时间分布

从时间上去观察疾病分布的变化,是一种纵向的、动态的观察。其变化形式包括短期波动、季节性、周期性、长期变异。分析疾病的时间分布特点,亦能探索疾病有关病因和流行因素的线索。

1.短期波动　短期波动(repid fluctuation)的含义与爆发相近,区别在于爆发常用于少量人群,而短期波动常用于较大数量的人群。

短期波动或爆发系因人群中大多数人在短时间内接触或暴露同一致病因素所致。

因致病因素的特性不同和接触致病因素的数量和期限不同,可导致疾病潜伏期的长短不一致,所以疾病发病时间有先后差别。从暴露至最早发病的时间为最短潜伏期,至最晚发病的时间为最长潜伏期期。多数病例发生于该病的最长潜伏期与最短潜伏期之间。同时可根据发病时间推算出潜伏期,从而推知暴露的时间及推测出爆发的原因。

传染病和非传染病均可表现有爆发或短期波动,如食物中毒的爆发,多因大量人群同时食用相同的被污染食物引起。2005年7～8月,四川省发生了一起人感染猪链球菌Ⅱ型疫情爆发,共报告了68例确诊病例和136例临床诊断病例,主要是由于宰杀和食用病死猪羊肉所致。1972年7～10月上海市桑毛虫皮炎的爆发,有的单位罹患率可达51.1%。1952年12月上旬伦敦大雾仅一周,支气管炎的死亡人数就较前一周超出9.3倍,全部死亡高出2.6倍。

短期波动或爆发的原因容易查明,应不失时机地进行调查研究以便采取相应的防制措施。

2. 季节性　疾病的发生率随季节而变化的现象称为季节性(seasonality, seasonal variation)。许多疾病存在着发病率季节性升高和降低的交替。季节性有两种表现形式:一种是季节性升高,即一年四季均可发生,但在一定季节,其发生率升高;另一种是严格的季节性,即一年中只有某些季节有某病发生。

大多数传染性疾病有季节性表现,有的还很明显。如流行性感冒有冬春季节性升高;虫媒传染病常表现有严格的季节性,如流行性乙型脑炎在我国北方的发病高峰季节为8、9、10三个月,在此前后很少发生,南方稍早(图2-2-2)。这主要是因为乙型脑炎病毒在媒介昆虫体内繁殖及蚊虫本身的孳生活动均需在一定的温度条件下才能进行。菌痢在我国终年可发生,但是8～9月份为季节性高峰,南方稍早,北方稍迟。布鲁菌病以春季2～5月份发病率最高。一般呼吸道传染病冬春季发病高于其他季节,而肠道传染病往往夏秋季升高。

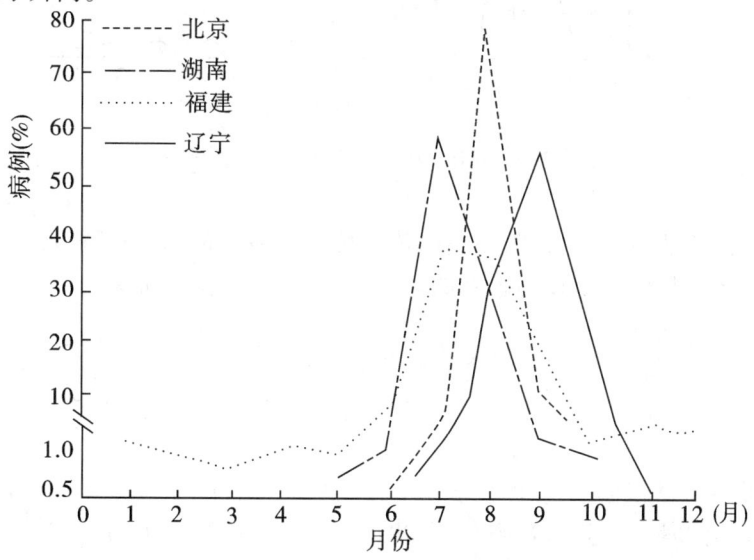

图2-2-2　四省市流行性乙型脑炎季节分布(1955)

注:病例(%)为高峰季节的病例数占全年病例数的百分比

非传染性疾病也有季节性变化。如冠心病的发病和死亡均有季节性升高倾向,北京地区的急性心肌梗死多发生于 11～1 月份及 3～4 月份。脑卒中的高发季节为冬季,以 1 月份为最。克山病有明显的季节性多发现象,在我国东北、西北病区,各型克山病患者多集中出现在冬季,11～2 月份为高峰,而西南病区却以 6～8 月份为高峰。

造成疾病季节性的原因复杂,受到气象条件、昆虫媒介、风俗习惯及生产、生活活动等因素的影响。还有不少疾病的季节性尚缺少满意的解释。研究疾病的季节性变异有利于探索病因和流行因素,并能提前采取防治措施。

3. 周期性　疾病有规律地在一定的时间间隔后发生流行,称为周期性(periodicity)。多见于传染性疾病,尤其是呼吸道传染病。在无有效疫苗应用之前,多数呼吸道传染病都具有周期性。如麻疹在城市表现为两年一次流行高峰,通过有效的疫苗接种,则可削平流行高峰,如我国自 1965 年在儿童中普种麻疹疫苗后,麻疹的周期性流行不复存在(图 2-2-3)。此外,流行性脑脊髓膜炎有 7～9 年一次的周期性流行,水痘、百日咳也有周期性趋势。由流感病毒引起的流行性感冒(简称"流感")也有相当明显的周期性,一般每隔 10～15 年流行一次,波及世界各地。

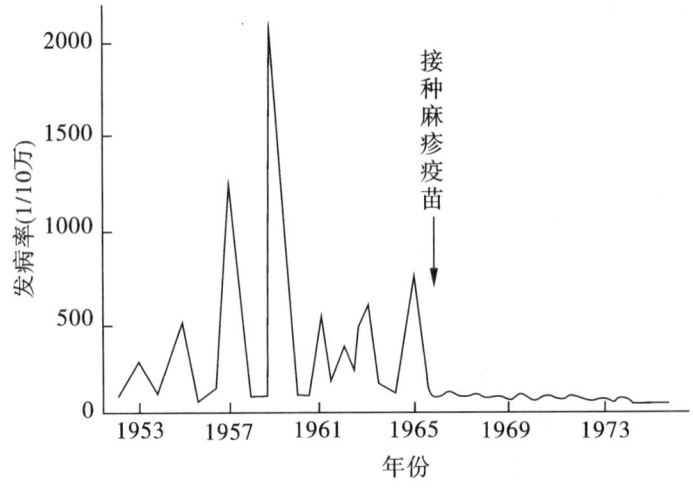

图 2-2-3　某市 1953～1975 年麻疹发病曲线

疾病呈现周期性的原因有:①该病的传播机制容易实现;②病后可形成较为稳固的免疫;③由于新生儿的累积,使易感者的数量增加;④病原体的抗原发生变异,使原来的免疫人群失去免疫力。

4. 长期变异　长期变异是指疾病或健康状况在相当长的时间内(几年乃至几十年甚至更长),在地区、人群中存在、发生、发展与变化的动态过程。把握长期变异是制定防病战略的前提。

第二次世界大战以后,人类社会步入了和平发展的主流,人均期望寿命普遍提高,有些国家的人均期望寿命已逐步达到 80 岁以上。威胁人类生命的疾病谱已经发生了明显的改变。抗生素的发明、预防接种的推广、卫生条件的改善,但同时工业化和环境污染的加剧,使传染病、寄生虫病、饥饿和营养不良不再占据死因顺位前列,而被肿瘤、慢性病、与生活方式有关的疾病取而代之。我国部分城市 1957~1997 年前五位死因变化（表 2-2-1）和美国几类疾病长期变化趋势（图 2-2-4）就是这种趋势的反映。

表 2-2-1　我国城市前五位死因的变化

| 位次 | 1957 年 | 1963 年 | 1975 年 | 1985 年 | 1995 年 | 1999 年 |
|---|---|---|---|---|---|---|
| 1 | 呼吸系疾病 | 呼吸系疾病 | 脑血管疾病 | 心脏病 | 脑血管疾病 | 恶性肿瘤 |
| 2 | 传染病 | 恶性肿瘤 | 心脏病 | 脑血管疾病 | 恶性肿瘤 | 脑血管疾病 |
| 3 | 肺结核 | 脑血管疾病 | 恶性肿瘤 | 恶性肿瘤 | 心脏病 | 心脏病 |
| 4 | 消化系疾病 | 肺结核 | 呼吸系疾病 | 呼吸系疾病 | 呼吸系疾病 | 呼吸系疾病 |
| 5 | 心脏病 | 心脏病 | 消化系疾病 | 消化系疾病 | 伤害 | 伤害 |

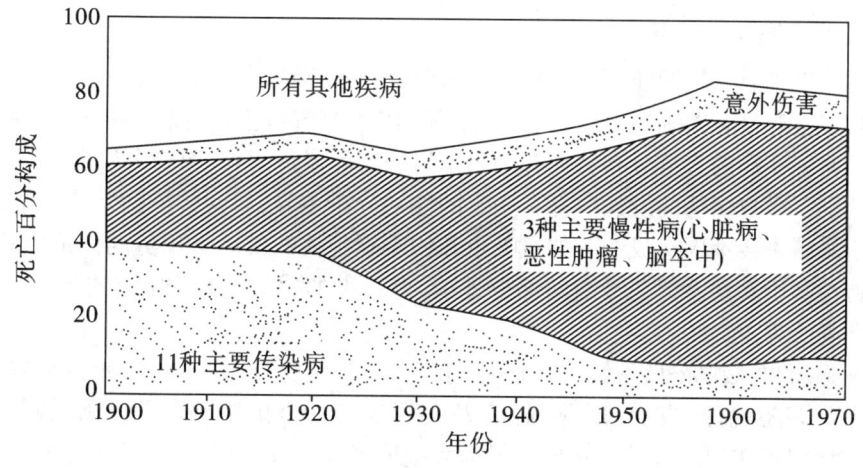

图 2-2-4　美国几类疾病长期变化趋势

在非传染性疾病中，许多疾病的发病率和死亡率几十年来呈上升趋势。如我国肺癌死亡率正在持续上升，糖尿病发病率在上升，脑卒中发病率也在上升等。在发达国家，某些恶性肿瘤的发病率在经历持续上升后开始出现下降趋势。据报道美国的肺癌死亡率已经在下降。一项对部分国家 50 年间胃癌死亡比的趋势性研究显示胃癌发病率低的国家，如美国、新西兰，胃癌发病率下降早，但下降速度慢。胃癌发病率高的国家，如日本、智利和芬兰胃癌发病率下降晚，下降速度快（图 2-2-5）。

疾病长期变异的原因可能是由于社会生活条件的改变，医疗技术的进步，自然条件的变化，生产生活习惯的改变及环境污染等因素导致致病因子和宿主发生变化的结果。研究疾病长期变异的趋势，探索导致变化的原因，可为制定中长期疾病预防战略提供理论依据。

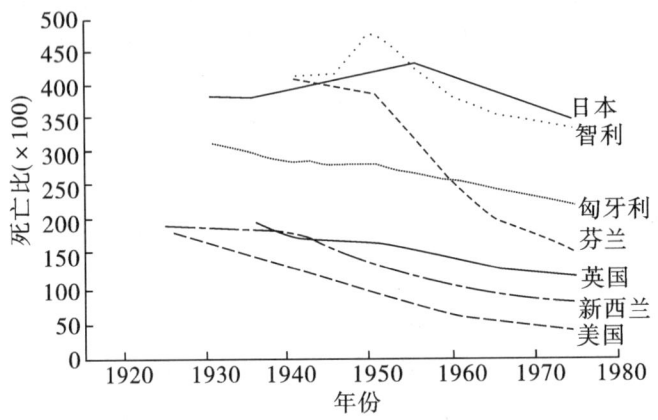

图 2-2-5 部分国家男性胃癌年龄调整死亡率的 50 年时间趋势(Howson et al. 1986)

**(三)疾病的人群分布**

在不同性别、年龄、职业、种族、阶层、婚姻状况、家庭情况和行为特征的人群中,其疾病的发病率常有显著差别。导致这种差别的原因主要有宿主的遗传、免疫、生理及暴露机会等。研究疾病的人群分布特征有助于探讨病因和流行因素、明确高危人群。

1. 性别　多数疾病的发病率都有一定的性别分布差异,男女传染病发病率的差异主要是由于暴露机会不同造成的。如血吸虫和钩端螺旋体病常因下田劳动而造成感染,因此一般男性高于女性。但在云南的部分地区,血吸虫的感染途径以家务劳动为主,故其发病率女高于男。

除乳腺癌和宫颈癌外,绝大多数癌症的死亡率都是男性高于女性,死亡率差异明显的癌症主要有膀胱癌、胃癌、肝癌、肺癌及食管癌等。全国肺癌的男女死亡率比约为 2:1,云南个旧锡矿为 13.23:1,而在云南宣威地区则为 0.99:1,这可能主要是因为男女接触致癌因子的机会不同的缘故。因为个旧锡矿有矿尘暴露的多为男性矿工,而宣威肺癌的主要危险因素是燃煤造成的大气污染,以家务劳动为主的女性在室内暴露的浓度更大。

克山病和地方性甲状腺肿等地方病女多于男,这可能与女性因为妊娠、哺乳及其他特殊生理活动对硒及碘的需要量增加,造成相应微量元素的供应相对不足有关。另外,胆囊炎和胆石症也是女性高发,这亦可能与女性某些生理特点有关。

在描述疾病的性别分布时,除可比较男女的发病率、患病率或死亡率表述以外,还可用性别比和死因构成表示。通过疾病性别差异的分析,有助于探讨致病因素。全球不同疾病死亡构成结果显示,部分疾病男女性别死因构成顺位相同,但有些疾病表现出较大的性别差异,如:男性的道路交通伤害、肺癌和肝硬化的死因构成高于女性,而女性的高血压、心脏病、糖尿病和乳腺癌的死因构成高于男性(表 2-2-2)。

表 2-2-2　2000 年全球男性与女性前 20 位死因

| 位次 | 男性 疾病 | 占总死亡的百分比 | 位次 | 女性 疾病 | 占总死亡的百分比 |
|---|---|---|---|---|---|
| 1 | 缺血性疾病 | 12.2% | 1 | 缺血性疾病 | 12.6% |
| 2 | 脑血管疾病 | 8.1% | 2 | 脑血管疾病 | 10.4% |
| 3 | 下呼吸道感染 | 7.0% | 3 | 下呼吸道感染 | 6.9% |
| 4 | HIV/AIDS | 5.0% | 4 | HIV/AIDS | 5.6% |
| 5 | COPD | 4.6% | 5 | COPD | 4.4% |
| 6 | 围生期疾病 | 4.4% | 6 | 围生期疾病 | 4.4% |
| 7 | 腹泻 | 4.0% | 7 | 腹泻 | 3.6% |
| 8 | 结核 | 3.5% | 8 | 结核 | 2.4% |
| 9 | 道路交通伤害 | 3.1% | 9 | 疟疾 | 2.1% |
| 10 | 肺癌 | 3.0% | 10 | 高血压心脏病 | 1.9% |
| 11 | 肝硬化 | 1.8% | 11 | 糖尿病 | 1.8% |
| 12 | 疟疾 | 1.8% | 12 | 乳癌 | 1.8% |
| 13 | 自害 | 1.7% | 13 | 麻疹 | 1.5% |
| 14 | 胃癌 | 1.6% | 14 | 道路交通伤害 | 1.3% |
| 15 | 高血压心脏病 | 1.5% | 15 | 肺癌 | 1.2% |
| 16 | 肝癌 | 1.5% | 16 | 先天性畸形 | 1.2% |
| 17 | 暴力 | 1.4% | 17 | 自伤 | 1.2% |
| 18 | 麻疹 | 1.3% | 18 | 肾炎及肾病 | 1.1% |
| 19 | 糖尿病 | 1.2% | 19 | 子宫颈癌 | 1.1% |
| 20 | 先天性畸形 | 1.1% | 20 | 胃癌 | 1.1% |

（资料来源：WHO，2001）

2. 年龄　年龄是人群分布中最重要的因素。由于不同年龄人群有不同的免疫水平、不同的生活和行为方式、其对危险因子的暴露机会亦不同；另外，不同的疾病其潜伏期不同，因此，几乎所有疾病的发病和死亡都与年龄有关。

许多传染性疾病的发病率有明显的年龄区别。易于传播且病后免疫力持久的传染病，儿童的发病率高，如麻疹、水痘、脊髓灰质炎、百日咳等；隐性感染率相对比较高的传染病在成年人中少见，如流行性乙型脑炎、流行性脑膜炎等；一些传染病如流行性出血热、血吸虫病、钩端螺旋体病等，以青壮年发病率为高，与接触暴露机会多有关；细菌性肺炎在老年人及儿童中发病率高，可归因于体质弱抵抗力低；艾滋病感染者中 25 岁以下者占 50%。免疫接种的普及在降低发病率的同时也改变了疾病的年龄分布。

非传染性疾病也有其年龄分布特征。近视发病率以青少年为高，有逐渐向低年龄组转移的趋势;胃溃疡发病率以青壮年为高;恶性肿瘤的发病率一般均随年龄的增加而增加,但白血病则在儿童期和老年期分别有两个发病高峰;在不同年龄组所患的心脑血管疾病的种类不同,如儿童时期以先天性心脏病为主,青少年主要为风湿性心脏病,青壮年则多患心肌炎,而高血压性心脏病、肺心病、糖尿病、冠心病及脑卒中等则随年龄的增加其患病率增加。

年龄对死亡率有明显影响,年龄死亡率曲线呈"V"形,即0岁组死亡率高,1~4岁组较低,10~14岁组最低,15岁至40岁其死亡率随年龄增长而逐渐升高,40岁以后死亡率迅速增加,几乎每10年增加1倍(图2-2-6)。

疾病年龄分布的分析方法:

(1)横断面分析(cross sectional analysis) 这种方法主要分析同一时期不同年龄组或不同年代各年龄组的发病率、患病率和死亡率的变化,多用于传染病的年龄分析。对于慢性病和非传染病,由于暴露时间距发病时间可能很长,致病因子在不同时间的强度也可能有变

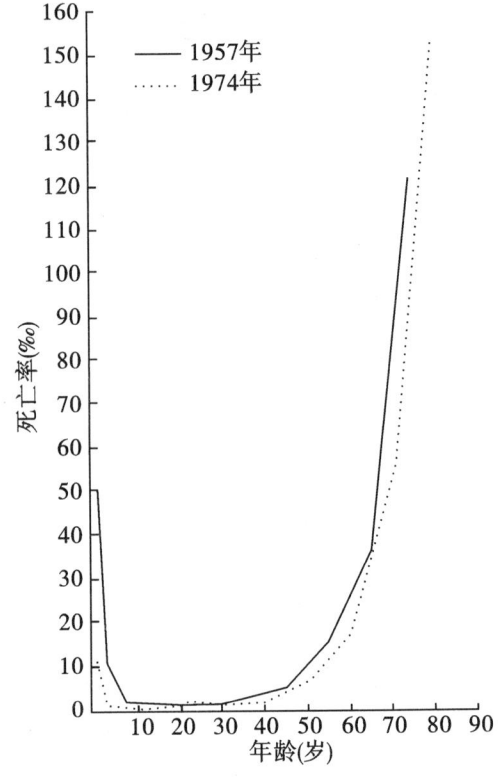

图2-2-6 死亡率与年龄增长的关系

化,但同年代出生的群体对致病因素暴露的时间和强度具有一定的相似性,因此可应用出生队列分析方法显示不同年代出生人群各年龄组的死亡趋势,正确揭示不同年代出生人群致病因素与年龄的关系。

(2)出生队列分析(birth cohort analysis) 同一时期出生的一组人群称为出生队列(birth cohort),对其随访若干年,以观察发病或死亡情况。这种利用出生队列资料将疾病年龄分布和时间分布结合起来描述的方法称出生队列分析方法。该方法在评价疾病的年龄分布长期变化趋势及提供病因线索等方面具有很大意义。它可以明确地呈现致病因子与年龄的关系,有助于探明年龄、所处时代特点和暴露经历在疾病的频率变化中作用(图2-2-7)研究疾病年龄分布的主要目的有:①从年龄分布确定疾病的高危人群,需要采取预防措施(如预防接种)的重点对象及强化免疫接种的时间等;②探索病因和流行因素,当年龄发病专率出现双峰时应考虑不同的病种或同一疾病的不同致病(流行)因素。如白血病在儿童和成人有两个发病高峰,成人白血病被认为是一种反转录病毒所致,而儿童白血病则可能与母亲孕期接受放射治疗有关;③分析传染病发病的年龄分布动态,可了解人群免疫状态的变化;④制定预防措施并评价其效果。

3. 种族与民族 不同民族和种族之间疾病种类及发病率存在着不同程度的差别。差别的主要原因可从遗传、地理环境、社会人文和经济状况、宗教、风俗习惯、生活方式等方面去探索。

对疾病造成影响的因素主要包括三个方面：①遗传因素，如镰状细胞贫血只见于黑人；②生活和风俗习惯，如信仰伊斯兰教民族，男童一律行包皮环切术，结果使男子阴茎癌的发病率很低；③民族定居点所处的自然和社会环境，如食管癌具有明显的种族分布特点，在世界范围内，苏联的哈萨克族和乌兹别克族等高发，我国亦以哈萨克族最高，其次为回族、维吾尔族、蒙古族，而苗族最低，这种民族聚集性可能与其环境条件和生活习惯关系密切。

流行病学调查发现，马来西亚人口的3种民族中，马来人患淋巴癌较多，印度人患口腔癌较多，而中国人鼻咽癌和肝癌较多，提示遗传因素的作用。美国黑人多死于高血压性心脏病、脑血管意外、结核、梅毒、犯罪和意外事故；而白人则死于血管硬化性心脏病、自杀和白血病者较多。我国乙型肝炎感染率以藏、瑶、汉族较高，而黎、维吾尔族则较低。多数疾病的种族分布的原因尚需探讨。

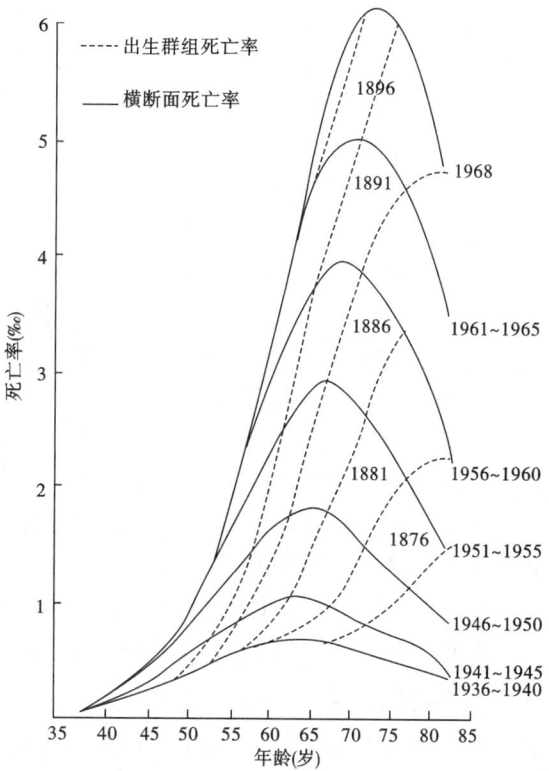

图2-2-7　英格兰和威尔士在1963~1968年不同时期和在1876~1896年不同出生队列男性肺癌的年龄死亡率（王滨有，2000）

4．职业分布　许多疾病的发生与职业有密切关系，其原因主要是工作人员暴露于职业环境中的某些有害因素的缘故。如暴露于二氧化硅（$SiO_2$）的碎石工和煤矿工人易患硅肺，生产联苯胺的工人易患膀胱癌，饲养员、屠宰工人及皮毛加工工人易患炭疽和布鲁菌病等。

不同职业人群的体力劳动强度和精神紧张度不同，这些因素也将影响某些疾病的发生。如脑力劳动者的冠心病和高血压发病率高，而飞行员和汽车司机则易患高血压和消化性溃疡。

另外，劳动者的职业也决定了劳动者所处的社会经济地位和所享有的卫生文化水平，而且这些因素无疑对某些疾病的发生有影响。如英格兰和威尔士地区的调查结果提示，专业技术员的年龄调整死亡率及所生婴儿的婴儿死亡率均比其他人员低。由此可见，职业对疾病发生的影响是多方面的。

5．行为与疾病　人的许多不良行为和不健康的生活方式，可导致许多疾病的发病率增加。常见的不良行为有吸烟、酗酒、吸毒、不正当性行为及静坐生活方式等。

艾滋病与吸毒及不良性行为有关；吸烟可致肺癌、喉癌、食管癌、胃癌、冠心病、支气管炎等至少24种疾病；酗酒可致肝硬化、引发交通事故；过度饮食易患糖尿病；高脂低纤维饮食增加患肠癌机会；缺乏运动者有冠心病危险；快节奏、精神紧张是高血压、脑卒中的病因之一……诸多事例不胜枚举。对不良习惯癖好及行为生活方式致病的研究,并且提出有针对性的、切实可行的措施是当前流行病学的重要任务。

6. 家庭  以家庭为单位研究疾病的分布,探索和追踪病因是流行病学的重要手段之一。一些传染性疾病、遗传性疾病、与饮食起居有关的疾病往往呈家庭聚集性,如乙型肝炎、高血压病、血友病、肥胖症、近视等。

在传染病流行病学中,常对病原感染情况做家庭聚集性研究,对爆发或流行的疾病计算家庭二代发病率(同续发率)、引入率,以了解传染力的强弱,分析流行因素,评价防疫措施,研究何种成员最易将传染病带入家庭。对疾病进行家系分析,追踪其遗传背景,是流行病学的热门和新的研究点,如对肝癌、乳腺癌、糖尿病、肥胖症、系统性红斑狼疮、小儿心脏病等进行的家系研究。

7. 流动人口  流动人口由于居无定所、生活和卫生防病条件差、人群免疫水平低、预防医疗组织不健全等因素,对传染病在疫区与非疫区间的传播、扩散中起着纽带作用,对疾病的爆发流行起着加剧作用。如疟疾、霍乱、鼠疫等的爆发和大流行不少是因流动人口的带入性和输入性病例引起的。流动人口还是传染病爆发流行和性传播疾病的高危人群。由于该人群的流动性给儿童计划免疫的落实增加了难度,使相应疾病的发病率增高。

**(四)疾病的地区、时间和人群分布的综合描述**

以上分别从地区、时间和人群三个方面描述了疾病的分布特征及出现相应分布的可能原因。而在实际工作中,往往是对疾病的三间分布进行综合描述,这样可获得有关病因的线索和流行因素的丰富的信息,有利于提出假设。如对新疆的察布查尔病的调查发现:该病每年都有发生,发病季节集中在3~6月份,4月份为发病高峰;发病年龄以20岁以下的青少年居多,女性发病多于男性,在一个多民族混居县,发病集中在锡伯族,职业分布以小学生、学龄前儿童及家庭妇女多发;在察布查尔县所辖的7个区中,只有在锡伯族居住的三区和四区的8个乡有本病发生。根据上述资料,调查者认为:察布查尔病的发生可能与锡伯族居民的某种生活习惯有关,尤其是与3、4月份的某些生活习惯有关。最后调查证实,该病是由于锡伯族居民每年从4月18日开始吃的甜面酱在制作过程中,被肉毒杆菌污染所致。

移民流行病学(migrant epidemiology)是进行这种综合描述的一个典型。移民是指由原来居住地区迁移到其他地区,包括国外或国内不同省、市、自治区的现象。移民由于居住地变迁,气候条件、地理环境等自然因素的变化,生活方式、风俗习惯等社会因素的差异等诸多因素都会对疾病造成影响。

移民流行病学通过观察某种疾病在移民人群、移入地区居民及原居住地区居民中的发病率或死亡率的差别,以探讨该病病因与遗传和环境因素的关系。它是通过研究不同地区、不同时间、三类人群的疾病的分布来探索病因的一种研究方法,其主要目的是区分在某病病因中,起主导作用的是环境因素,还是遗传因素。常用的判断原则是:

(1)若某病在移民人群中的发病率或死亡率与原居住地区的人群不同,而接近于移入地区居民的发病率或死亡率,则该病的病因是以环境因素为主的。如日本人移居美国后,日本移民的胃癌的发生率明显低于日本本土居民的发病率而接近美国当地人的水平,因而认为胃癌的病因主要是环境方面的。

（2）若某病在移民人群中的发病率或死亡率与原居住地区人群相同，而与移入地区居民不同，则该病的病因可能是以遗传因素为主的。如中国人移居美国后，其移民的鼻咽癌发病率仍比当地的美国人高，而与国内的中国人相似，因而认为鼻咽癌的发生与遗传关系密切。

具体应用移民流行病学方法时，还应考虑移民人群的生活条件和生活习惯的改变，及不同国家的社会经济、文化及医疗卫生水平的差异等。

## 第三节 描述性研究

描述性研究又称描述流行病学，它是流行病学调查研究中最常用的一种类型。描述性研究是指利用已有的资料或特殊调查的资料包括实验室检查结果，按不同地区、不同时间及不同人群的特征进行分组，把疾病或健康状况的分布情况真实地揭示出来的一种方法。描述性研究是流行病学研究的基础步骤。当对所研究的疾病或健康状况了解不多的时候，往往从描述性研究着手，获取与该病或健康状况相关的基本分布特征，为进一步研究提供基础性资料。描述性研究属于观察性研究，即在研究中只是客观真实地记录、描述、采集各种信息，不人为地加入干预措施。描述性研究不设立专门的对照组，因而不能确定所研究的因素和效应（疾病、健康）之间的联系。

### 一、现况调查的概念、种类、目的

现况研究是指在一个特定的时间点或期间内对一个特定人群某种疾病或健康状况进行的调查研究。

#### （一）现况调查的概念

现况研究又称横断面研究（cross-sectional study），因为现况研究只能得到疾病的患病率，所以又称为现患研究或患病率研究（prevalence study）。它是在特定的时间内研究特定范围内的人群中疾病或健康状况的分布，并描述有关变量与疾病或健康的关系的一种流行病学研究方法。这种研究方法使我们能够了解人群中某种疾病、异常、生命事件（vital events）如出生、死亡的发生的情况。

#### （二）现况研究的目的

1. 确定高危人群　描述疾病和健康状况在不同人群特征、不同地区和不同时间的分布情况，从而发现高危人群，为该病防治提供依据。确定高危人群是疾病预防中一项极其重要的措施，特别是慢性病的预防与控制，确定高危人群是早发现、早诊断、早治疗的首要步骤。

2. 提供疾病的致病因素线索　任何一个病因未明的疾病，其病因的最终揭示无不始于描述性研究。也就是说，现况研究的结果可以提供病因未明疾病的病因线索。通过描述患病率在不同暴露因素状态上的分布的差异、一致、趋同等现象来进行逻辑推理（如：

求同法、求异法、类推法等),从而提出可能为该疾病的病因因素。在以此为目的的现况研究中,常常通过回忆或查找历史资料来获得更多过去的暴露情况,以便有助于因果联系的推论。

3. 评价防治措施效果　通过现况研究,对某病采取干预措施前后的患病情况进行比较,从而为评价防治措施及其效果提供有价值的信息。

4. 早发现、早诊断和早治疗　查出某一地区患某疾病的患者,从而达到早发现、早诊断和早治疗的目的。在现况调查中,普查的主要目的之一就是为了早期发现病例并给予及时的治疗。

5. 为疾病监测或其他流行病学研究提供资料,以补充常规资料(疾病报告、死亡报告等)的不足。

(三) 用途

现况研究能揭示人群健康的当前状态,是流行病学研究的基础和出发点,也是公共卫生决策的立足点之一,在流行病学中占据重要地位。现况研究既可用作"描述"目的来描述疾病及其相关因素在不同人群分布的差异,也可以用作"分析"目的来检验病因假设。但在检验病因假设时,其论证强度很低,仅能提供病因的线索。一般来讲现况研究较少用作研究疾病的病因,它只能说明观察到的某种差异的存在,而不能说明差异为什么存在,得不出因果联系。现况研究不是要确定疾病的确切病因,只是产生关于病因的假设,指导进一步的研究。现况研究的数据对公共卫生规划的制定及评价具有重要意义。例如,知道某种疾病的分布情况,对规划医院数目以及是否需要设立专科医院,医院的床位数,大型医疗仪器的配置以及储备药品的数量等具有重要的指导意义。

(四) 分类

通常根据是否将所定义的目标人群(target population)中的研究对象进行全部调查还是部分调查,将现况研究分为普查(census)和抽样调查(sampling survey)。在实际工作中要根据研究的目的、研究课题的特点、经费、人力、物力及实施的难易程度决定是采用普查还是抽样调查。

二、普查的目的及优缺点

(一) 概念

普查是指为了了解某疾病的患病率或健康状况,在一定时间内对一定范围人群中的每一位成员所作的调查或检查。这里强调的是"一定范围人群中的每一位成员",他们可以是某个地区或某个单位的几个年龄组或从事某种职业的人群中的每一个人。一定时间意味着时间较短,可以是某一时点,也可以是几天或1~2周。时间太长,人群中疾病或健康状况会有所变动,影响普查的结果。

(二) 普查的目的

(1) 通过普查可以将人群某种疾病的所有患者查出,甚至是早期的患者,因而可以早期发现患者并进一步早期诊断和治疗。

(2) 可以全面了解疾病的分布情况及分析影响疾病的危险因素的分布情况。

(3)通过普查,对该人群中的每一个个体都进行了调查,能够发现人群中的疾病和健康问题,从而了解该人群的健康水平。

(4)如果在研究中不仅调查了某疾病的分布情况,同时又调查了疾病的危险因素,则可以初步分析危险因素与疾病的关系,为病因研究提供线索。

(5)在普查中通过问卷调查或体格检查对所有研究对象进行了调查,在这个过程中可以对其进行健康教育,达到普及医学知识的目的。

### (三)开展普查必须具备的条件

(1)有足够的人力、物力和设备,用于及时发现和治疗病例。

(2)所普查的疾病的患病率应该较高,这样才可以发现较多的患者,提高普查的效益。

(3)疾病的检查方法不复杂,实验的灵敏度和特异度较高,易于在现场实施。

### (四)普查的优缺点

(1)优点

1)普查是调查某一人群中的所有成员,在确定调查对象时比较简单。

2)普查时不存在抽样误差。

3)通过普查可以较全面地了解某人群中某种疾病或危险因素的分布状况及人群的健康水平,建立某些生理标准值。

4)通过普查能发现人群中的全部病例,并给予及时治疗。

5)通过普查还可进行一次全面的有关普查课题的健康教育和健康促进活动,宣传和普及医学科学知识,使公众对某种疾病及其防治措施有所了解。

(2)缺点

1)不适用于患病率很低和诊断方法复杂的疾病的调查。

2)由于普查涉及的人群范围相对较大,调查时人力、物力和时间消耗较多;调查期限短暂,可能存在漏诊和误诊,无应答的比例也有可能较高,影响研究结果的代表性。

3)由于工作量大,很难进行深入细致的调查,因而不适合需要复杂调查方法和技术才可进行诊断的疾病的研究。

4)由于参加普查的工作人员较多,他们掌握调查技术和调查方法的熟练程度不一,使调查和检查质量不易得到控制,增加研究中质量控制的难度。

5)只能得到患病率或阳性率,不能得到发病率。

## 三、抽样调查的方法、优缺点、样本大小的估计

### (一)概念

抽样调查是指只调查研究目标人群中一部分有代表性的个体即样本,根据调查结果估计出该人群某病的患病率、某特征或某数值变量的分布情况。在实际调查工作中,若不是为了早期发现和早期治疗患者,而只是要描述疾病的分布规律,就不需要开展普查,采用抽样调查的方法就可以解决问题。

要从某人群中抽取一个有代表性的样本,就必须遵循随机化原则和样本大小适当的

原则。随机化原则是指整个研究人群中的每一个单位(可以是个人,也可以是个人的集合体如学校、连队、班级或居委会等)被选入样本的概率相等。样本大小适当的原则是指样本应达到一定数量。样本含量过小过大都有其弊端:样本量过大,虽然会降低抽样误差,但同时会增加实际工作的困难,导致人力、物力和时间上的浪费;此外,过多观察对象的引入,可能会增加工作的难度,从而影响调查数据的质量。样本含量过小,抽样误差则会较大,所得研究指标不稳定,用以推断总体的精密度和准确度较差;此外,样本含量越小,检验功效亦越低,会使应有的差别不能显示出来,出现"假阴性"结果。如果样本抽取过程中遵循随机化的原则,样本含量大小适当,调查数据可靠,由此所获得的调查结果或推论出的结论就能够在相当程度上代表整个研究人群。

(二)抽样方法

抽样可分为非随机抽样和随机抽样,前者如典型调查。随机抽样的样本抽取须遵循随机化原则,即保证总体中每一个对象都有同等机会被选入作为研究对象,以保证样本的代表性。若样本含量足够大、调查数据可靠、分析正确,则可以把调查结果推论到总体。

常见的随机抽样方法有单纯随机抽样、系统抽样、分层抽样和整群抽样等。

1. 单纯随机抽样(simple random sampling) 也称简单随机抽样,是最简单、最基本的抽样方法。它的重要原则是总体中每个研究对象被抽到的概率相等(均为 $n/N$ )。具体方法是将调查总体的全部观察单位编号,再用抽签法或随机数字表或者通过计算机编程产生随机数等方法随机抽取部分观察单位组成样本。

【例2-3-1】 某班有学生100名,欲抽取15人参加暑期社会实践活动,为了体现公平性的原则,使每个学生有相等的机会被抽取,采用单纯随机抽样。

【方法】 先将100个学生编号为0~99,然后利用随机数字表(表2-3-1),从任意一个随机数字开始(比如从第二行第三列的两位数36开始),依次读取15个随机数(每个都是两位数,有相同数据时跳过)。注意随机表内数字互相独立,无论横向、纵向或者斜向等各种顺序均是随机的。使用时可从任一数字开始,可单行、单列,双行、双列,也可多行、多列,查询方向可向下或向上,向左或向右。比如在此我们横向依次读取了15个数为:36、27、59、46、13、79、93、37、55、39、77、32、09、85、52。于是编号为这15个者被抽中。

再如,欲从20人中抽出5人,可将其编号为0~19,利用随机数字表,从任一个随机数字开始,假如从第三行第五列开始,依次读取5个两位数。注意在随机数字的抄录过程中,有相同数据时跳过,如果随机数字超过了编号所对应的数字时要舍弃不记,这样我们所得到的5个随机数字为:02、09、06、16、13,其所对应编号的5人抽中。

表2-3-1 随机数字表(随机数字表的一部分)

| 编号 | 1~10 | 11~20 | 21~30 | 31~40 | 41~50 |
|---|---|---|---|---|---|
| 1 | 22 17 68 65 81 | 68 95 23 92 35 | 87 02 22 57 51 | 61 09 43 95 06 | 58 24 82 03 47 |
| 2 | 19 36 27 59 46 | 13 79 93 37 55 | 39 77 32 77 09 | 85 52 05 30 62 | 47 83 51 62 74 |

续表 2-3-1

| 编号 | 1~10 | 11~20 | 21~30 | 31~40 | 41~50 |
|---|---|---|---|---|---|
| 3 | 16 77 23 02 77 | 09 61 87 25 21 | 28 06 24 25 93 | 16 71 13 59 78 | 23 05 47 47 25 |
| 4 | 78 43 76 71 61 | 20 44 90 32 64 | 97 67 63 99 61 | 46 38 03 93 22 | 69 81 21 99 21 |
| 5 | 03 28 28 26 08 | 73 37 32 04 05 | 69 30 16 09 05 | 88 69 58 28 99 | 35 07 44 75 47 |
| 6 | 93 22 53 64 39 | 07 10 63 76 35 | 87 03 04 79 88 | 08 13 13 85 51 | 55 34 57 72 69 |
| 7 | 78 76 58 54 74 | 92 38 70 96 92 | 52 06 79 79 45 | 82 63 18 27 44 | 69 66 92 19 09 |
| 8 | 23 68 35 26 00 | 99 53 93 61 28 | 52 70 05 48 34 | 56 65 05 61 86 | 90 92 10 70 80 |
| 9 | 15 39 25 70 99 | 93 86 52 77 65 | 15 33 59 05 28 | 22 87 26 07 47 | 86 96 98 29 06 |
| 10 | 58 71 96 30 24 | 18 46 23 34 27 | 85 13 99 24 44 | 49 18 09 79 49 | 74 16 32 23 02 |

也可以采用抽签的方法,即把总体中的观察单位按顺序编号后全部写在小纸片上,放在碗中混合,再从中抽出所要抽的样本数,抽出的号码即为样本。当然如果单位数很多时,这样做就不方便了。

单纯随机抽样简单直观,均数(或率)及其标准误计算简便,是最基本的抽样方法,也是其他抽样方法的基础。缺点是总体较大时,难以对总体中每个个体一一编号,且样本分散,不易组织实施。在流行病学研究中,由于总体往往很大,编号及随机抽样相对比较麻烦,因此较少单独使用。

2. 系统抽样(systematic sampling)　又称机械抽样,是按照某种顺序给总体中的各个体编号,然后随机抽取一个编号为第一调查个体,其他的调查个体按照某种确定的规则抽取。最常用的系统抽样是等距抽样,即将总体内的所有单位排序编号,根据样本含量的大小,机械地每隔若干号码抽取一个个体组成样本。

【例2-3-2】　总体中有30 000个单位,如何使用系统抽样的方法抽取100个观察单位。

【方法】　首先确定抽样间距30 000/100=300,然后采用单纯随机抽样法从1~300号中随机抽出1个作为起点,若随机抽取的编号为15,以后每隔300号再抽一个,则抽取的个体编号依次为:15、315、615、915、1215……

系统抽样抽样误差的大小随总体性质、抽样间隔的大小而异。系统抽样无专用的标准误计算公式,常以单纯随机抽样标准误计算公式代替,一般情况下,系统抽样的误差较单纯随机抽样的误差小,因此这样计算得到的抽样误差比实际的误差要大一些。

系统抽样比较方便可行,特别是当样本量比较大时,系统抽样比单纯随机抽样节省时间,也容易得到一个有代表性的样本。其优点主要有三点:首先,不必事先准确知道总体内的单位数,可根据估计数而确定抽样间距;其次,在某些场合(如按户或门牌号调查),易于在现场进行;再者,由于样本是从总体的各部分单位中抽取的,代表性较好。但其缺点是当总体中的观察个体有周期性的递增或递减趋势时,容易产生明显的偏倚,获取的样本对总体的代表性会不同程度地下降。同时对研究对象内部没有明显的内在"系统"关系的人群,则不便于应用该抽样方法。

3. 分层抽样(stratified sampling)  抽样前按照某些特征(如年龄、性别、住址、职业、教育程度、经济状况等)将研究人群分为若干组、类型或区(统计学上称为"层"),然后从每层内随机抽取一定数量的观察单位组成样本。分层抽样的方式又分为两种,一是等比例分配(proportional allocation),即从每层中按相同比例抽取样本,使各层的抽取比例与该层在总体中的比例相同,即 $n_i/n = N_i/N$($n_i$ 为从各层中抽出的样本数,$n$ 为总样本含量,$N_i$ 为各层具有的个体数,$N$ 为总体中的个体数)。如某市欲按地区进行抽样,已知甲、乙两个地区的人口在全市人口构成中分别占40%和60%,那么就应该在甲、乙两个地区应分别抽取样本总含量的 40% 和 60% 的人数组成样本。二是非等比例分配(nonproportional allocation),即根据特殊要求或针对各层特点,不同层抽取样本的比例不同,如可以在某一重要的层或较小的层抽取相对较大的样本,此时所获得的样本均数或样本率的方差最小。

【例2-3-3】 如果对一个 100 000 人口的人群按分层抽样抽取 5 000 人调查某病患病率,各层人数及估计的患病率按表 2-3-2 所示,按等比例分配和非等比例分配,各层应抽多少人?

表 2-3-2  分层抽样层内观察单位数的计算

| 层 ($i$) | 人口数 ($N_i$) | 估计患病率 ($P_i$) | 率的方差 ($\sqrt{P_iQ_i}$) | $N_i\sqrt{P_iQ_i}$ | 每层抽取人数 | |
|---|---|---|---|---|---|---|
| | | | | | 等比例分配 $n \cdot \dfrac{N_i}{\sum N_i}$ | 非等比例分配 $n \cdot \dfrac{N_i\sqrt{P_iQ_i}}{\sum N_i\sqrt{P_iQ_i}}$ |
| 1 | 40 000 | 0.1 | 0.30 | 12 000 | 2 000 | 1576 |
| 2 | 30 000 | 0.2 | 0.40 | 12 000 | 1 500 | 1 576 |
| 3 | 20 000 | 0.3 | 0.46 | 9 165 | 1 000 | 1 204 |
| 4 | 10 000 | 0.4 | 0.49 | 4 899 | 500 | 644 |
| 合计 | 100 000 | — | — | 38 064 | 5 000 | 5 000 |

注:$n = 5 000$,$Q_i = 1 - P_i$

分层抽样中,抽样误差的计算比较复杂,现以等比例分层抽样为例介绍其计算公式,非等比例分层抽样误差的计算方法请参考其他医学统计学书籍。

分层抽样的优点首先在于能够保证每一层的个体都会被抽到,这样便于对各层进行独立分析。其次,该方法获得的样本对总体的代表性要好于其他抽样方法;另外,在大型调查中,按照行政或地理区域分层,易于组织、实施和进行质量控制;最后,抽样误差比简单随机抽样小。

4. 整群抽样(cluster sampling)  先将总体分成若干群体(通常按照行政区域划分),形成一个抽样框;从中随机抽取几个群体组成样本;对抽中群体的全部个体进行调查。

如为研究某地中学生近视眼的患病率,从该地4所中学(抽样框)中随机抽取2所中学,对所抽取的2所中学全部中学生进行调查,即为整群抽样。

"群"的大小有一定的相对性,可以是居民小组、村、乡甚至县等,也可以是人为划分的一个特定人群。划分群时,每群的单位数可以相等,也可以不等,但一般相差不要太大,比如较小的两个自然村可以合并为一个"群"以便抽到足够的样本含量。

整群抽样的优点是在实际工作中易为群众所接受,便于组织实施,容易控制调查质量,也可节约人力、物力,因而多用于大规模调查。缺点是当样本含量一定时,其抽样误差大于单纯随机抽样,因此统计分析效率较低。如欲得到相同的抽样误差,往往较其他抽样方法需更大的样本含量。

以上介绍了四种基本的抽样方法,当样本含量一定时,各种抽样方法抽样误差从大到小的顺序为:整群抽样>单纯随机抽样>系统抽样>分层抽样。

5. 多级抽样 多级抽样(multi-stage sampling)是指在大型流行病学调查中结合使用上面几种抽样方法。常把抽样过程分为不同阶段,即先从总体中抽取范围较大的单元,称为一级抽样单位(如省、自治区、直辖市),再从每个抽得的一级单元中抽取范围较小的二级单元(县、乡、镇、街道),依次类推,最后抽取其中范围更小的单元(如村、居委会)作为调查单位。

每个阶段的抽样可以采用单纯随机抽样、系统抽样或其他抽样方法。多级抽样的优点是节省人力和物力,可以充分利用各种抽样方法的优势,克服各自的不足。缺点是在抽样前要掌握各级调查单位的人口资料及其特点,有时是十分困难的;此外,数据的统计分析也比较复杂。我国进行的慢性病大规模调查就是采用此方法。例如,要调查某城市初中生的吸烟情况,将全市中学按质量分成好、中、差三层,每层抽出若干学校,再在抽出的学校中,按年级分成三层,每个年级按整群抽样抽取若干班进行全部调查。在这个抽样设计中采用了单纯、分层、整群抽样技术。

(三)样本大小的估计

前面已经讨论到抽样调查时如果要抽取到一个有代表性的样本,必须遵循随机和样本大小适当的原则,现在讨论如何确定样本含量的问题。样本含量是在保证研究结论具有一定可靠性的前提下所需要的最小观察单位数。从它的估算方法上看,有三种途径:一种是经验法,即根据前人的研究结果总结的经验或者咨询同行专家而确定样本例数,该方法较为粗略,一般认为确定医学参考值范围最好在100例以上,肿瘤死亡率调查通常需要10万人以上,计量资料样本量可少些,计数资料样本量应大些。再一种是查表法,是根据已知的条件查样本例数估计表而确定样本含量,但该方法易受列表的限制。还有一种计算法,即根据确定的条件代入专用公式计算而确定样本含量,此种方法便于掌握,也最为常用。

决定现况研究的样本大小的因素来自多方面,但主要的影响因素是:①预期的现患率($P$),患病率越高,则样本含量就越小。②对调查结果精度的要求,即允许误差($d$)越大,所需样本量就越小。③第一类错误的概率 $\alpha$,即检验水准,$\alpha$ 越小所需样本含量越多,对于相同的检验水准,双侧检验比单侧检验所需的样本含量更大,$\alpha$ 通常取 0.05 或 0.01。

由于现况研究的主要目的是估计总体参数(如总体均数或者总体率),样本含量的估算的意义是在保证一定可靠性和精度的前提下所需的最小观察单位数,并不涉及 $\beta$ 的大小,这一点有别于病例对照研究和队列研究。

1. 数值变量样本含量的估计　通过抽样调查了解人群某些指标(如血压、身高、总胆固醇等)的平均水平时,单纯随机抽样样本含量可以通过下式估算。

$$n = \frac{4s^2}{d^2} \tag{2-3-1}$$

公式中 $n$ 为样本含量, $d$ 为容许误差,即样本均数与总体均数之差,由调查设计者根据实际情况规定。$s$ 为样本标准差。当 $\alpha = 0.05$ 时, $u_\alpha = 1.96$, 公式中 4 表示 $1.96^2$ 的约数。

【例2-3-4】　欲调查某病患者血红蛋白含量,根据以往的经验,血红蛋白含量的标准差为 30 g/L, 要求误差不超过 5 g/L, 则该调查样本大小为:

$$n = \frac{4 \times 3.0^2}{0.5^2} = 144(人)$$

2. 分类变量样本含量的估计　率(符合二项分布)做单纯随机抽样时,样本含量可以通过下式估算:

$$n = \frac{t^2 PQ}{d^2} \tag{2-3-2}$$

当容许误差 $d = 0.1P$, $\alpha = 0.05$ 时,则

$$n = 400 \times Q/P \tag{2-3-3}$$

当容许误差 $d = 0.15P$, $\alpha = 0.05$ 时,则

$$n = 178 \times Q/P \tag{2-3-4}$$

当容许误差 $d = 0.2P$, $\alpha = 0.05$ 时,则

$$n = 100 \times Q/P \tag{2-3-5}$$

上式中 $P$ 是估计的总体患病率, $Q = 1 - P$, $\alpha = 0.05$ 时, $t = 1.96 \approx 2$, $n$ 即样本含量。此公式适用于患病率不太高或不太低的情况。

【例2-3-5】　某疾病预防控制中心为了制订驱蛔虫计划,编制经费、药品预算,需要抽样调查当地儿童的蛔虫感染率。根据以往的经验,儿童蛔虫感染率为30%左右,若规定容许误差 $d = 0.1P$ (即 ±3%), 则样本含量至少应为多少人?

$$n = 400 \times \frac{Q}{P} = 400 \times \frac{0.7}{0.3} = 933(人)$$

注意:公式(2-3-2)~(2-3-5)仅适用于二项分布的数据,即要求 $np > 5$, $n(1-p) > 5$, 否则宜用 poisson 分布的办法来估算样本含量。其样本含量的计算公式为

$$n = \frac{Z_\alpha^2}{4(\sin^{-1}\sqrt{P'} - \sin^{-1}\sqrt{P})^2} \qquad (2\text{-}3\text{-}6)$$

式中 $P$ 的意义同上,是估计的总体患病率, $P'$ 是样本患病率,其值由允许误差($d$)决定: $P' = P \pm d$, $Z_\alpha$ 是检验水准等于 $\alpha$ 时所对应的 $Z$ 界值,有单双侧之分。

**(四)抽样调查的优缺点**

1. 优点  抽样调查和普查相比具有省时、省力、省材料和省经费的特点。由于调查样本相对较小,因而较易集中人力、物力和器材设备,调查结果也易做到细致、准确。

2. 缺点  抽样调查不适于患病率较低的疾病调查,因为小样本不能供给所需的资料,但是如果样本量大到总体的75%时,则不如进行普查。抽样调查的设计、组织实施以及数据分析等方面比较复杂,重复和遗漏不易发现。也不适用于变异过大的人群。

### 四、现况调查的偏倚及其控制

现况研究中存在两方面的误差,即抽样误差(sampling eror)和系统误差(systemic error)。抽样误差是由于抽样所产生的误差,是由于个体变异而造成的样本统计量之间或样本统计量与总体参数之间的差异。抽样误差是不可避免的,但可以通过严格的抽样设计、改进与完善抽样技术和认真地实施抽样方案,来尽量减少抽样误差。通常抽样误差是可以测量的。另一类是抽样误差以外的误差,即系统误差,也称为偏倚(bias),它不是由随机抽样所引起的,而是由某些不能准确定量的但较为恒定的因素(例如使用没有校准的血压计,测量者读取测量值时的尾数偏好等)所致。偏倚可使调查结果偏离总体的真值,在研究中要特别注意偏倚的控制,尽可能消除偏倚或将其降低到最低程度。现况研究中常见的偏倚及其控制方法如下。

1. 选择偏倚(selection bias)  由于样本人群不能代表总体人群,导致样本的统计量不能很好地估计总体参数,由此产生的偏倚即为选择偏倚。这里的选择偏倚概念是广义的,包括各种原因导致的研究样本人群与总体人群在主要的人口统计学特征上存在差异,均可称为选择偏倚。

(1) 选择性偏倚  这里的选择偏倚是狭义的,仅指由于没有严格按照随机化原则抽样、主观选择研究对象或将随机抽样当作随意抽样,从而导致研究样本偏离总体的情况。如调查乙型肝炎感染率,在肝炎专科医院收集样本,则得出的感染率一定高于一般人群实际的感染率。任意变换抽样方法,或者在分层抽样、整群抽样过程中,没有考虑到研究因素的分布情况,使研究人群对目标人群的代表性不好而造成的偏倚。

控制方法:严格遵循随机化的原则,如果采用分层、整群和多阶段抽样,应充分考虑到研究因素分布的差异。

(2) 无应答偏倚  虽然抽取的样本人群具有很好的代表性,不存在选择偏倚,但是调查对象不合作或因各种原因不能或不愿意参加从而造成了漏查,以后亦未补查而导致的偏倚,即称为无应答偏倚。如果应答率低于95%,有可能产生无应答偏倚,这时就较难应用调查结果来估计整个研究人群的情况。

控制方法:要针对不同原因,采取相应的控制措施。对于调查对象不了解研究目的的情况,要从多方面做好该项目的宣传与组织工作。调查手段要简便易行,注意对敏感问题的调查技巧,使研究对象易于接受。同时可以考虑使研究对象能够从研究中受益,例如提供免费的检验或优惠的诊断、治疗计划。通过各种措施尽可能提高调查对象的依从性和受检率,将无应答降至最低限度。如有可能,对无应答者和应答者的特征做比较分析,从各种途径了解无应答者最后的结局,并与应答者的观察结果进行比较,从而分析无应答可能造成的影响。

(3)幸存者偏倚　当调查对象为某病患者时,常容易选择疾病的幸存者(现患病例),而现患病例和死亡病例可能会有不同的特征从而导致研究不能概括所研究疾病的全貌,因此它带有一定的局限性和片面性,由此引入的偏倚称为幸存者偏倚。

控制方法:尽可能提高研究样本的代表性,多渠道收集死亡病例的信息,比较研究因素在死亡者与幸存者之间的差异,并注意收集有关病程、疾病类型等方面的资料,以便在分析结果时综合考虑。

2. 信息偏倚(information bias)　虽然研究对象有应答而获得了信息,但在获取信息过程中出现误差,导致调查或测量到的研究对象的信息偏离真实情况,由此产生的偏倚即为信息偏倚。该类偏倚主要来自4个方面:

(1)来自调查对象　研究对象对既往病史、药物应用史、危险因素暴露史等,往往记不清楚或者完全忘记。有些患者可能对某些病史或暴露史记忆得特别清楚,而健康者可能不留意而记不起。如果这样,在问卷过程中就会引入信息偏倚,这样的信息偏倚即所谓的回忆偏倚(recall bias)。有些人虽然记忆清晰,但由于顾虑或不愿意暴露隐私而故意不予回答,即所谓的报告偏倚(reporting bias),例如调查青少年的吸烟状况,中小学生往往不能如实报告。

控制方法:克服回忆偏倚比较困难,应尽量避免回忆很久以前的事情。尽量选用封闭式问题,而不用或少用开放式问题。调查中尽量设法消除被调查者的顾虑,如明确告诉对方予以保密,分析结果只是计算群体结果,而不报告谁是患者,或者采用不记名调查方式。

(2)来自调查者　询问、体格检查、实验室检验等环节都可出现来自观察者的偏倚。来自调查者的偏倚有两种情况,一种是调查者间的,即不同调查者对同一对象的调查结果不同;一种是调查者自身的,即同一调查者对同一对象的几次调查结果不同。

控制方法:通过严格培训调查人员、应用客观、规范的疾病诊断、结果判断标准、采用盲法评判结果等措施来控制来自研究者的偏倚。例如在测量血压时可以使用随机零点血压计,这种测量工具在每次测量时可以调节"零点"血压值,测量者必须客观记录结果,从而消除测量者猜测和比较前几次读数的倾向。

(3)来自测量仪器　仪器不准确、操作程序有错误等均可引起系统误差,即测量偏倚。如应用的血压计未校准,则所有的测量结果均偏高或偏低。仪器、试剂不规范也会出现误差,例如测量儿童血压,袖带的宽度不合适,就会影响结果,如果都采用较宽的袖带或成人的袖带,血压读数会偏低。应用的调查手段不统一,也会出现偏倚。

控制方法:仪器及方法均应标准化。严格执行操作程序,工作人员统一标准与方法。

(4)来自调查环境　调查时的环境条件不符合研究设计的要求是造成偏倚来源的重

要原因之一。比如血压的测量必须要求环境安静、照明条件良好和室内温度适宜,否则测量时就会引入偏倚。

控制方法:需要根据调查目的和研究对象的特点来加以考虑,严格按照设计的要求布置问卷调查、人体测量和体格检查的环境,这样就可以完全消除因为调查环境不当所引入的偏倚。

3. 混杂偏倚(confounding bias)　混杂偏倚是因为暴露因素与所研究的疾病之间的联系及其联系的强度受到第三者因素的歪曲或干扰而导致的偏倚,引起混杂偏倚的这个第三者因素称为混杂因素(confounding)。混杂因素必须是所研究疾病的危险因素或保护性因素、必须和暴露因素之间存在统计学关联,同时一定不是暴露因素与疾病因果链上的中间变量。如果在现况研究中分析暴露因素与疾病的联系,即可引入混杂偏倚。

控制方法:在设计阶段采用限制和匹配(matching)的方法、在分析阶段采用分层分析或多因素分析方法来控制此类偏倚。

根据现况研究的特点,一般来说最常发生的偏倚是选择偏倚,其次是信息偏倚,如果分析暴露因素与疾病的联系,那么就会存在混杂偏倚。

## 五、生态学研究

### (一)概念

生态学研究(ecologic study)或称集合研究(aggregation study)是比较群体而不是个体的一种研究方法。该研究方法是在群体的水平上描述不同人群中某因素或某特征的暴露情况及其某疾病的频率,分析某因素或特征与疾病的关系。采用这种研究方法的原因是在比较的各个组别中缺乏个体至少两个或所有暴露变量及疾病变量的数据,但可从这些个体的集合体的单位即群体中获得这些数据。生态学研究在社会学领域中的应用已经超过了一个世纪,流行病学家在许多领域也引入了该研究方法。

### (二)研究设计的类型

在生态学研究设计中,分析的单位是群体而不是个体。生态学研究可分为两个方面:测量暴露变量的方法和分组的方法。关于第一个方面,如果在研究中没有包括特别的暴露变量和感兴趣的暴露变量,其原因是我们不知道所要研究的疾病的病因或危险因素,企图通过生态学研究来得到病因的假设,这样的研究设计称为探索性(exploratory)生态学研究。如果包括了暴露变量,则称之为分析性(analytic)生态学研究。关于第二个特征(分组的方法)可将生态学研究分为多组比较设计(multi-group design)即按照不同地区分组比较、时间趋势设计(time-trend design)(即比较不同时间疾病发病率的趋势)和混合型设计(mixed design),即将地区和时间结合起来进行分析。

1. 多组比较设计

(1)探索性研究　在多组比较的探索性研究中,我们比较同一时期同一疾病在不同地区的率,目的是探索疾病地区分布模式,为建立环境病因或某特定病因假设提供帮助。本类型研究的特点是没有在研究中包括某种疾病的病因或危险因素(探索性),同时进行多组比较。如美国的国立肿瘤研究所以县为单位绘制出了口腔癌在1950~1969年的年龄调整死亡率地图,从中发现其分布存在着显著的地区差异。男性的死亡率在东北部的城市地区最高,女性的死亡率在东南部最高。从这样的分布推测吸烟可能是口腔癌的一个危险因素,因为南方妇女吸烟的现象很常见。以后的病例对照研究也支持该病因假设。在探索性的生态学研究中,也可以应用移民流行病学的研究方法,比较移民及其子女的发病率与原居住地居民和移居地居民的发病率,从而分析遗传因素或环境因素与疾病的关系。

(2)分析性研究　在多组比较的分析性研究中,我们分析多个组别间危险因素的平均暴露水平与疾病的发病率或患病率间的生态学联系。这是最常见的生态学研究设计,分析的单位通常是地理或行政区域。本型研究的特点是包括了某种疾病的病因或危险因素,同时进行多组比较。例如比较不同地区烟草的销售量与其相应的心血管疾病的患病率或发病率之间的关系,以评价吸烟与心血管疾病发病的关系。

2. 时间趋势设计

(1)探索性研究　探索性时间趋势研究是在一个人群中比较疾病的频率随时间变化的趋势,除此之外,还可用作预测疾病的发生率趋势。本型研究的特点是没有包括某种疾病的病因或危险因素(探索性),在一个人群(或地区)中进行不同时间某种疾病的发生频率的比较。例如比较某一地区心血管疾病的患病率或发病率的时间变化趋势,根据其上升或下降的时间趋势,推测其背后的可疑原因(例如烟草、酒类的销售量等)。

(2)分析性研究　分析性时间趋势研究是在同一个地区的人群中,分析暴露因素的平均水平与疾病的患病率及其变化间的生态学联系。本型研究的特点是包括了某种疾病的病因或危险因素,在一个人群(或地区)中进行不同时间某种疾病的危险因素的暴露率与该疾病发生频率的比较。例如比较某一地区烟草销售量与心血管疾病的患病率或发病率的时间变化趋势,来分析吸烟与心血管疾病发病的关系。

3. 混合型设计

(1)探索性研究　探索性混合型研究设计是将探索性多组比较和探索性时间趋势设计的基本特点结合起来的一种设计。其特点是没有包括危险因素(探索性),在多个地区(多组比较)和不同时间(时间趋势)研究某种疾病的发生频率,用以探讨该疾病的可疑病因。例如比较多个地区心血管疾病的患病率或发病率的时间变化趋势,根据不同地区的上升或下降的时间趋势,推测其背后的可疑原因(例如烟草、酒类的销售量等)。

(2)分析性研究　在分析性混合型研究设计中,我们分析多个比较组之间危险因素的平均暴露水平变化和疾病的患病率及其变化间的生态学关联。这样的分析对观察到的联系与解释更进了一步,因为同时分析了同一组内这种变化的时间趋势及不同组间的差异。其特点是包括了危险因素(探索性),在多个地区(多组比较)和不同时间(时间趋势)分析某种疾病的危险因素与该疾病的发生频率间的关系。例如,有研究者比较了英国的63个城镇1948~1964年按水质硬度、性别和年龄的心血管疾病死亡率的绝对变化趋势,结果发现在所有性别及年龄中,尤其男性中,心血管疾病的死亡率与水质硬度呈负相关关系,即心血管疾病的死亡率在水质硬度高的城镇其死亡率的增加小于水质硬度低的城镇。

### (三) 主要用途

1. 提出与疾病的分布有关的病因假设。如通过生态学研究发现大肠癌在发达国家比发展中国家更常见，促使人们考虑饮食习惯或环境污染是否与大肠癌发病有关。

2. 对一些已存在的疾病病因假设提供肯定或否定的佐证。

3. 可用于评价干预实验或现场实验的效果。如在某人群中推广低钠盐摄入，然后比较推广低钠盐前后人群平均钠盐摄入水平的变化与人群平均血压值的变化趋势，以评价低钠盐干预的效果。

4. 在疾病监测工作中应用生态趋势研究，以估计某疾病的趋势，有利于预防和控制疾病的发生。在1959～1966年，英格兰和威尔士发现哮喘病死亡人数与支气管扩张剂的销售量具有同步增长的关系；于1968年停止支气管扩张剂在药店的无处方销售后，哮喘病死亡率明显下降。因此，制定禁止支气管扩张剂无处方销售依据就是生态学研究的结果。

### (四) 实施步骤

1. **提出假设，确定研究方法** 在广泛查阅文献、掌握资料的基础上，提出本次研究拟要探讨的问题，同时确定合适的设计类型。

2. **确定研究对象** 根据具体情况，选择适宜的人群作为观察对象。可以选择某个（些）行政区的全部人群，也可以只选择其中具有不同人口统计学特征的亚人群。确定研究人群时，必须考虑是否能收集到有关人群疾病或健康状况的频数或频率（发病率、死亡率等）及有关暴露的资料。

3. **数据收集** 以群体为单位进行以下数据的收集。

（1）疾病或健康状况数据的收集 如收集不同群体的年龄、性别等特征，监测疾病或健康状态，了解某病的发病、患病和死亡情况等；

（2）在相应人群中研究因素的暴露情况：如相应人群某种生活方式的频率或暴露于某种环境因素的水平。这些资料可以从其他相应部门获得，如一个地区各种酒类消耗数据资料可从该地区酒类税款单中获得；社会经济状况可从人口普查中获得；气温、空气质量数据可从当地环境检测部门获得。在时间趋势设计的研究中，还需长时间、系统地收集上述资料。

4. **数据分析** 对于探索性的研究应用常用的统计学方法，通过比较、分析即可达到研究目的。而对于分析性研究可用以下方法进行分析。

（1）探索性研究数据的分析方法：

1）比较不同地区疾病患病率（发病率）或数值变量均值的差异，并进行统计学检验。

2）对于时间趋势数据，要应用正确的统计学方法检验其时间趋势。

（2）分析性研究的数据分析方法：

1）对于多组比较研究设计，可以将暴露因素水平的数值进行分组，然后比较其相应的疾病频率或数值变量的均值，还可以将暴露因素水平的数值和其相应的疾病频率或数值变量的均值做相关和回归分析。

2）对于时间趋势设计，需要首先分别检验暴露因素和疾病率或数值变量的均值的时间趋势,然后进行暴露因素和其相应的疾病率或数值变量均值的相关和回归分析。

3)如果是混合型的设计,则将多组比较设计和时间趋势设计的分析方法结合起来分析数据。

**(五)优点**

1. 生态学研究常可利用已有的常规资料进行研究,节省时间和经费,并且可很快得出结果。当要研究一种生物学测量指标与某种疾病的关系而需进行较长时间的前瞻性研究时,先应用生态学研究方法进行初步研究可缩小研究风险。如研究血清胆固醇水平与冠心病的关系,应用巢式病例-对照研究或队列研究需随访10年,应用生态学研究方法可快速得出初步结果,从而降低前瞻性研究的风险。

2. 生态学研究对病因未明疾病的病因学研究可提供病因线索供深入研究,这是生态学研究最显著的特点。

3. 当个体水平的累积暴露量不易测量时,利用生态学研究可以研究暴露与疾病的关系。如在研究市区空气污染与肺癌的关系时,很难准确估计每个个体吸入污染空气的量,此时可以应用生态学多组比较研究的方法来进行研究。

4. 当一个人群中个体暴露变异范围不够大,或变异范围处于危险性函数曲线相对平缓的部分,则在一个人群中(甚至在一个国家的人群范围内)某些暴露因素与疾病的关系难以检出,而在生态学水平研究多个暴露水平的不同人群就有可能发现这种暴露因素与疾病的关系。如西方国家不仅高脂肪饮食习惯互相近似,而且摄入量普遍都高。如果只在西方国家的人群中研究个体脂肪摄入量与冠心病的关系,将很难发现两者之间的关联。如果选择东方国家低脂肪饮食的民族做对比研究,就有可能发现有意义的结果。

5. 生态学研究更适于对某人群干预措施的群体水平做出评价,如通过生态学研究发现人体内叶酸缺乏会导致胎儿神经管畸形,在怀孕人群中补充叶酸,胎儿神经管畸形发生率明显下降。

**(六)局限性**

1. 生态学谬误(ecological fallacy)亦称生态学偏倚(ecological bias),是指群体水平上的生态学研究的相关结论推论到个体水平所产生的偏倚,这是生态学研究的最大缺点。由于生态学研究的分析单位是由不同情况的个体"集合"而成的群组,以及存在混杂因素等原因,在一般情况下生态学谬误难以避免。因此,生态学上某疾病与某因素分布的一致性可能系两者间确有联系,也可能两者间毫无关系。

2. 由于缺乏暴露与疾病联合分布的资料,生态学研究不能在特定的个体中将暴露与疾病联系起来,即不能直接测量发病率。

3. 由于不能收集协变量资料,无法消除潜在的混杂偏倚对结果的影响。

4. 由于暴露水平不是个体实际的值而仅是一个暴露水平的平均值,当暴露因素与疾病之间存在着非线性关系时,生态学研究很难得出正确结论。

5. 人群中某些变量,特别是有关社会人口学和环境方面的变量,易于彼此相关,即存在多重共线性问题而影响暴露因素与疾病之间关系的正确分析。

6. 生态学研究难以确定两变量之间的因果联系。生态学研究分析的单位是群体而不是个体,暴露水平或疾病的测量准确性相对较低,况且暴露与疾病之间的先后顺序不易确定,故其研究结果不能作为因果关系的有力证据。

7.由于一般是用第二手的常规资料,疾病或暴露水平测量的准确性也相对较低。

总之,生态学研究在一些疾病的流行病学研究中仍是一种很有价值的研究方法,但在对其结果进行解释时必须慎重。

# 第四节 病例对照研究

病例对照研究也叫回顾性研究、病例比较研究等。本方法是分析流行病学中两种重要方法类型之一,主要用于探索疾病的危险因素。即在描述流行病学工作基础之上,初步形成了研究的病因假设之后,再用病例对照研究方法来检验这个病因假设。

本法与分析流行病学的另一种方法队列研究相比较,省钱、省时、省人力和物力、出结果快,特别适用于罕见病的危险因素研究,因而日益得到广泛运用。

## 一、病例对照研究的概念、特点及用途

### (一)概念

病例对照研究(case control study)是一种主要用于探索病因的流行病学方法。它是指以现在患有所研究疾病的患者为一组(称为病例组),以未患该病的人为另一组(称为对照组),调查他们过去对某个或某些可疑病因(即研究因子)的暴露有无和(或)暴露程度(剂量);通过对两组暴露史的比较,推断研究因子作为病因的可能性:如果病例组有暴露史者或严重暴露者的比例在统计学上显著高于对照组,经统计学检验若判为有意义,则可认为这种暴露与患病存在统计学联系,在估计各种偏倚对研究结果的影响之后,再借助病因推断技术,推断出危险因素,从而达到探索和检验病因假说的目的。病例对照研究模式见图2-4-1。

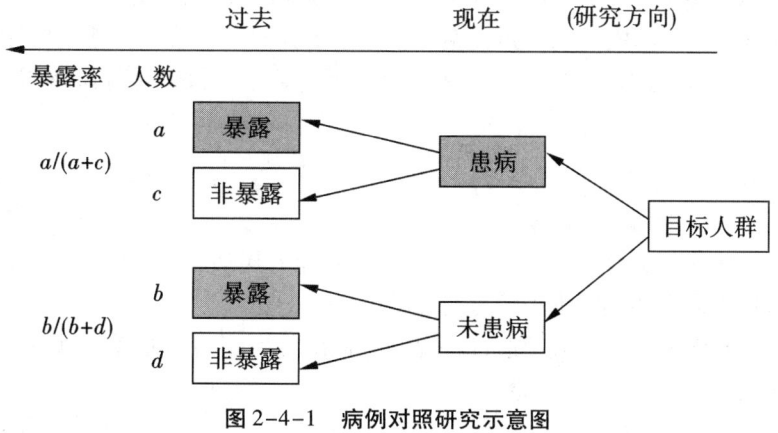

图2-4-1 病例对照研究示意图

从模式图可看出,病例对照研究从时间上讲,是从现在是否患有某种疾病出发,回溯过去可能的原因(暴露),在时间顺序上是逆向的,即是从"果"推求"因",是通过回顾的方法来研究暴露因素,所以也称回顾性研究。例如,应用病例对照研究方法研究吸烟和肺癌之间的联系,可以选择一组肺癌患者作病例,再选择一组健康人或患其他疾病的人做对照,分别调查他们过去吸烟情况,如果肺癌患者过去吸烟的比例明显高于对照者,则提示吸烟与肺癌的发生有关。

病例对照研究是迄今最常用的一种流行病学研究方法。也是识别罕见疾病危险因素的唯一实际可行的研究方法。虽然病例对照研究应用广泛,但因可能存在某些偏倚,使其应用受到一定限制。一般在病因研究中,病例对照研究只是为进一步进行队列研究奠定基础。但由病例对照研究所获得的信息常可为控制疾病需采取的措施提供依据。

病例对照研究(及其他类型的流行病学研究)中所谓的暴露是指研究对象(病例或对照)具有某种疑为与患病与否可能有关的特征或曾受到某种疑为与患病与否可能有关的因子的影响。所谓特征可以是体质上的、生理上的、也可是心理精神上的;既可以是遗传性的也可以是获得性的;所谓因子(因素)既可以是外界的也可以是机体内在的;特征或因子可以是致病性的,也可以是保护性的(使人免于患病的)。因此,"暴露"是一个涵义广泛的概念。

(二)特点

病例对照研究是最常用的分析流行病学方法。因其需要的调查对象数目较少,人力、物力都较节省,获得结果较快,并且可由临床医生在医院内进行。特别适合于少见病和潜伏期较长的慢性病的病因研究,尤其对于少见病的病因研究,常为唯一可行的方法。另外,它还可同时调查多个因素与一种疾病的关系。其特点是:

1. 属于观察性研究方法　研究者不给研究对象以任何干预,而只是客观地收集对象的暴露情况。这是分析流行病学方法的共有特征。

2. 设立对照　有专门设立的对照组,由未患所研究疾病的人组成,供与病例组比较之用。

3. 观察方向由"果"及"因"　研究之始,是先有结果,即已知对象患某病或不患某病,再追溯其可能与疾病有关的原因。其调查方向是纵向的、回顾性的。

4. 不能证实暴露与疾病的因果关系　本方法受到回顾性观察方法的限制,不能观察到由"因"到"果"的发展过程并证实其因果关系,故只能推测判断暴露与疾病是否有关联。

(三)用途

具体用途可分为两个方面:

1. 探索疾病的可疑危险因素　对于病因不明确的疾病,运用探索性病例对照研究,可以广泛筛选机体和环境因素中的可疑危险因素。

2. 深入检验病因假设　对于通过现况调查提出的疾病病因假设,可以运用精心设计的检验性病例对照研究,进行检验。

## 二、病例对照研究的类型

1. **病例与对照不匹配** 在选取病例和对照时除了疾病的有无之外,没有其他任何限制与规定。此法一般应用于广泛的探索某种疾病的病因或对完全未知疾病的研究。由于病例组与对照组没有任何限制,所以两组的均衡性及对偏倚的控制都比较弱,会影响结论的真实性。

2. **病例与对照匹配** 这是标准的病例对照研究方法。匹配(matching)或称为配比,是要求对照人群在某些因素或特征上与病例人群保持一致。其目的是排除匹配因素的干扰,增加两组的可比性,从而更真实地说明研究因素与疾病的关系。

在病例对照研究中,匹配的作用主要有两个:首先是可以提高研究效率,其次是对混杂因素的控制。所以匹配的变量或特征必须是已知的混杂因子,或有充足的理由怀疑的混杂因子,否则不应作为匹配的条件。

在匹配的同时增加了对照的选择难度。匹配项目过多,企图使病例与对照尽量一致,这时可能会丢失信息,反而降低了研究效率,这种情况称为匹配过头(over matching)。

病例对照研究中匹配的方式有两种:

(1) 频数匹配(frequency matching):又称成组匹配(category matching)。在选择对照组时,要求对照组中需配比因素的分布与病例组相同。如在病例组中男女比例为6:4,则对照组中男女比例也应为6:4。

(2) 个体匹配(individual matching):以个体为单位进行匹配。病例与对照为1:1的匹配时,称为配对(pair matching)。病例与对照为1:R(R=1,2,3,4……)匹配时,称配比,配比的R值不宜大于4。

3. **其他衍生类型** 随着流行病学学科的发展,流行病学研究方法的改进和提高,在传统病例对照研究的基础上又衍生了多种改进的病例对照研究方法,主要有:①巢式病例对照研究(nested case control study);②病例队列研究(case cohort study);③病例交叉研究(case crossover design);④单纯病例研究(case only study);⑤病例-时间-对照设计等。

## 三、病例对照研究的实施

实施的主要内容和步骤首先是明确研究目的,根据研究目的作好调查研究的设计,其中主要是选择对象,确定调查的内容和方法,设计好调查表。然后是访问对象,填写调查表。随后对调查得来的资料进行统计分析,对结果做讨论,最后写出报告。

### (一)明确研究目的

在制定研究计划之前首先应该明确研究的目的。明确本研究是以探讨病因为目的还是以检验病因假设为目的。单纯为了检验某个病因假设的病例对照研究是比较少的,对于有明确病因假设的疾病,一般以检验病因假设为主,同时还可对其他可疑危险因素进行探讨。

### (二)确定研究对象

病例与对照选择是设计中的一个重要问题,其基本原则是病例足以代表总体人群中该病的患者,对照足以代表产生病例的人群总体。

**1. 病例的选择** 首先应对所研究疾病的诊断标准做出明确的规定,所选病例必须是患同一种疾病的患者,诊断标准、病例的年龄、性别、种族、职业等,选择时要有一个明确的规定,所有病例都应符合一定的定义。病例的诊断标准应该客观、具体、可操作性强,还应充分考虑诊断的灵敏性和特异性。保证入选的病例对所有患该病的患者具有代表性(所有该病的患者都能被确认、诊断、并收住院)。所有的病例都应有暴露的可能性。

(1) 病例内外部特征的限定 当明确了进行何种疾病的病例对照研究之后,所选择的病例必须是患同一种疾病的患者。而且患病部位、病理学类型、诊断标准都要有明确的规定,否则,病例中可能混入非患者或不同型别的患者,从而影响研究结果的真实性。

(2) 病例类型 有三类病例可供选择,即新发病例、现患病例和死亡病例。在选择病例时,应该根据研究目的进行选择。并尽可能选用新病例。选用新病例的优点在于,新发病例由于刚刚发病,对疾病危险因素的记忆较清晰,有关暴露的回顾较可靠,提供的信息较准确,暴露环境也较均一,并可避免因影响临床预后的因素而引起选择偏倚,所以在病因研究中以选择新发病例为佳。用现患病例的缺点是,现患病例除受影响发病的因素影响外,还受一些影响患者存活的因素影响,而且由于间隔时间较长,疾病的诊断方法、记录保存等都会改变,回忆错误的机会增加。另外,病后的暴露状态可能会改变,还有一些预后因素也可影响现患病例的生存。死亡病例的资料主要由家属提供,可靠性较差。所有的病例应都能合作。

(3) 病例的来源 主要有两种,一是医院的病例,来源于某一或若干所医院的门诊或住院部在一定时期内诊断的全部病例或随机样本。在医院中选择病例的优点是方便,较易进行,省经费;对于罕见病是唯一可行的方法。病例可以是门诊患者或住院患者,也可以是已经出院甚至死亡的患者。缺点是带有选择性,通常难以保证患者的代表性,容易产生选择偏倚,仅反映该机构的患者特点,而不是全人群该病的特点。另一来源是以地区为基础,某一特定时间内,通过普查、疾病统计或常规登记得到的病例,然后选择其所有的病例或其中的一个随机样本作为研究对象,此时可以利用疾病监测资料或居民健康档案选择合格的病例,对于常见病也可以组织专门的调查,从社区居民中发现该病的病例。其优点是社区中往往存在各种病程的患者,所以在社区中选择病例能够保证病例的代表性,选择偏倚比医院的病例要小,结论推断及该人群的可信程度较高。缺点是工作量比在医院中选择要大得多,较难进行,且要求有完善的疾病登记,否则,只能调查经过选择的一部分病例,不能代表全人群的情况。

**2. 对照的选择** 对照的选择更为复杂,关系到病例对照研究的成败。对照的定义取决于病例的定义,该定义应能排除外病例。确定对照时采用的诊断标准应与病例的诊断标准相同。

(1) 对照选择的原则 对照必须是不患所研究疾病的人。对照的选择往往比病例更为困难和复杂。一方面要保证对照的代表性,对照应来自受所研究疾病危险威胁的人群,即能代表产生病例的一般人群,也就是说对照应该以无偏的方式选自这样的人群,他们如果发生了所研究的疾病,就可能被入选到病例之中。另一方面还必须使对照与病例具有良好的可比性,即除研究因素外,可能影响发病的其他因素在病例组与对照组要尽量保持均衡。而且,对照应经过与病例相同的诊断确定不患所研究的疾病。

(2)对照的类型 对照的类型主要有两种:匹配与不匹配。匹配可以提高研究的效率,在对罕见病的研究中,如果样本含量不足,只能以匹配的形式选择对照。当研究的目的是为了检验某个病因假设时,采用匹配的形式有助于控制混杂因素,保证对照与病例的可比性。但匹配又会增加对照选择的难度,所以如果研究目的仅仅是为了广泛地探索病因,而研究的疾病又非罕见病时,就可以采用不进行匹配的对照形式。

按匹配的方法可分为频数匹配和个体匹配两类。一个病例配一个对照叫做1:1配对,配两个以上的对照叫做1:M配比。总的来说,匹配的因素多,可比性强,要控制的混杂因素也多。从统计学效率来看,超过1:4就难使统计效率再提高,故配比一般不超过1:4。匹配的因素过多,有两个弊病,其一,这种对照不易找,以同样的代价也许可以得到更多不匹配的对照,从而扩大样本含量,从这个意义上说,匹配又降低了研究效率;其二,容易发生"匹配过度(over matching)",使某些间接联系的因素列入匹配,造成病例组与对照组之间的暴露率差异变小或消失。

(3)对照的来源 第一个来源是当病例是某一地区的全部或大部分病例时可以从该地区未患该病的人中选对照。其优点是研究结论推及总体的可靠性大。缺点是选择和调查时都较费事,且无应答率高。第二个来源是从医院的其他患者中选对照,即在选择病例的医院内选择其他病种的患者做对照,病种以愈复杂愈好。这样比较方便,且这种对照的应答率和信息的质量均较高。第三个来源是利用病例的配偶、同胞、亲戚、同事或邻居做对照,但要注意研究遗传因素为主的疾病时不宜选同胞、亲戚作对照,研究环境因素为主的疾病时,不宜选同事(工作环境)或邻居(居住环境)做对照。

如果同时选两种对照,即从一般人口中选择对照,又自住院患者中选择对照。如研究结果一致,则能增强评价的依据。如结果不一致,则需分析其原因,可能有偏倚。不同的选择方法各有优缺点,在医院中选择对照简便易行,最常使用。

(三)确定研究的因素

病例对照研究可以同时探讨疾病与多种危险因素暴露之间的联系,暴露因素的选择直接影响了研究的质量,应根据研究的目的慎重选择。对于一般的常见疾病,可以根据研究的目的使所研究的暴露因素尽可能地详细、具体,但也不宜过多,能够满足研究目的即可。对于一些罕见病或新出现的疾病,病例对照研究的目的是广泛探索病因,因此,在保证调查工作质量的前提下,可以考虑多调查一些暴露因素。对每个研究的暴露因素或变量均应有明确的定义,暴露因素的测量应该尽可能客观、能够定量。为了统计分析的方便,定性的暴露资料在收集时应该尽可能量化。

(四)获取暴露信息(暴露测量)

流行病学中的暴露包括机体在外环境中接触某些因素(化学、物理、生物学等),以及机体本身具有的特征(生物学、社会、心理等)。

收集暴露信息的方法包括:①面询、函询、电话询问、计算机辅助询问、自填问卷。可询问本人或其亲朋好友等代理人。②查阅各种登记、记录(出生、疾病、死亡,以及测量记录)。③测量各种指标,如机体和环境的测量,区域监测、个体采样器监测、生物监测;血清和组织库的利用等。④现场观察。现场观察是了解暴露情况必不可少的手段,如食物中毒或传染病爆发流行时的现场环境调查。上述各种方法都有其各自的优缺点,如对暴露标准的解释、资料收集的监督、信息的详尽程度和客观性、是否方便等。在收集暴露资料时,质量控制非常重要,故在调查前应该对调查员进行培训和考核。对病例组和对照组的调查方式应该一致(标准化),保证暴露测量的准确性。

暴露测量的注意事项:①对病例和对照的调查方法应一致,资料来源和收集方法应相同(准确性可比),以使有最佳的检验效率。最理想是采用盲法,或采用交叉调查的方法。②注意控制测量错误,如重复测量、质量控制。③对调查员进行培训和监督。④注意不同暴露的交互作用,例如环境与遗传易感性的交互作用。⑤注意工作负荷的监测或改变。⑥面询时宜选择适宜的场所,方便问答。

**(五)样本大小的估计**

1. 有关参数　样本含量大小取决于如下因素:①人群中被研究因素的预期暴露率(exposure rate):病例组的暴露率($P_1$),对照组暴露率($P_0$),可以通过查阅文献或预调查确定;②预期与该因素有关的相对危险度(relative risk,RR)为暴露人群与非暴露人群中发病率或死亡率之比。在病例对照研究中一般不能直接计算出 $RR$ 值,只能求其近似值:比值比(odds ratio,OR),其概念与计算公式在后面介绍。$OR$ 同样可以通过查阅文献或预调查获得;③第一型错误概率α(假阳性率),也是统计学上的显著性水平;④第二型错误(假阴性错误)的概率($\beta$)。$1-\beta$ 称为把握度,即指如果暴露与疾病确有联系,能得出差别有显著性意义的正确结论,即不发生假阴性错误的概率,也即能发现这种关系有多大把握。这四项数值确定之后,可用公式计算或从样本含量表中查得需要的病例和对照数。

2. 样本含量估计的方法

(1)查表法　见有关书籍。

(2)公式法　求病例对照研究样本含量的公式如下。

$$n_1 = n_2 = \frac{\left[u_\alpha \times \sqrt{2\overline{P}(1-\overline{P})} + u_\beta\sqrt{P_1(1-P_1) + P_0(1-P_0)}\right]^2}{(P_1 - P_0)^2} \quad (2-4-1)$$

或近似公式:

$$n_1 = n_2 = \frac{2\overline{P}(1-\overline{P})(u_\alpha + u_\beta)^2}{(P_1 - P_0)^2} \quad (2-4-2)$$

$n$ 为样本含量;$P_0$ 为对照组暴露比例,$P_1$ 为病例组暴露比例,$\overline{P} = \left(\dfrac{P_1 + P_0}{2}\right)$,$u_\alpha$、$u_\beta$ 可以根据标准正态离差简表查出。

$P_1$ 也可根据 $P_0$ 推算,其公式为:$P_1 = \dfrac{\overline{RR} \times P_0}{1 - P_0 + \overline{RR} \times P_0}$　$\overline{RR}$ 为估计的相对危险度。

**【例2-4-1】** 某地人群的吸烟百分比为20%，吸烟者患肺癌的估计相对危险度为2，现采用病例对照方法研究暴露因素的危险性在病例组中是否较高，要求检验水准 $\alpha = 0.05$（双侧），把握度 $1-\beta$ 为 90%，即 $\beta = 0.1$（单侧），问病例组和对照组各应观察多少例？

已知：$P_0 = 0.2$，$\overline{RR} = 2$，$\alpha = 0.05$（双侧），$\beta = 0.1$（单侧）。

代入公式得肺癌组的吸烟者比例为：

$$P_1 = \frac{\overline{RR} \times P_0}{1 - P_0 + \overline{RR} \times P_0} = \frac{2 \times 0.2}{1 - 0.2 + 2 \times 0.2} = 0.333$$

$$\overline{P} = \left(\frac{P_1 + P_0}{2}\right) = \left(\frac{0.2 + 0.333}{2}\right) \approx 0.267$$

$$u_{0.05}（双侧）= 1.96, \quad u_{0.1}（单侧）= 1.282$$

代入公式2-4-1得：

$$n_1 = n_2 = \frac{[1.96 \times \sqrt{0.267 \times (1-0.267)} + 1.282 \times \sqrt{0.333 \times (1-0.333) + 0.2 \times (1-0.2)}]^2}{(0.333 - 0.2)^2}$$

$\approx 156$

即病例组与对照组各需观察156人。

### 四、病例对照研究资料的分析方法、指标及其意义

病例对照研究资料的整理和分析非常重要。病例对照研究的资料主要分析如下三方面的问题：①病例与对照的暴露比例。②疾病与暴露之间有无联系及联系的强度。③这种联系是否由抽样误差所致。

#### （一）资料的检查、核对及录入

首先应该对收集的资料进行核查，发现调查过程中的错误及可疑之处及时进行修正。随着计算机技术的发展，资料的整理与分析都可采用计算机，现已有多种现成的数据库软件和统计分析软件可供应用。通过双重录入或逻辑核查可对数据录入进行质量控制。

#### （二）资料的描述

（1）描述研究对象的一般特征　首先对数据的一般特征如年龄、性别、诊断方法、居住地等进行描述，即计算出各种特征的构成比重，从而对资料的一般情况有一定的了解。

（2）均衡性检验　比较暴露组与对照组除欲研究因素以外的各特征是否近似或齐同，来鉴定两组资料是否具有良好的可比性。

#### （三）资料的整理及分析

病例对照研究的目的就是通过对病例组和对照组之间各种可疑因素的暴露情况进

行比较,从而判断哪种或哪些暴露因素与所研究疾病有联系,以及其联系程度的大小。

1. 成组设计病例对照研究的数据分析

(1) 检验两组暴露有无差别　一般用四格表或行×列表资料的 $\chi^2$ 检验,比较病例组和对照组有暴露史的比例是否有显著性差异,以判定暴露因素与疾病有无统计学联系。

【例 2-4-2】　应用成组设计的病例对照研究考察吸烟与肺癌的关系。病例组 108 人中 68 人吸烟,对照组 108 人中 49 人吸烟,资料见表 2-4-1。问根据资料能否判断吸烟与肺癌有联系,并估计其联系强度的大小。

表 2-4-1　吸烟与肺癌关系的病例对照研究资料

| 组别 | 吸烟史 | | 合计 |
|---|---|---|---|
| | 有暴露 | 无暴露 | |
| 病例组 | 68($a$) | 40($b$) | 108($n_1$) |
| 对照组 | 49($c$) | 59($d$) | 108($n_0$) |
| 合计 | 117($m_1$) | 99($m_0$) | 216($N$) |

进行 $\chi^2$ 检验,本例用四格表资料的专用公式:

$$\chi^2 = \frac{(|ad-bc|)^2 N}{(a+b)(a+c)(b+d)(c+d)} \quad (2\text{-}4\text{-}3)$$

$$\chi^2 = \frac{(|68\times59 - 40\times49|)^2 \cdot 216}{(68+40)(68+49)(40+59)(49+59)} = 6.73,$$

$$P<0.01$$

说明吸烟与肺癌有统计学联系。

(2) 估计暴露因素与疾病联系强度的大小　如果经假设检验病例组与对照组之间在暴露因素上的差别有显著性意义,需进一步估计联系强度的大小,常用指标有相对危险度和比值比。

相对危险度($RR$),即暴露人群发病率或死亡率($I_e$)与非暴露人群的发病率或死亡率($I_u$)之比,它说明暴露者发病(或死亡)的危险性是非暴露者的多少倍。

计算公式为:

$$RR = \frac{I_e}{I_u} \quad (2\text{-}4\text{-}4)$$

如果 $RR=1$,表明暴露与疾病无联系;如果 $RR>1$,说明暴露与疾病之间为正联系,即暴露者更多地发生该病,该暴露因素为发病的危险因素;如果 $RR<1$,为负联系,表明暴露者的发病危险比非暴露者小,该暴露因素为该病的保护因素。无论是正向联系还是负向联系,都有病因学意义。$RR$ 越接近于 1,暴露与疾病的联系强度越小,$RR$ 越远离于 1,联系强度越大。表 2-4-2 列出一种 $RR$ 范围划分法,仅供参考。

表 2-4-2  相对危险度数值范围在暴露与疾病关联上的意义

| RR 值范围 | 意义 |
| --- | --- |
| 0~0.3 | 高度有益 |
| 0.4~0.5 | 中度有益 |
| 0.6~0.8 | 微弱有益 |
| 0.9~1.1 | 不产生影响 |
| 1.2~1.6 | 微弱有害 |
| 1.7~2.5 | 中度有害 |
| ≥2.6 | 高度有害 |

$RR$ 值虽能较好地反映暴露与疾病的联系强度,但一般情况下,仅仅依据病例对照研究的资料不能计算出发病(或死亡)率,所以不能直接计算 $RR$,只能用比值比(odds ratio, OR)来估计相对危险度。

比值比又称比数比,指病例组中有暴露史和无暴露史的比值($a/b$)与对照组中有暴露史和无暴露史的比值($c/d$)之比。故比值比计算公式为:

$$OR = \frac{a/b}{c/d} = \frac{ad}{bc} \qquad (2-4-5)$$

与 $RR$ 一样,比值比反映暴露者患某种疾病的危险性较无暴露者高的程度。如果能满足2个条件:①所研究疾病的发病率(死亡率)很低;②病例对照研究中所选择的研究对象代表性好,则 $OR$ 值就很接近甚至等于 $RR$ 值。

本例中:$OR = \frac{ad}{bc} = \frac{68 \times 59}{40 \times 49} = 2.05$

可初步认为吸烟对患肺癌属于中度有害。

(3)估计 $OR$ 的可信区间  本次研究所算得的 $OR$ 值仅是一个点估计值,这种估计虽简单明了,但未顾及抽样误差,因此,应该估计其可信区间。

按 Miettinen 法求总体比值比的可信区间的公式为:

$$OR^{(1 \pm 1.96/\sqrt{\chi^2})} \qquad (2-4-6)$$

如果 $OR$ 的95%可信区间内包含1,则表明暴露因素与疾病之间的联系无统计学意义或暴露因素的危险性并不显著高于非暴露。如 $OR>1$,说明暴露因素与疾病呈正相关,暴露因素可能为危险因素;若 $OR<1$,说明暴露因素与疾病呈负相关,暴露因素可能为保护因素。

本例 $OR$ 的95%可信区间为:

$$OR^{(1 \pm 1.96/\sqrt{\chi^2})} = 2.05^{(1 \pm 1.96/\sqrt{6.73})} = (1.19, 3.53)$$

上述结果说明吸烟与肺癌发生有关联。吸烟者患肺癌的危险性(实际为比值比)为不吸烟者的2.05倍,其总体相对危险度的95%可信区间为(1.19,3.53),吸烟可被视为肺癌发生的危险因素。

2. 配对设计病例对照研究的资料分析　以1∶1配对资料的分析为例,其分析的基本步骤同非匹配资料。

(1) 检验两组暴露有无差别　在1∶1配对设计的病例对照研究中,当暴露因素为二分类时,一对病例与对照的暴露状况可以归纳为4种情况:①病例与对照都暴露($a$);②病例暴露而对照未暴露($b$);③病例未暴露而对照暴露($c$);④病例与对照都未暴露($d$)。整理成配对四格表如表2-4-3所示:

表2-4-3　配对设计资料的四格表格式

| 病例组 | 对照组 | | 合计 |
|---|---|---|---|
| | 有暴露 | 无暴露 | |
| 有暴露 | $a$ | $b$ | $n_1$ |
| 无暴露 | $c$ | $d$ | $n_0$ |
| 合计 | $m_1$ | $m_0$ | $N$ |

其卡方检验公式为:

①当$b+c \geq 40$时,用一般公式:

$$\chi^2 = \frac{(b-c)^2}{(b+c)} \qquad (2\text{-}4\text{-}7)$$

②当$b+c<40$时,用校正公式:

$$\chi^2 = \frac{(|b-c|-1)^2}{(b+c)} \qquad (2\text{-}4\text{-}8)$$

【例2-4-3】　某妊娠早3个月内孕妇感染风疹与新生儿发生畸形关系,病例对照研究的结果见表2-4-4,问根据资料能否判断孕妇感染风疹与新生儿发生畸形有联系,并估计其联系强度的大小。

表2-4-4　孕妇感染风疹与新生儿发生畸形关系的1∶1配对病例对照研究结果

| 病例组 | 对照组 | | 合计 |
|---|---|---|---|
| | 有暴露 | 无暴露 | |
| 有暴露 | 4 | 24 | 28 |
| 无暴露 | 6 | 34 | 40 |
| 合计 | 10 | 58 | 68 |

因$b+c=24+6=30<40$,故按校正公式:$\chi^2 = \frac{(|b-c|-1)^2}{(b+c)} = \frac{(|24-6|-1)^2}{(24+6)} = 9.63$

$P<0.01$,说明孕妇感染风疹与新生儿发生畸形有统计学联系。

(2) 估计暴露因素与疾病联系强度的大小  从表 2-4-3 的整理结果看出,病例与对照的暴露水平一致的匹配组数有 $a$ 及 $d$,对分析疾病与暴露水平之间的关系没有提供任何信息,只有暴露水平不一致的匹配组数 $b$ 与 $c$ 对疾病与暴露之间的关系提供信息。故配对病例对照研究的 $OR$ 值计算公式为:

$$OR = \frac{b}{c} \qquad (2\text{-}4\text{-}9)$$

本例: $OR = \frac{b}{c} = \frac{24}{6} = 4$,说明妊娠早 3 个月内孕妇感染风疹与新生儿发生畸形属高度有害联系。

(3) 估计 $OR$ 的可信区间

按 Miettinen 法求总体比值比的 95% 可信区间的公式得:

$$OR^{(1 \pm u_{a/2}/\sqrt{x^2})} = 4^{(1 \pm 1.96/\sqrt{9.63})} = (1.66, 9.60)$$

上述结果说明妊娠早 3 个月内孕妇感染风疹与新生儿发生畸形有关联,感染风疹者发生新生儿畸形的危险性为未感染者的 4 倍,其总体比值比的 95% 可信区间为 (1.66,9.60),妊娠早 3 个月内孕妇感染风疹可被视为新生儿发生畸形的危险因素。

3. 混杂因素作用的估计与分层分析  在病例对照研究中,测定致病因素的效应时,还常受到研究因素以外的其他因素的干扰。一些既与疾病又与病因因素有联系的因素如年龄、性别、饮食习惯等可能作为混淆因素(混杂因素)影响结果。为控制混杂因素的作用,使研究的因素的效应与混杂因素区分开,在调查设计时,常采取将观察对象限制在一定范围内或按混杂因素分层等手段。在资料分析时,常采用 Mantel-Haenszel 分层分析方法或 Logistic 回归等多变量分析方法来控制混杂因素的作用,具体内容请参阅有关文献。

### 四、病例对照研究常见偏倚及其控制

偏倚(bias)是指在流行病学研究中样本人群所测得的某变量值系统地偏离了目标人群中该变量的真实值,使得研究结果或推论的结果与真实情况之间出现偏差,这是由于系统误差造成的。偏倚是事件发生的结果,可以发生于研究设计、实施和分析的各个阶段,它是影响研究结果真实性的重要问题,必须认识其来源及产生的原则,最大限度地减少偏倚的发生。

**(一)偏倚的种类**

1. 选择偏倚  这是由于选择研究对象的方法有问题或缺点,导致入选者与未入选者的某些特征有系统差别而产生的误差。由于病例对照研究中常常未能随机抽样,故易产生选择偏倚。特别在医院选择病例与对照时更易产生偏倚。医院收治患者有不同的选择,同时,患者到哪个医院也有选择,不同病种也有不同的入院条件,这使研究的病例或对照不能代表有关人群。由于不同的进入率,使病例组与对照组缺乏可比性。由于诊断标准不明确,或标准不够详细,使病例组内部构成不一致。

2. 信息偏倚　在调查时对两组的暴露史采取了不同的标准或收集手段可引起信息偏倚。观察者在调查或测量时收集的资料在两组间准确性不一致或者被调查者提供不准确的信息都会产生信息偏倚,例如吸烟者说他不吸烟等。

3. 混杂偏倚　是由于混杂因子所造成的偏倚。混杂因子是指既和研究的疾病有联系(即这个因子必须是一个危险因子)又和研究的暴露有联系的因子。年龄、性别和许多疾病与许多暴露都有联系,所以是最常见的混杂因子。

### (二) 偏倚的控制

1. 加强科学设计　在选择对象时,尽可能采取随机抽样原则;进行检查或调查时尽可能采取盲法;调查的变量尽可能采取客观性强的指标。并注意研究对象的代表性。如果在医院选择病例,则尽可能多选几所医院进行。对无应答的对象,要设法补救并在分析时对无应答的影响做出特别分析。

2. 控制混杂因子的作用　在研究设计阶段可采用限制和匹配的方法进行控制。在分析阶段可采用分层分析方法,标准化处理或应用多因素分析方法进行处理。

## 五、病例对照研究的优缺点

病例对照研究有许多的优点,它简便,较容易进行;所需调查的样本数比队列研究少得多,所以特别适用于少见病的研究,有时也是唯一可行的研究方法;这种方法比较节省人力物力,省费用;病例对照研究在一次调查中可以同时调查多个因素;收集资料后可较快得到结果,效率高。适于研究药物不良反应,也适于研究一些新出现的疾病,能有效地识别其危险因素,有助于迅速进行公共卫生干预。

病例对照研究的缺点是明显的,调查暴露史经常是通过回忆得到的,其可靠程度往往不等,易产生信息偏倚;病例常不能代表全部病例,对照常也不能代表其对象人群,因此亦易产生选择偏倚。一般不能计算发病率,只能估计相对危险性,虽可为进一步研究提供线索,但难以确定暴露是否发生在疾病之先,不能证实某因素与某疾病的因果关系;不适用于研究罕见的暴露因素;且常难以找到适当的对照。

【案例】　1973年年底至1974年年初,湖北省农村发生较多的瘫痪病例,患者多为儿童与青少年。病情多为突然发生,临床上表现为偏瘫、失语,但神志尚清楚。从临床、放射学及病理解剖学等方面的研究认为是一种脑动脉炎。1973的湖北省雨量较多,一些地区爆发流行急性钩端螺旋体病。脑动脉炎病例的地区分布与钩端螺旋体病流行地区分布相符。据文献报道,钩端螺旋体感染可引起中枢神经系统并发症。因而原武汉医学院流行病学教研室与附属第二医院神经科提出该地区脑动脉炎疾病与钩端螺旋体感染有关。查明这两者关系,对防治脑动脉炎不仅有理论意义,亦具有重要的实际意义。

试问如何追查引起脑动脉炎的病因?

## 第五节 队列研究

队列研究又称为定群研究、群组研究,是用于验证和确定病因假设的一种重要分析流行病学研究方法。与病例对照研究相比,可以更直接地验证病因假设,在说明研究因素与疾病的因果关系时,是病例对照研究所不能取代的。队列研究一般是对病例对照研究或描述性研究所提供的病因假设加以验证和深入研究,同时,也可为进一步进行流行病学实验研究提供病因线索。

大多情况下,队列研究用于研究一种暴露及其不同水平与发病危险或其他生物事件之间的关联性,即可以同时观察某一因素对一种或多种疾病或健康效应的影响,如疾病指标、健康指标、生物代谢指标、基因表达情况等。随着人类健康意识的增强和对健康的向往与追求,队列研究对健康指标或亚健康指标的关注日益增强。

目前,队列研究不仅仅在预防医学领域用于病因研究,它已作为一种方法学应用于诸多学科,如职业病与劳动卫生学、环境卫生学、临床医学、遗传学、分子生物学、药物学等,在相关学科中进行因素与结局之间关系的研究中发挥着越来越重要的作用。

### 一、队列研究的概念和特点

#### (一)队列研究的概念

队列研究是将特定人群按照对某因素是否暴露分为暴露组和非暴露组人群或不同暴露水平的几组亚人群,随访观察各组人群一定时期内各自某种(或某些)疾病的发生或死亡情况,通过两组或各组人群发病率或死亡率的比较,以检验该暴露因素与疾病之间有无因果关联及关联强度的一种观察性研究方法。

队列(cohort)是指有共同经历或暴露于某因素或具备某特征的一组人群,可分为固定队列(fixed cohort)和动态人群(dynamic population)两种。前者指人群在某一固定时间或较短时间内进入队列,或者是指一相对稳定或相对大的人群,这种队列在随访观察的整个过程中不再加入或基本上不加入新的观察对象;后者指根据是否暴露于某因素而确定队列后,随时可以有新的观察对象进入队列。应注意,队列研究中的队列与出生队列研究中的队列不同,出生队列(birth cohort)是指特定时期内出生并按此出生时期确定的一组人群,虽然也可被认为是队列的一种特殊形式,但出生队列研究主要是利用特定时期内不同年龄人群疾病资料,分析比较不同时期出生人群的疾病发生或死亡情况,而队列研究则是了解研究对象暴露与否与疾病发生状况的关系。

队列研究中的研究对象包括暴露组和非暴露组(对照组)两组人群。前者指暴露于某研究因素的人群或处于不同暴露水平的人群,后者指未暴露于该因素的人群。所比较的两组人群均要求由未发生所研究疾病的个体组成,两组人群除了暴露条件有差别外,其他可能影响患病或死亡的重要因素应具有可比性(均衡性)。

## (二)队列研究的基本原理

队列研究的基本原理是将研究对象按是否暴露于某因素或具备某特征分为暴露组和非暴露组,随访一定时间,观察、记录两组人群疾病的发生情况,并比较其发病率或死亡率的差别,研究暴露因素与疾病之间的关系。如果暴露组的发病率或死亡率明显高于非暴露组,则可认为该暴露因素为疾病发生的可能病因;如果暴露组的发病率或死亡率明显低于非暴露组,则可认为该暴露因素为疾病发生的保护因素。其基本原理见图2-5-1。

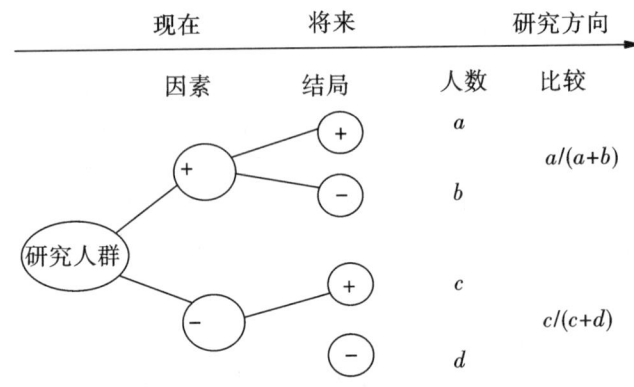

图2-5-1 队列研究基本原理示意图

## (三)队列研究的基本特点

从模式图中可以部分地体现出队列研究有以下几个基本特点:

1. 属于观察法 暴露不是人为给予的,而是在研究开始前就已客观存在,这一点与实验性研究有根本区别。

2. 设立对照 队列研究作为一种分析流行病学研究方法区别于描述流行病学的根本特点就是设立对照组以利于比较。

3. 由"因"及"果" 在研究过程中先确知其因(暴露因素),再纵向前瞻观察而究其果(发病或死亡)。这一点与实验研究方法一致。

4. 能确证暴露与疾病的因果联系 由于队列研究能够得到确切数目人群中的患者数(发病率),并通过比较暴露与非暴露人群发病率的差异而确定暴露对发病率的影响。

## (四)队列研究目的

队列研究属于一种观察性研究,通过研究暴露组与对照组的发病或死亡情况,确定暴露与发病或死亡的关系,从而确证暴露与结局的因果联系,所以队列研究的主要研究目的如下。

1. 检验病因假设 一次队列研究可以只检验一种暴露与一种疾病之间的因果关联,也可同时检验一种暴露与多种结果之间的关联。

2. 评价预防效果 有些暴露有预防某结局发生的效应,即出现预防效果。如戒烟可减少吸烟者肺癌发生的危险等,这里的预防措施不是人为给予的,而是研究对象自发行为。这种现象被称为"人群的自然实验"。

3. 研究疾病自然史　队列研究可以观察人群从暴露于某因素后,疾病逐渐发生、发展,直至结局的全过程,不但可了解个体疾病的全部自然史,而且可了解全部人群疾病的发展过程。

(五)队列研究的类型

队列研究依据研究对象进入队列时间及终止观察的时间不同,分为:

1. 前瞻性(prospective)队列研究　研究对象的分组是根据研究开始时(现时)研究对象的暴露状况而定的。此时,研究的结局还没有出现,还需要前瞻观察一段时间才能得到,称为即时性(concurrent)或前瞻性队列研究。优点:资料的偏倚较小,结果可信。缺点:观察的人群样本大,观察时间长、花费大,影响其可行性,特别是对于长潜伏期疾病进行前瞻性研究时,这种影响更加突出。

2. 历史性队列研究(historical cohort study)　历史性队列研究又称为回顾性队列研究(retrospective cohort study),是将研究起点定位于过去某个时点,依据当时的暴露状态进行研究对象的确定与分组,从已掌握的历史资料(疾病或死亡报告、病案记录、体格检查记录等)中获得研究的结局,通过两组研究结局发生率的比较,推断暴露因素与疾病等事件的相关关系。这种研究最大的优点是节省时间、人力和物力,出结果快,因而适宜于长诱导期和长潜伏期的疾病,也经常用于具有特殊暴露的职业人群的研究。但此研究相对于前瞻性队列研究而言,资料的偏倚性较大,而且由于对影响暴露与结局的混杂因素难以控制,从而使研究结论的可信度受到影响。

3. 双向性(ambispective)队列研究　也称混合型队列研究,即在历史性队列研究之后,继续前瞻性观察一段时间,它将前瞻性队列研究与历史性队列研究结合起来,兼有两类的优点,一定程度上弥补了相互的不足。

三类队列研究见图2-5-2。

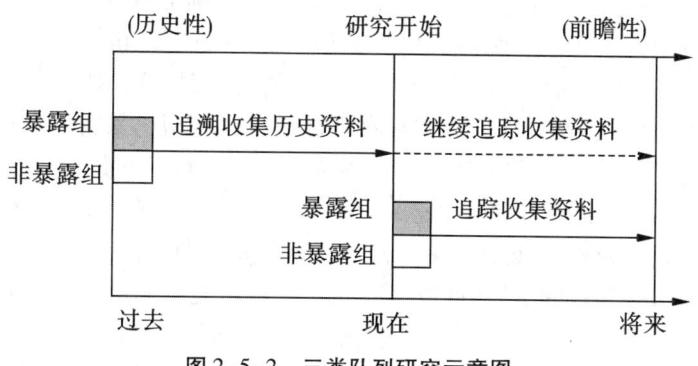

图2-5-2　三类队列研究示意图

(六)不同研究类型的选用原则

1. 前瞻性队列研究　①应有明确的检验假设,检验的因素必须找准;②所研究疾病的发病率或死亡率应较高,如不低于5‰;③应明确规定暴露因素,并且应有把握获得观察人群的暴露资料;④应明确规定结局变量,如发病或死亡,并且要有确定结局的简便而可靠的手段;⑤应有把握获得足够的观察人群,并将其清楚地分成暴露组与非暴露组;⑥大部分观察人群应能被长期随访下去,并取得完整可靠的资料。应有足够的人、财、物力支持该项工作。

2. 历史性队列研究　除考虑前述的①至⑤点外,还应考虑是否有足够数量的完整可靠的在过去某段时间内有关研究对象的暴露和结局的历史记录或档案材料。

3. 双向性队列研究　当基本具备进行历史性队列研究的条件下,如果从暴露到现在的观察时间还不能满足研究的要求,还需继续前瞻性观察一段时间时,则选用该研究。

(七) 队列研究的设计实施

队列研究能证实暴露因素与疾病的因果联系,但其实施起来较为复杂,难度较大,因而在实施前要周密考虑一些问题:

1. 确定研究因素　常称为暴露因素或暴露变量,队列研究的暴露因素通常是在病例对照研究或描述性研究的基础上,将与疾病发生有因果联系可能性较大的因素作为暴露因素,以进一步证实其因果关系或提供进一步研究的可靠依据。例如,1956 年 Steward 等首次应用病例对照研究的方法,发现死于白血病或其他恶性肿瘤儿童的母亲孕期腹部或骨盆 X 射线暴露率高于对照组儿童的母亲,推测孕期暴露于诊断剂量的 X 射线,其子女在 10 岁前癌症发病的危险性将增高 2 倍左右。在此基础上,MacMahon 等为了证实孕期暴露于诊断剂量的 X 射线与儿童肿瘤的因果关系,对 1947～1960 年在美国东北部 42 所城市产科医院中出生的 1 429 400 名活产儿作为观察对象进行了历史性队列研究,证实了这一联系的病因学关系。

在研究中要考虑如何选择、规定和测量暴露因素。暴露的测量应采用敏感、精确、简单和可靠的方法。暴露因素既可以是导致疾病事件增加的危险因素,也可以是降低疾病事件发生概率的保护因素,还可以是另一个暴露因素所产生的后果。例如,高血压是脑卒中的危险因素,但它同时也是高血脂、肥胖等因素产生的结果。暴露因素一旦确定以后,便应给予明确的定性或定量界定,即规定暴露的测量标准以及暴露的剂量水平,同时尚应考虑暴露的时间长短、是否连续暴露等问题。如 Doll 和 Hill 研究吸烟与肺癌关系时,不仅规定了是否吸烟的暴露标准,同时对吸烟的暴露量、开始吸烟年龄、吸烟持续时间、是否戒烟及戒烟年限等进行了随访观察。这样有利于探讨暴露因素的致病机制,判断暴露与结局之间有无剂量反应关系,增强对因果关系的判断依据。

2. 确定研究结局　结局变量(outcome variable)也叫结果变量,简称为结局,指随访观察中将出现的预期结果事件,即研究者希望追踪观察的事件,是观察的自然终点,不是观察期的终止。既可是终极的结果(如发病或死亡),也可是中间结局(如分子或血清的变化)。除研究结局,可同时收集多种可能与暴露有关的结局。

如 MacMahon 在孕期暴露于诊断剂量的 X 射线与儿童肿瘤的关系研究中,癌症患儿死因的鉴定,由国立卫生统计署提供研究地区 1947～1967 年死于癌症儿童的名单,通过查阅各个州的死亡证书,以核实其确切死因,以及确定其出生地;每一个死亡病例均通过出生证书确定其出生医院。因为产前 X 射线暴露可能与儿童期许多死因有关,而并不仅仅与癌症死亡有关,因此,作者对其他死因的儿童的母亲孕期 X 射线暴露情况也进行了调查。

3. 确定研究现场　除要求有足够数量的符合条件的研究对象,还要求当地领导重视,群众理解和支持。

4. 确定研究人群　包括暴露组和对照组。

(1) 暴露人群的选择　暴露人群即暴露在研究因素下的人群。

1) 职业人群　研究某种可疑的职业暴露因素与疾病或健康的关系的选择;另外,由于职业人群有关暴露与疾病的历史记录较为全面、真实,故常做历史性队列研究。

2) 特殊暴露人群　研究某些罕见的特殊暴露的唯一选择,如选择原子弹爆炸的受害者;研究射线与白血病的关系。某些特殊暴露的危险一旦认识到了,大都采取防护措施以减少暴露,所以不宜用前瞻性队列研究,常用历史性队列研究。

3) 社区人群　从某行政区域或自然地理区域内选择暴露于所研究因素的人群作为暴露组。通常有三种情况考虑用社区人群作为观察对象:①所研究的暴露因素与疾病在人群中较常见;②是为了观察一般人群的发病情况;③为了观察环境因素与疾病或健康的关系。1948年美国Framingham著名的心血管病的前瞻性研究就是选择了当地30~60岁居民作为研究对象的。

选择社区一般人群作为暴露组代表性好。但应保证:①该人群数量足够;②该人群比较稳定,便于观察;③当地医疗机构和技术水平较高,领导支持,群众配合。

4) 有组织的人群团体　一般人群的特殊形式,如医学会会员,工会会员等。目的是利用他们的组织系统,便于有效地收集随访资料。职业和经历往往相同,可增加其可比性。

(2) 对照人群的选择　基本要求是尽可能增加与暴露组的可比性,即对照人群除未暴露于所研究的因素外,其他各种影响因素或人群特征(年龄、性别、民族、职业、文化程度等)都应尽可能地与暴露组相同。

1) 内对照　是指非暴露组(对照组)与暴露组来自同一人群,将没有暴露或暴露水平最低的人员作为对照的形式。如Doll和Hill进行吸烟与肺癌的研究时即将男性医生中不吸烟者作为内对照。选择内对照具有可比性好、对照易选取、工作实施较容易等优点。

2) 特设对照(外对照)　以特殊暴露人群为暴露组时,常需要在该人群之外选择对照,即暴露组与非暴露组来自不同的人群。如研究某职业暴露与疾病的关系时,常选择这种形式的对照。选择外对照时要特别注意与暴露组之间的均衡、可比性。

3) 一般人群对照　将暴露人群与全人群的资料做比较,即利用整个地区(如全国或某省、市、区县等)已有的发病、死亡等统计资料做比较。这种对照的优点是对比资料容易得到,可节省大量的时间、人力和经费,但存在资料比较粗糙或缺少某些资料的缺点,有时由于与暴露组在人口特征方面的可比性差,或由于时间上的不一致等原因,会导致偏倚的产生。

4) 多重对照　为了增强研究的科学性,使结果更加真实、可靠,可以选用多重对照。即同时设立两种或两种以上的对照组,以减少单一对照带来的偏性,如在设一个内对照或外对照的同时,可以再与一般人群做比较。

5. 确定样本大小　在确定样本含量时需同时考虑抽样方法、暴露组与对照组的比例。一般来说非暴露组的样本含量不宜少于暴露组的含量;由于随访时间长,人员失访是难免的,故可根据预先估计的失访率扩大样本量。通常按10%来估计失访率,故可按计算出的样本量再加10%为实际样本量。

影响样本含量的几个因素:①一般人群中(对照人群)所研究疾病的发病率$P_0$的水平,$P_0$越接近0.5,样本量越大;②暴露组与对照组人群发病率之差($d=P_1-P_0$)$d$值越大,样本量越小;③要求的显著性水平,即检验假设时的第Ⅰ类错误(假阳性错误)$\alpha$值。$\alpha$值越小,样本量越大。$\alpha$通常取0.05或0.01。④效力:效力(power)又称把握度($1-\beta$),$\beta$为检验假设时出现第Ⅱ类错误的概率,而$1-\beta$为检验假设时能够避免假阴性的能力。若要求效力($1-\beta$)越大,即$\beta$值越小,则所需样本量越大。

样本含量的计算方法:

1) 公式法

$$N = \frac{[u_\alpha \times \sqrt{2\overline{P}(1-\overline{P})} + u_\beta\sqrt{P_1(1-P_1) + P_0(1-P_0)}]^2}{(P_1-P_0)^2} \quad (2-5-1)$$

式中$P_1$为暴露组的估计发病率,$P_0$为对照组的估计发病率。$\overline{P} = (\frac{P_1+P_0}{2})$。如已知$p_0$与估计的相对危险度$RR$,则$P_1 = RR \times P_0$,$u_\alpha$、$u_\beta$可以根据标准正态离差简表查出。

【例2-5-1】 以队列研究分析孕妇暴露于某药物与婴儿先天性心脏病之间的联系,已知非暴露者所生婴儿先天性心脏病发病率($P_0$)为0.008,估计$RR$为2,设$\alpha=0.05$(双侧),$\beta=0.10$,求样本量。

$u_\alpha$(双侧)$=1.96$,$u_\beta$(单侧)$=1.282$,$P_0=0.008$,$P_1 = RR \times P_0 = 2\times0.008 = 0.016$

$\overline{P} = (\frac{P_1+P_0}{2}) = (0.008+0.016)/2 = 0.012$

代入公式2-5-1:

$$N = \frac{[1.96 \times \sqrt{2\times0.012\times(1-0.012)} + 1.282 \times \sqrt{0.016\times(1-0.016) + 0.008\times(1-0.008)}]^2}{(0.016-0.008)^2}$$

$=3\,892$

即暴露组与非暴露组各需3 892人。考虑失访的可能性,尚须再加10%的样本量,即两组各实际需要样本数量为$(1-0.10)N=3892$,$N=3\,892/0.9=4\,324$人。

2) 查表法 只要具备$\alpha$、$\beta$、$p_0$和$RR$值四个基本数据,即可从相应表中查出。如由$RR$为2,$\alpha=0.05$(双侧),$\beta=0.10$,$p_0=0.008$,查表2-5-1得:$N=3887$,与公式法计算的结果相近。

表2-5-1　队列研究的样本量　$\alpha=0.05$(双侧), $\beta=0.10$

| RR | $P_0$ | | | | | | | | |
|---|---|---|---|---|---|---|---|---|---|
| | 0.001 | 0.002 | 0.003 | 0.004 | 0.005 | 0.006 | 0.007 | 0.008 | 0.009 |
| 1.1 | — | — | 732 510 | 548 803 | 438 579 | 365 096 | 312 609 | 273 243 | 242 625 |
| 1.2 | 576 732 | 288 047 | 191 819 | 143 705 | 114 837 | 95 591 | 81 844 | 71 534 | 63 515 |
| 1.3 | 267 961 | 133 825 | 89 113 | 66 757 | 53 344 | 44 401 | 38 014 | 33 223 | 29 497 |
| 1.4 | 157 273 | 78 541 | 52 297 | 39 175 | 31 302 | 26 053 | 22 304 | 19 492 | 17 305 |
| 1.5 | 104 843 | 52 355 | 34 859 | 26 111 | 20 862 | 17 363 | 14 863 | 12 989 | 11 531 |
| 1.6 | 75 715 | 37 807 | 25 171 | 18 853 | 15 063 | 12 535 | 10 730 | 9 376 | 8 323 |
| 1.7 | 57 764 | 28 842 | 19 201 | 14 381 | 11 489 | 9 560 | 8 183 | 7 150 | 6 347 |
| 1.8 | 45 861 | 22 897 | 15 243 | 11 415 | 9 119 | 7 588 | 6 495 | 5 674 | 5 037 |
| 1.9 | 37 527 | 18 735 | 12 471 | 9 339 | 7 460 | 6 207 | 5 313 | 4 641 | 4 119 |
| 2.0 | 31 443 | 15 697 | 10 448 | 7 824 | 6 249 | 5 199 | 4 450 | 3 887 | 3 450 |
| 2.5 | 16 299 | 8 134 | 5 413 | 4 052 | 3 235 | 2 691 | 2 302 | 2 011 | 1 784 |
| 3.0 | 10 475 | 5 226 | 3 476 | 2 601 | 2 076 | 1 727 | 1 477 | 1 298 | 1 143 |
| 3.5 | 7 539 | 3 760 | 2 500 | 1 870 | 1 493 | 1 241 | 1 061 | 926 | 821 |
| 4.0 | 5 815 | 2 899 | 1 927 | 1 441 | 1 150 | 955 | 816 | 712 | 631 |
| 4.5 | 4 698 | 2 342 | 1 556 | 1 163 | 928 | 770 | 658 | 574 | 509 |

**6. 基线资料的收集**　收集每个研究对象在研究开始时的基本情况,包括待研究的暴露因素的暴露状况,疾病与健康状况,年龄、性别、职业、婚姻等个人状况,家庭环境、个人生活习惯及家族疾病史等。获取方式:①查阅医院、工厂、单位及个人健康保险的记录或档案;②访问研究对象或其他能够提供信息的人;③对研究对象进行体格检查和实验室检查;④环境调查与检测。

**7. 随访**　随访(follow up)是队列研究收集资料的主要形式。①随访方法:包括对研究对象的直接面对面访问、电话访问、自填问卷、定期体检,环境与疾病的监测等资料的收集等,应根据随访内容、随访对象、投入研究人力、物力等条件来考虑。在整个随访过程中,随访方法应保持不变。②观察终点:是指研究对象出现了预期的结果,达到了这个观察终点,就不再对该研究对象继续随访。③观察的终止时间:指整个研究工作截止的时间,也即预期可以得到结果的时间。④随访的间隔与次数:将视研究结局的变化速度、研究的人力、物力等条件而定。一般慢性病的随访间隔期定为1~2年。⑤随访者:随访调查员必须进行培训。研究者可参加随访,但最好不亲自参与。

**8. 失访及其处理**　由于随访对象多、时间长,失访问题在所难免。应尽可能取得失访者结局的信息,或从失访者中抽取样本调查其结局。如果暴露组与未暴露组的失访率相似,失访者与未失访者的结局发生率也相似,则失访对研究结果的影响作用较小。如果有健全的生命统计制度和完善的社会福利制度,要检索队列中某一成员的死亡日期和死因,可以利用多种便利的信息来源,所以即使对失访者也有可能知道其结局。比较现实可行的方法是把失访者与未失访者的基线资料中的一些特征加以比较,如差别不大,则可假定结局发生率的差别可能也不大。否则,对选择偏倚可能产生的影响应有充分估计。

9. 质量控制　①调查员的选择:调查员应有严谨的作风和科学的态度,品质诚实可靠。②调查员培训:严格的培训,掌握统一的方法和技巧,并要进行考核。③制定调查员手册:编一本调查员手册,内列全部操作程序,注意事项等。④监督:另派一名调查员抽样重复调查;数值检查或逻辑检错;定期观察每个调查员工作;对不同调查员所收集的变量分布进行比较;对变量的时间趋势进行分析;在访谈时使用录音机录音等。

## 二、队列研究分析方法、指标及意义

### (一)队列研究资料率的计算

在队列研究中如果以发病为观察终点,通常计算累积发病率和发病密度。

1. 累积发病率　当观察人群流动性小,比较稳定时,不论观察时间的长短和发病频率的高低,以观察开始时的人口数作为分母,整个观察期内发生的病例数作为分子,可计算得到该观察期内的累积发病率(cumulative incidence,CI),或累积死亡率(cumulative mortality,CM)。

$$CI = n/N \qquad (2-5-2)$$

式中:$n$ 表示观察期内的发病或死亡人数;$N$ 表示观察开始时的人数。

2. 发病密度　当队列是一个动态人群时,观察人数变动较大(有失访、迁移、死于他病、中途加入等),用观察开始的总人数作分母计算率就显得不够合理,应该用发病密度(incidence density,ID)来测量发病情况。发病密度是一定时期内的平均发病率,其分子仍是一个人群在期内新发生的例数,分母则是该人群的每一成员所提供的人时的总和。计算公式为:

$$ID = n/(PT) \qquad (2-5-3)$$

式中:$n$ 表示观察期内的发病或死亡人数;$PT$ 表示观察人时的总和。

所谓人时(person-time,PT)是观察人数与随访时间的乘积,时间单位常用年,故又称人年数(person-years)。

3. 人年的计算方法

(1)精确法　以个人为单位计算暴露人年,过去一般用于观察人数较少的研究。该方法是将每一个观察对象贡献的确切的人年数相加所得的总和。计算所得结果准确,但计算过程复杂,如表2-5-2、表2-5-3。目前,随着计算机技术的迅速发展和广泛应用,已有许多专门用于人年计算的统计学软件问世,如较常用的 PYRS 软件、OCMAP 软件等,这些软件的应用,使暴露人年的精确法计算变得简便、快捷,同时也适合于观察人数较多的研究。由于该方法具有计算结果准确、可靠的优势,被广泛推荐使用。

表 2-5-2  3 例观察对象的出生日期与进出队列的时间

| 编号 | 出生日期 | 进入研究时间 | 退出研究时间及结局 |
|---|---|---|---|
| 1 | 1927.03.21 | 1966.07.19 | 1977.09.14  迁居外地 |
| 2 | 1935.04.09 | 1961.11.11 | 1973.12.01  死亡 |
| 3 | 1942.11.12 | 1970.02.01 | 1981.01.01  随访结束时健在 |

表 2-5-3  3 例观察对象人年的计算

| 年龄 | 对象 1<br>1927.03.21 出生 | 对象 2<br>1935.04.09 出生 | 对象 3<br>1942.11.12 出生 | 暴露人年 |
|---|---|---|---|---|
| 25 ~ | | 61.11.11 ~ 65.04.08<br>共 3.41 人年 | 70.02.01 ~ 72.11.11<br>共 2.78 人年 | 6.19 |
| 30 ~ | | 65.04.09 ~ 70.04.08<br>共 5.00 人年 | 72.11.12 ~ 77.11.11<br>共 5.00 人年 | 10.00 |
| 35 ~ | 66.07.19 ~ 67.03.20<br>共 0.67 人年 | 70.04.09 ~ 73.12.01<br>共 3.65 人年 | 77.11.12 ~ 81.01.01<br>共 3.14 人年 | 7.46 |
| 40 ~ | 67.03.21 ~ 72.03.20<br>共 5 人年 | | | 5.00 |
| 45 ~ | 72.03.21 ~ 77.03.20<br>共 5 人年 | | | 5.00 |
| 50 ~ 54 | 77.03.21 ~ 77.09.14<br>共 0.48 人年 | | | 0.48 |
| 累计 | 11.15 人年 | 12.06 人年 | 10.92 人年 | 34.13 |

(2) 近似估计法　当随访观察的人数较多,且对于每一个成员进入和退出的确切时间不明确时,就不能用精确法直接计算暴露人年,可以用平均观察人数乘以观察年数进行暴露人年的估计。平均人数可取相邻两时段人口的平均值估计,也可以取年中观察人数。

【例 2-5-2】　Doll 和 Hill 从 1951 年 11 月 1 日开始观察男性医生 34 494 人,至 1956 年 4 月共观察了 4 年零 5 个月,观察期间每 12 个月统计一次各年龄组的人数,各期存活人数及暴露人年数的计算结果见表 2-5-4。

表 2-5-4　男性医生随访人数整理表

| 年龄(岁) | 观察人数 | | | | | | 人年数 |
|---|---|---|---|---|---|---|---|
| | 1951.11.01 | 1952.11.01 | 1953.11.01 | 1954.11.01 | 1955.11.01 | 1956.04.01 | |
| 35~44 | 8 836 | 9 149 | 9 287 | 9 414 | 9 710 | 9 796 | 41 211 |
| 45~54 | 7 117 | 7 257 | 7 381 | 7 351 | 7 215 | 7 191 | 32 156 |
| 55~64 | 4 094 | 4 212 | 4 375 | 4 601 | 5 057 | 5 243 | 19 909 |
| 合计 | 20 097 | 20 618 | 21 043 | 21 366 | 21 982 | 22 230 | 93 276 |

表中"45~54"岁组的人年数 =（7 117+7 257）÷2 +（7 257+7 381）÷2 +（7 381+7 351）÷2 +（7 351+7 215）÷2 +（7 215+7 191）÷2×5/12 = 32 156

（3）寿命表法　当观察人数比较多，人群流动性较大时，应用寿命表法估计暴露人年较为科学和合理。在寿命表法计算人年时，将当年进入队列和失访或出现研究结局的人均按0.5人年计。计算公式：

$$L_x = I_x + 1/2(N_x - D_x - W_x) \quad (2\text{-}5\text{-}4)$$

$$L_{x+1} = I_x + N_x - D_x - W_x \quad (2\text{-}5\text{-}5)$$

式中：$L_x$为$x$时间内暴露人年数；$I_x$为$x$时间开始观察的人数；$N_x$为$x$时间内进入队列的人数；$D_x$为$x$时间内出现研究结局的人数；$W_x$为$x$时间内失访的人数，包括死于非研究结局的人。表2-5-5为寿命表法计算暴露人年的结果。

表 2-5-5　寿命表法计算暴露人年

| 观察时间(年) $x$ | 年初人数 $I_x$ | 年内进入人数 $N_x$ | 年内发患者数 $D_x$ | 年内失访人数 $W_x$ | 暴露人年数 $L_x$ |
|---|---|---|---|---|---|
| 1 | 1 403 | 79 | 4 | 30 | 1 425.5 |
| 2 | 1 448 | 45 | 2 | 11 | 1 464.0 |
| 3 | 1 480 | 60 | 3 | 8 | 1 504.5 |
| 4 | 1 529 | 5 | 2 | 19 | 1 521.0 |
| 5 | 1 513 | 10 | 7 | 25 | 1 502.0 |
| 6 | 1 491 | 18 | 8 | 29 | 1 481.5 |
| 7 | 1 472 | 13 | 3 | 73 | 1 440.5 |
| 8 | 1 409 | 12 | 5 | 74 | 1 375.5 |
| 9 | 1 342 | 9 | 2 | 467 | 1 112.0 |
| 10 | 882 | 3 | 1 | 819 | 473.5 |
| 11 | 65 | 0 | 0 | 57 | 36.5 |
| 合计 | | | 37 | | 13 336.5 人年 |

如:第一年的暴露人年数为

$$L_1 = I_1 + (N_1 - D_1 - W_1) = 1\,403 + \frac{(79 - 4 - 30)}{2} = 1\,425.5(人年)$$

$$I = I + N + D + W = 1\,403 + 79 - 4 - 30 = 1\,448(人)$$

依次类推,合计总人年数得 13 336.5。

整个观察期内发患者数为 37,则人年发病率为 37/13 336.5 = 2.77‰。

(二)队列研究资料的整理及分析

1. 队列研究累积发病率资料的分析

(1)资料的整理  如表 2-5-6 格式。

表 2-5-6  队列研究累计发病率资料整理表

| 组别 | 发患者数 | 未发患者数 | 合计 | 累积发病率 |
| --- | --- | --- | --- | --- |
| 暴露组 | $a$ | $b$ | $n_1 = a+b$ | $a/n_1$ |
| 非暴露组 | $c$ | $d$ | $n_0 = c+d$ | $c/n_0$ |
| 合计 | $m_1 = a+c$ | $m_0 = b+d$ | $N = a+b+c+d$ | $m_1/N$ |

(2)资料的显著性检验  采用卡方检验,其计算公式为:

$$\chi^2 = \frac{(ad-bc)^2(N-1)}{(a+b)(a+c)(b+d)(c+d)} \quad (\nu = 1) \tag{2-5-6}$$

【例 2-5-3】  为证实乙型肝炎病毒慢性感染与原发性肝癌的关系,陆培新等(《中华医学杂志》,2001 年)在江苏启东市进行了一项为期 8 年的前瞻性队列研究。以 HBsAg 阳性者 744 人为暴露组,以性别相同、年龄相近、生活习惯相似、居住相邻的 HBsAg 阴性者 895 人为非暴露组,随访期间暴露组发生肝癌 68 例,非暴露组发生肝癌 5 例。见表 2-5-7。

表 2-5-7  乙型肝炎病毒感染与肝癌关系的队列研究结果(累积发病率)

| HBsAg | 患肝癌人数 | 未患肝癌人数 | 合计 | 累积发病率(%) |
| --- | --- | --- | --- | --- |
| 阳 性 组 | 68 | 676 | 744 | 9.14 |
| 阴 性 组 | 5 | 890 | 895 | 0.56 |
| 合计 | 73 | 1566 | 1639 | 4.45 |

暴露组(阳性组)累积发病率 = 68/744 = 9.14%

非暴露组(阴性组)累积发病率 = 5/895 = 0.56%

$$\chi^2 = \frac{(68 \times 890 - 676 \times 5)^2(1639-1)}{(68+676)(68+5)(676+890)(5+890)} = 70.3 \quad (\nu=1, P<0.01)$$

故认为乙型肝炎病毒感染阳性组与未感染的阴性组的肝癌发病率存在极显著性差异,说明乙型肝炎病毒感染与肝癌发病有统计学联系。

(3) 相对危险度的计算及区间估计　因为在队列研究中,能够得到暴露组与非暴露组的发病率或死亡率,所以可以直接计算相对危险度($RR$)。有关相对危险度的概念及意义在病例对照分析一节中已讲过,此处不再详细讲解。

对于累计发病率资料的 $RR$ 的计算公式为:

$$RR = \frac{暴露组累积发病率}{非暴露组累积发病率} = \frac{a/n_1}{c/n_0} \quad\quad (2-5-7)$$

$RR$ 的区间估计可用 Miettinen 提出的区间估计公式:

$$RR^{(1 \pm u_{a/2}/\sqrt{\chi^2})} \quad\quad (2-5-8)$$

所以本例: $RR = \frac{a/n_1}{c/n_0} = \frac{68/744}{5/895} = \frac{9.14\%}{0.56\%} = 16.32$

$RR$ 的 95% 可信区间为:

$$RR^{(1 \pm u_{a/2}/\sqrt{\chi^2})} = 16.32^{(1 \pm 1.96/\sqrt{70.3})} = (8.50, 31.35)$$

说明乙型肝炎病毒感染者的肝癌发病率是未感染者肝癌发病率的 16.32 倍,其总体相对危险度的 95% 可信区间为(8.50,31.35),显示感染乙肝病毒与肝癌发病有高度相关,HBsAg 阳性可考虑为肝癌发病的危险因素。

2. 队列研究发病密度资料的分析

(1) 资料的整理　如表 2-5-8 格式。

表 2-5-8　队列研究发病密度资料整理表

| 组别 | 发患者数 | 观察人年数 | 人年发病率 |
| --- | --- | --- | --- |
| 暴露组 | $a$ | $L_1$ | $a/L_1$ |
| 非暴露组 | $c$ | $L_0$ | $c/L_0$ |
| 合计 | $m$ | $L$ | $m/L$ |

其卡方检验的计算公式为:

$$\chi^2 = \frac{(aL - mL_1)^2}{mL_1L_0} \quad \nu = 1 \quad\quad (2-5-9)$$

$RR$ 值的计算公式为:

$$RR = \frac{暴露组发病密度}{非暴露组发病密度} = \frac{a/L_1}{c/L_0} \quad\quad (2-5-10)$$

$RR$ 的区间估计公式仍为: $RR^{(1 \pm u_{a/2}/\sqrt{\chi^2})}$

【例2-5-4】 某地某年龄组男性冠心病死亡资料如表2-5-9。

表2-5-9 某地某年龄组男性吸烟组和非吸烟组的冠心病死亡资料

| 组别 | 死亡人数 | 观察人年数 | 人年死亡率(1/10万) |
| --- | --- | --- | --- |
| 吸烟组 | 104($a$) | 43 248($L_1$) | 240.5($a/L_1$) |
| 非吸烟组 | 12($c$) | 10 673($L_0$) | 112.4($c/L_0$) |
| 合计 | 116($m$) | 53 921($L$) | 215.1($m/L$) |

$$\chi^2 = \frac{(104 \times 53\,921 - 116 \times 43\,248)^2}{116 \times 43\,248 \times 10\,673} = 6.52 \quad (\nu = 1, P<0.05)$$

说明吸烟与冠心病死亡有统计学意义。

$$RR = \frac{104/43\,248}{12/10\,673} = 2.14$$

RR的95%可信区间：

$$RR^{(1 \pm u_{a/2}/\sqrt{\chi^2})} = 2.14^{(1 \pm 1.96/\sqrt{6.52})} = (1.19, 3.83)$$

由上可知,男性吸烟的冠心病死亡率是非吸烟的2.14倍,其总体相对危险度的95%可信区间为(1.19,3.83),吸烟可考虑为冠心病死亡的危险因素。

### 三、暴露与发病关联强度的其他指标

在队列研究中,用来评价暴露与发病(死亡)关联强度的指标,除了相对危险度之外,还常用到其他一些指标。

1. 归因危险度 归因危险度(attributable risk, AR)也称率差(rate difference, RD)、特异危险度或超额危险度(excess risk),即暴露组的发病率($I_e$)与非暴露组的发病率($I_o$)之差。它表示危险特异地归因于暴露因素的程度。

$$AR = I_e - I_o \tag{2-5-11}$$

例2-5-3中, $AR = I_e - I_o = 9.14\% - 0.56\% = 8.58\%$

表明由于乙型肝炎病毒的感染使人群发生肝癌的风险增加了8.58%。

RR与AR均是表示某因素与疾病等事件发生关联强度的指标,且彼此密切相关,但它们所表明的公共卫生学意义却不同。RR是反映某因素对个体作用大小的指标,其值越大表明某危险因素的致病作用越强;AR值表示暴露于某危险因素的人群中疾病的发病或死亡危险比未暴露于该危险因素的人群增加的数量,如果对暴露人群采取措施,消除该危险因素,可降低多少发病或死亡的危险,具有公共卫生学意义。现以下例说明。

表 2-5-10　吸烟与肺癌和心血管疾病的 RR 与 AR 比较

| 疾病 | 吸烟者<br>(1/10 万人年) | 非吸烟者<br>(1/10 万人年) | RR | AR<br>(1/10 万人年) |
|---|---|---|---|---|
| 肺癌 | 48.33 | 4.49 | 10.8 | 43.84 |
| 心血管疾病 | 294.67 | 169.54 | 1.7 | 125.13 |

从表中数据可见,吸烟者与不吸烟者相比,对于个体而言患肺癌的危险性比患心血管病的危险性大得多,病因联系较强;但就整个人群来说,吸烟引起心血管病的危险性却比肺癌大,预防所取得的社会效果将更大。

2. 归因危险度百分比　归因危险度百分比(attributable risk percent,$AR\%$ 或 $ARP$)也叫病因分值(etiologic fraction,$EF_e$),是指暴露人群中的发病归因于暴露的成分占全部发病的百分比。

$$AR\% = \frac{I_e - I_o}{I_e} \times 100\% \qquad (2\text{-}5\text{-}12)$$

例 2-5-3 资料中,计算肝癌的归因危险度百分比:

$$AR\% = \frac{I_e - I_o}{I_e} \times 100\% = \frac{9.14\% - 0.56\%}{9.14\%} \times 100\% = 93.9\%$$

说明乙型肝炎病毒感染阳性者中发生的肝癌有 93.9% 归因于病毒感染所造成。

流行病学意义:$ARP$ 反映某因素的暴露者中,单纯由于该因素引起发病的危险占整个发病的比例。

3. 人群归因危险度(population attributable risk,$PAR$)和人群归因危险度百分比(population attributable risk percent,$PARP$ 或 $PAR\%$)则说明了暴露对整个人群的危害程度及其比例。这两个指标综合考虑了 $RR$ 与某因素在人群中的暴露比例,评价该暴露因素对人群发病等生物事件的影响。例如,石棉作业工人患肺癌的 $RR$ 为 3.8,但它是一种职业暴露,在整个人群中的暴露比例很低,故对全人群的危害性较小,而只要对该职业人群加强防护,采取科学的预防措施则可明显降低其危害。

$PAR$ 是人群总发病率或死亡率与非暴露组发病率或死亡率之差。

$$PAR = I_t - I_o \qquad (2\text{-}5\text{-}13)$$

式中,$I_t$ 和 $I_o$ 分别表示一般人群和非暴露组的发病率或死亡率。

流行病学意义:$PAR$ 可表示在整个人群中,单纯由于某因素引起发病或死亡的危险性的大小。

$PARP$ 又叫人群病因分值(population etiologic fraction,$EF_p$),表示人群中由于某因素引起发病的危险性占整个人群发病的比例。

$$PARP = (I_t - I_o)/I_t \times 100\% \qquad (2\text{-}5\text{-}14)$$

$$PARP = \frac{p_o(RR-1)}{p_o(RR-1)+1} \quad (2-5-15)$$

式中，$P_o$ 为某因素在人群中的暴露比例。

可见，PARP 既与 RR 有关，也与人群对某因素的暴露比例有关。在病例对照研究中，可用 OR 代替 RR 估算 PARP。

流行病学意义：PARP 反映了在一般人群中，某因素引起某种疾病或其他生物学效应的危险占全部病因的百分比。

以【例 2-5-3】的数据资料，已知 HBsAg 阴性者的肝癌累积发病率为 0.56%（$I_o$），假设当地全人群的肝癌累积发病率为 2.6%（$I_t$），则：

$$PAR(\%) = \frac{I_t - I_o}{I_t} \times 100\% = \frac{2.6 - 0.56}{2.6} \times 100\% = 78.5\%$$

从计算结果可知，虽然 HBsAg 阳性导致肝癌的 AR% 达 93.9%，但因人群中只有部分人感染，故其 PAR% 仅为 78.5%。

在病例对照研究中，病例多来源于医院，故不能计算 $I_e$ 和 $I_o$，也就不能计算 RR、AR 或 PAR，一般只能计算 OR。如果以 OR 估计 RR，以对照的暴露比例代替总人群的暴露比例（$P_e$），也可以计算 PAR。

5. 标化比　当研究对象数目较少，结局事件的发生率比较低时，是以全人口发病（死亡）率作为标准，算出该观察人群的理论发病（死亡）人数，即预期发病（死亡）人数，再求观察人群中实际发病（死亡）人数与此预期发患者数之比，即得标化发病（死亡）比。最常用的指标为标化死亡比（standardized mortality ratio，SMR），标化比实际上不是率，而是以全人口的发病（死亡）率作为对照组而计算出来的比值。

$$SMR = \frac{\text{研究人群中观察发病（死亡）数}(O)}{\text{标准人口（全人口）预期死亡数}(E)} \quad (2-5-16)$$

【例 2-5-5】　某厂 30~40 岁组工人有 500 名，某年内有 2 人死于肺癌，已知该年全人口 30~40 岁组肺癌的死亡率 2‰，求其 SMR。

已知：$O = 2$，$E = 500 \times 2‰ = 1$

$$SMR = 2/1 = 2$$

即某厂 30~40 岁年龄组工人死于肺癌的危险达到相应一般人群的 2 倍。

有时某单位的历年人口资料不能得到，而仅有死亡人数、日期和年龄，则可改算标化比例死亡比（standardized proportional mortality ratio，SPMR）。其计算方法与 SMR 相似，是以全人口中某病因死亡占全部死亡之比例乘以某单位实际全部死亡数而得出某病因的预期死亡数，然后计算实际死亡数与预期死亡数之比。

【例 2-5-6】　某厂某年 30~40 岁年龄组工人死亡总数为 100 人，其中因肺癌死亡 5 人，全人口中该年 30~40 岁组肺癌死亡占全死因死亡的比例为 2.2%，则

$$SPMR = 5/(100 \times 2.2\%) = 2.27$$

即某厂 30~40 岁年龄组肺癌死亡的危险为一般人群的 2.27 倍。

## 四、队列研究的偏倚及其控制

### (一) 常见偏倚的种类

1. 选择偏倚(selection bias) 由于研究对象中有人拒绝参加,历史性队列研究中有些人的档案丢失或记录不全,研究对象由较健康志愿者组成,早期患者研究开始时未发现,抽样方法不正确、执行不严格等原因所造成。

2. 失访偏倚(lost to follow-up) 在一个较长的追踪观察期内,总会有对象迁移、外出、死于非终点疾病或拒绝继续参加观察而退出队列。失访率最好不超过10%。

3. 信息偏倚(information bias) 在获取暴露、结局或其他信息时所出现的系统误差或偏差,又称为错分偏倚(misclassification bias),如判断有病为无病,判断有暴露为无暴露等。由于仪器不精确、询问技巧不佳、检验技术不熟练、医生诊断水平不高或标准不明确、记录错误甚至造假等原因造成。若发生于一组而不发生于另一组,或两组错分的程度不同,则结果可能比实际的相对危险度高或低。前者称为非特异性错分,将后者称为特异性错分。

4. 混杂偏倚(confounding bias) 混杂是指所研究因素与结果的联系被其他外部因素所混淆,这个外部因素就叫混杂变量。它是疾病的一个危险因子,又与所研究的因素有联系,它在暴露组与对照组的分布是不均衡的。性别、年龄是最常见的混杂因素。

### (二) 常见偏倚的控制

1. 选择偏倚的控制 预防为主的方针。首先要有一个正确的抽样方法,即严格遵循随机化的原则;严格按规定的标准选择对象;对象一旦选定,坚持随访到底。

2. 失访偏倚的控制 提高研究对象的依从性。失访率达到20%以上,则研究的真实性值得怀疑。

3. 信息偏倚的控制 选择精确稳定的测量方法、调准仪器、严格实验操作规程、同等地对待每个研究对象、提高临床诊断技术、明确各项标准、严格按规定执行、做好调查员培训是重要措施。

4. 混杂偏倚的控制 对研究对象作某种限制以获得同质的样本;在对照选择中采用匹配的办法,研究对象抽样严格遵循随机化的原则等措施。

## 五、队列研究的优缺点

1. 优点

(1) 由于研究对象暴露资料的收集在结局发生之前,并且都是由研究者亲自观察得到的,所以资料可靠,一般不存在回忆偏倚。

(2) 可以直接获得暴露组和对照组人群的发病或死亡率,可直接计算出 *RR* 和 *AR* 等反映疾病危险关联的指标,可以充分而直接地分析暴露的病因作用。

(3) 由于病因发生在前,疾病发生在后,因果现象发生的时间顺序上合理,加之偏倚较少,又可直接计算各项测量疾病危险关联的指标,故其检验病因假说的能力较强,一般可证实病因联系。

(4)有助于了解人群疾病的自然史。有时还可能获得多种预期以外的疾病的结局资料,分析一因与多种疾病的关系。

(5)样本量大,结果比较稳定。

2. 缺点

(1)不适于发病率很低的疾病的病因研究,因为在这种情况下需要的研究对象数量太大,一般难以达到。

(2)由于随访时间较长,对象不易保持依从性,容易产生各种各样的失访偏倚。同时由于跨时太长,研究对象也容易从半途中了解到研究目的而改变他们的态度。

(3)研究耗费的人力、物力、财力和时间较多,其组织与后勤工作亦相当艰巨。

(4)由于消耗太大,故对研究设计的要求更严密,资料的收集和分析也增加了一定的难度,特别是暴露人年的计算较繁重。

(5)在随访过程中,未知变量引入人群,或人群中已知变量的变化等,都可使结局受到影响,使资料的收集和分析复杂化。

## 第六节 临 床 实 验

实验性研究(experimental study)又称实验流行病学或干预研究,是以人群为研究对象,通过观察分析给予干预措施后的实验组人群与对照组人群的结局,判断两组干预效应差别的流行病学重要的研究方法之一。现代的实验性研究主要指人群中的随机对照实验。

18世纪,英国海军外科医生James Lind关于新鲜水果可预防坏血病的研究被医学界认为是最早的经典性实验研究。1915年Goldberger通过实验研究证明了糙皮病是由营养缺乏引起的,否定了糙皮病的感染学说。1919年英国的Topley用鼠伤寒沙门菌感染纯种小白鼠群,人为制造动物感染模型,研究宿主及环境因素对动物群中疾病流行发展的影响,首次提出了实验流行病学一词。迄今为止规模最大的人群实验是1955年Francis在北美进行的脊髓灰质炎疫苗的现场实验,该实验为脊髓灰质炎的预防奠定了坚实的基础。1980~1983年在英国Leeds市的Smithells等和威尔士国立医院Lanrence等先后开展了给予叶酸和多种维生素或改善孕妇膳食,以降低神经管缺陷复现率的效果研究。

1979年前后,中国预防医学科学院卫生研究所在东北克山病地区开展了向人群投硒制剂以预防克山病的现场实验;1979年苏德隆等在江苏启东进行了关于水源与肝癌发生关系的类实验(quasi-experiment);在这个时期,武汉、北京及长春等生物制品研究所组织全国各省、市卫生防疫站进行了关于流脑多糖体疫苗、痢疾活菌疫苗及腮腺炎疫苗的人群流行病学实验等。

近年来,实验性研究越来越广泛地被应用于脑血管疾病、恶性肿瘤、心脏病、糖尿病、先天性畸形、尿石症、意外伤害等非传染性疾病危险因素及其防治的研究。此外,实验性研究还可用于评价卫生管理和保健工作等。

## 一、临床实验的定义及特征

### (一) 临床实验的定义

临床实验(clinical trial)的主要目的是评价某一药物或某一治疗方法的治疗效果,其基本原理是首先从具有临床症状的大量患者中选出合适的研究对象,然后将研究对象分为二个预后相类似的组(除给予的因素外,其他影响预后因素应相同),一组为实验组,另一组为对照组。实验组给予某种干预措施(新药或新疗法),对照组给予安慰剂或常规疗法。随访一定的期限,收集两组的临床过程及转归等资料,比较两组的结局指标,如病死率、致残率、治愈率、好转率等指标,从而评价干预措施的效果(图2-6-1)。

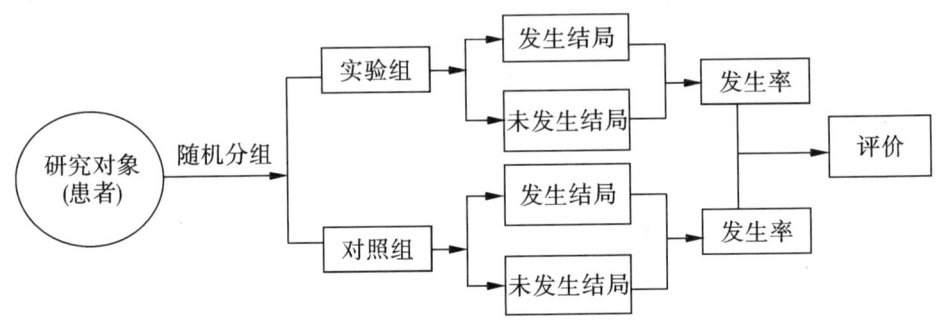

图2-6-1 临床实验原理示意图

### (二) 临床实验研究特点

临床实验属于实验性研究的一个种类,具有以下特点。

1. 前瞻性 即必须随访研究对象,研究对象虽不一定从同一天开始,但必须从同一个确定的起始点开始跟踪,至某一观察终点结束,如手术后至术后一年等。

2. 随机化 两组研究对象必须是来自同一总体的一个随机样本,同时分组时必须严格遵守随机化原则。

3. 设立对照组 要求在均衡和齐同的条件下设立对照组,即对照组除少一个干预因素外,其他有关各方面必须与实验组近似或可比,这样实验结果的组间差别才能归之于干预处理的效应。

4. 干预措施 由研究者对实验对象施加某种干预措施,或称为处理因素,它可以是某种新的治疗药物、治疗方法、疫苗接种或膳食补充剂。没有干预措施,就不成为实验性研究。

## 二、临床实验设计三大组成部分及原则

### (一) 临床实验设计的三大组成部分

临床实验的目的是观察和论证某个或某些研究因素对研究对象所产生的效应或影响。因此,在设计一项临床实验时应包括研究因素、研究对象和出现效应三个部分。

1. 研究因素

(1) 研究因素的性质　一般说来,研究因素是自外界强加给研究对象的。从性质上说它们是生物、化学和物理等因素。此外,在某些疾病,研究对象自己所具有的某些特征,如年龄、性别等也可作为研究因素。

随着医学的进展和生物医学模式转向"生物-社会-心理医学模式",人们逐渐认识到除外界环境的物质因素外,病因尚包括人体内环境各种有害因素,如某些遗传因素,还包括体内外环境共同作用下产生的心理因素,如目前已有不少资料表明,A型性格的人易患冠心病。因此,可以认为人的心理状态可能是某些疾病的发病因素。

人的某些不良生活方式如吸烟、酗酒可能是某些疾病如肺癌、肝硬化的发病因素。在设计一项临床实验时,研究人员应十分明确研究因素是什么?其性质为何?而且要求它们充分体现临床科研的本意。

(2) 研究因素的强度　任何性质的因素都有一个量的问题,在临床实验中称作研究因素的强度。研究人员在设计一项临床实验时必须慎重考虑这个问题,即所使用的研究因素的次数,每次的剂量,疗程的数量以及研究因素的总量等。如研究对象本身的某些特征也作为研究因素时,其中也有一个与强度相类似的问题,如年龄的大小。

在设计时要注意掌握研究因素的使用强度,过大则可使研究对象受到伤害或在临床实践上无法使用,过小则难以出现预期的效应。如以观察药物疗效为例,使用的剂量应在最小有效剂量和最大不中毒剂量范围之内。

此外,在实验设计时还要充分考虑用药的途径,用药的时间间隔等。这些均可对药物(研究因素)的强度产生影响。

(3) 研究因素的实施方法　一般说来,经过阅读文献和开展小规模的预实验就可以找出使用研究因素的适宜强度,并在此基础上制订出使用常规和制度。在正式实验中一般不允许变动,称作标准化。这样做的目的可使研究因素的强度始终一致,获得的资料具有可比性,对论证研究因素与出现效应之间的关联较为有利。但在临床实践中,由于病情的变化,标准化方法有时难以实施。

在使用常规中,还应规定具体的使用方法。以化学药物为例,应规定药名、生产厂家、批号、有效期限等。由于中草药的情况复杂,在使用时要规定其种属、产地、收获季节、炮制方法、每日次数、每日剂量等。

临床实验实施过程中,拟订的标准化措施有时未被遵守,以致实验无法进行。在疾病的症状有所缓解,体征有所改变或在实验的后期上述情况容易出现。所以在设计中要规定及时发现和克服这种情况的方法。

2. 研究对象　在临床实验设计中选择研究对象是一个重要问题,应慎重对待。临床上有时为了确定某项指标的正常值可选正常人作为研究对象。但这是少数。多数是选择某病患者作为研究对象。此时应明确规定诊断标准以选择患者,并避免将未患所研究疾病的人或患其他疾病者选入。

(1) 应根据国际疾病分类和全国性学术会议规定的诊断标准来选择患者,因为这些标准具有权威性,还可比较同类的研究结果。

有时某些疾病尚无公认的诊断标准,研究人员可自行拟订。此时应尽量采用客观指标,如病理组织学、微生物学、生物化学、免疫学、X射线、内镜所见等。为了解其灵敏度和特异度,研究人员要在患者身上进行多次检验。

符合诊断标准的患者也未必都选作研究对象,如患者年龄太大或过于体弱。应根据研究工作的目的,在诊断标准的基础上制订入选标准。此项标准应规定适当,如太高,将增加选择研究对象的困难,太低,又可影响研究工作的真实性。例如在使用吲满酰胺治疗高血压的研究中,研究人员根据国际标准选择一批高血压患者,从中选出 82 名原发性高血压患者作为初步的研究对象。住院后先服安慰剂两周,发现 18 例患者因血压水平低于上述标准而被剔除。这个例子说明应根据入选标准选择研究对象。

设计时还应规定排除标准,即有些患者虽符合诊断标准,但仍不能选作研究对象。如该患者同时患另一种可影响本实验效果的疾病时,就不宜选作研究对象。此外,选中的患者也不宜同时患其他病情险恶的疾病,因为这样的患者可能在研究过程中死亡或因病情恶化而被迫退出。再者已知研究对象对药物有不良反应时也不应将之选入。如不应将曾患胃出血者选作抗炎药物实验的对象。

如用呋喃唑酮治疗消化性溃疡做双盲对照研究时,规定了研究对象入选标准为"因上腹痛或上消化道出血就诊,并经胃镜证实为活动性溃疡"的患者。排除标准包括胃手术后吻合口溃疡,伴有严重肝病、胃癌和对呋喃唑酮过敏者。又如在应用吲满酰胺治疗高血压研究中,入选的原发性高血压患者应无水肿,未患严重心绞痛、急性脑血管病等。

(2)选择研究对象的原则

1)入选的研究对象确能从科研中受益  如评价药物的疗效,研究人员应清楚地掌握该药的作用机制、适应证、禁忌证或敏感菌株等资料。这样就可选入敏感菌株感染的患者,而使后者受益,从临床实验角度来说也可获得阳性结果。

有关选择新旧患者问题应具体分析。一般说来在常见病、多发病的研究中要尽可能选择新发病患者作为研究对象,因为旧患者难以充分反映药物的疗效。若检验或估计新药的特殊疗效,可选择经多种方法久治未愈的患者,这样可较易判断疗效,因其本身就是一个历史对照。至于罕见病,因新病例数较少,在临床实验中不得不选入一些旧患者。

2)研究对象的代表性  从临床实验出发,要求选入的研究对象在病型、病情以及年龄、性别等方面具备某病的特征,即代表性强。这样,实验获得的结论将具有明显的实用价值。若代表性差,科研结果的适用范围将受到限制。如 1967 年美国退伍军人管理局在抗高血压治疗实验中,只包括那些充分合作并能坚持治疗到底的未患继发性高血压和尿毒症的男性患者。这项工作组织严密,结论获得公认。但它只说明抗高血压药在最好条件下治疗高血压是有益的,或许不适用于一般高血压患者,如女性高血压患者。

若一项治疗措施的机制目前尚难肯定,或其机制不是单一的,可引起多种效应,此时应选择多质性的研究对象。如根据个人的具体情况进行体育锻炼的降低冠心病发病率或死亡率的临床实验,其机制可能是增强心脏功能,减轻体重,健全意志或其他未知的作用所致。此时就要从不同性别、年龄、文化程度、职业和病型的患者中选择研究对象,否则就不能全面反映体育锻炼的效应。

3)选择依从性好的患者作研究对象  为了获得准确的结果,研究人员通过观察和谈话以了解患者的情况,从中选择那些能够服从实验安排并坚持合作的患者作研究对象。若不依从患者的数量较大,研究结果就会出现误差。应选择那些能将实验坚持到底的人群,如果预计在实验中就有可能被剔出者不应作为研究对象,例如用阿司匹林预防老年缺血性脑血管疾病的研究,常将伴有癌症者、有严重肾或肝病者除外,因为这些人可能在研究尚未结束之前死亡或者病情严重而被迫停止实验。

4) 选择对干预措施有效的人群  在实验中,对某疫苗的预防效果进行评价,应选择某病的易感人群为研究对象,要防止将患者或非易感人群选入。

5) 选择发病率较高的人群  如在评价疫苗的预防效果时,应选择在疾病高发区人群中进行。药物预防实验亦多选择高危人群。如抗疟疾药物的预防实验,最好选择近期疟疾发病率较高的人群作为研究对象。

6) 志愿者  该人群选作研究对象的问题值得商榷。在我国,有些人出于崇高的目的和献身精神接受实验,这是值得称赞的。但这是少数,由于以下理由,多种学者对这个问题持慎重态度,即志愿者多有难言的苦衷,如经济困难或自身患病求医心切等。这些均可对研究结果产生影响,甚至可出现假阳性应答。再者,志愿者代表性差。

7) 遵从伦理学观念  从伦理学角度上讲,要选择干预对其无害的人群。如干预对其有害,不应选作研究对象。因此在新药预防实验时,往往将老年人、儿童、孕妇除外,因为这些人对药物易产生不良反应。又如,有胃出血史者不应选作对胃有刺激性药物实验的研究对象。

(3) 估计参加实验的人数,即估计样本量

1) 影响样本含量的因素主要有:①干预措施的效力,即实施前后发病率变化程度、研究组与对照组率的差别等。如果干预措施实施前后发病率差别越大,所需样本含量越小;研究组与对照组结局发生率差别越大,所需样本含量越小;反之,所需样本含量大。②第Ⅰ型错误的概率($\alpha$)和第Ⅱ型错误的概率($\beta$)。通常要求 $\alpha$ 等于 0.05 或 0.01,$\alpha$ 要求越小,所需样本含量越大;一般将 $\beta$ 定为 0.20、0.10 或 0.05,$1-\beta$ 为把握度,把握度要求越高,所需样本含量越大。③单侧或双侧检验。单侧检验比双侧检验所需样本含量小,但在实验前必须肯定实验组比对照组的效果好。④研究对象的分组数量。研究对象被分的组越多,需要的样本含量越大。尤其是评价多种干预措施的效果时,需要考虑。

2) 估计样本量目的是协助研究人员正确估计本次实验所需的样本量,以便能得出有意义的结论。估计样本量时,要遵循以下原则,以避免样本量过大或过小。①实验中所用的研究因素的有效率。有效率越高,样本量就可少些,反之就要多些。②临床实验设计要求的精确度。要求的精确度越高,样本量就要多,反之就可少些。③第一型($\alpha$)错误出现的概率,即出现假阳性错误的概率。如将无效的研究因素错误地判断为有效的危险率,以 $\alpha$ 表示。$\alpha$ 水平由研究人员自行确定,通常取 0.05 或 0.01。取 0.01 时,所需的观察人数比 0.05 时为多,即要求的显著性水平越高,样本量就越多。④第二型($\beta$)错误出现的概率,即出现假阴性错误的概率。如将有效的研究因素错误地判断为无效的概率,以 $\beta$ 表示。$\beta$ 水平也由研究人员自行确定,一般取 $\beta$ 为 0.2、0.1 或 0.05。$1-\beta$ 称把握度,即有 80%、90% 或 95% 的把握度。若将把握度订得高些,样本量就应多些。⑤研究对象分组数量越多,则所需样本量越大。

3) 临床实验估计样本量的实例  计数资料样本大小的计算:所谓计数资料是指非连续变量,如发病率、感染率、死亡率、病死率、治愈率等,实验组和对照组之间比较时可用

下列公式计算样本的大小：

$$N=[Z_\alpha\sqrt{2P(1-P)}+Z_\beta\sqrt{P_1(1-P_1)+P_2(1-P_2)}]^2/(P_1-P_2)^2 \quad (2-6-1)$$

式中：$P_1$ 对照组发病率；$P_2$ 实验组发病率；$P=(P_1+P_2)/2$；$Z_\alpha$ 为 $\alpha$ 水平相应的标准正态差，可通过查表获得；$Z_\beta$ 为 $1-\beta$ 水平相应的标准正态差，可通过查表获得；$N$ 为计算所得的一个组样本大小。

表 2-6-1　不同 $\alpha$ 或 $\beta$ 水平的 $Z_\alpha$ 和 $Z_\beta$ 值的标准正态差简表

| $\alpha$（或 $\beta$） | 单侧检验时 $Z_\alpha$（或 $Z_\beta$） | 双侧检验时 $Z_\alpha$ |
| --- | --- | --- |
| 0.005 | 2.58 | 2.81 |
| 0.010 | 2.33 | 2.58 |
| 0.025 | 1.96 | 2.33 |
| 0.05 | 1.64 | 1.96 |
| 0.1 | 1.28 | 1.64 |
| 0.5 | 0.84 | 1.28 |

【例 2-6-1】　青霉素治疗慢性气管炎的近期控制率过去经验为 20%。现试用草药治疗，以青霉素治疗为对照，要求该中草药的近期控制率达 40% 才值得推广使用，则每组最少要多少病例才能得出两者差别有统计学意义（设 $\alpha=0.05$，把握度 $1-\beta=80\%$）。

则 $P_1=20\%$，$P_2=40\%$，题意要求草药疗效较青霉素高，系单侧检验。查表 2-6-1 单侧检验时 $Z_\alpha$，得计算每组最少需 63 例，两组共需 126 例。

数值变量资料样本估计：数值变量是指连续变量，如身高、体重、血压、血糖等，所获得的资料为数值变量资料（计量资料）。两组例数相等的样本均数比较样本含量计算：

$$N=\frac{2(Z_\alpha+Z_\beta)^2\sigma^2}{d^2} \quad (2-6-2)$$

式中：$\sigma$ 为估计的标准差；$d$ 为两组数值变量均值之差；$Z_\alpha$ 为 $\alpha$ 水平相应的标准正态差；$Z_\beta$ 为 $1-\beta$ 水平相应的标准正态差；$N$ 为计算所得的每组样本例数。该公式适用于 $N\geqslant 30$ 的情况。

表 2-6-2　不同 $\alpha$、$\beta$ 水平的 $Z_\alpha$ 和 $Z_\beta$ 值

| $\alpha$ | $Z_\alpha$（单侧检验） | $Z_\alpha$（双侧检验） | $1-\beta$ | $Z_\beta$ |
| --- | --- | --- | --- | --- |
| 0.2 | 0.84 | 1.28 | 0.80 | 0.84 |
| 0.1 | 1.28 | 1.64 | 0.90 | 1.28 |
| 0.05 | 1.64 | 1.96 | 0.95 | 1.64 |
| 0.025 | 1.96 | 2.33 | 0.975 | 1.96 |
| 0.010 | 2.33 | 2.58 | 0.990 | 2.33 |
| 0.005 | 2.58 | 2.81 | 0.995 | 2.58 |

【例2-6-2】 某药物治疗硅肺患者,可能会使患者尿硅排出量平均增加到18 mg/L,已知常规治疗方法使尿硅排出量为12 mg/L,标准差为1 mg/L,要求$\alpha=0.05$、$\beta=0.10$,如欲使两组差别具有显著性(双侧检验),问两组各需要多少人?

本例中,$\sigma=1.0$,$d=1.8-1.2=0.6$,$\alpha=0.05$、$\beta=0.05$;双侧检验,查表2-6-2得:$Z_\alpha$为1.96,$Z_\beta$为1.64,代入公式2-6-1:

$$N = \frac{2 \times (1.96+1.64)2 \times 1.0^2}{0.6^2} = 72.2$$

每组需要73例。

分类变量资料样本估计:分类变量是指非连续变量,如发病、死亡、有效、治愈等,所获资料为分类变量资料(计数资料)。两组例数相等的样本率的比较样本含量计算:

$$N = \frac{[Z_\alpha\sqrt{2\overline{P}(1-\overline{P})} + Z_\beta\sqrt{P_1(1-P_1)+P_2(1-P_2)}]^2}{(P_1-P_2)^2} \quad (2-6-3)$$

式中:$P_1$为对照组发生率;$P_2$为实验组发生率;$\overline{P}=(P_1+P_2)/2$;$Z_\alpha$、$Z_\beta$和$N$的含意同数值变量资料样本估计。

【例2-6-3】 对照组的发病率为40%,假设实验组通过干预可使发病率下降到30%;要求$\alpha=0.05$、$\beta=0.10$,双侧检验,如欲使两组差别具有显著性,问两组各需要多少人?

本例中:$\alpha=0.05$、$\beta=0.10$,$P_1=0.4$,$P_2=0.3$,$\overline{P}=(P_1+P_2)/2=(0.4+0.3)/2=0.35$;

双侧检验,查表得:$Z_\alpha$为1.96,$Z_\beta$为1.28,代入公式2-6-1:

$$N = \frac{[1.96\sqrt{2\times0.35\times0.65} + 1.28\sqrt{0.4\times0.6+0.3\times0.7}]^2}{(0.4-0.3)^2} = 480$$

所以,每组需要480人。

3. 效应指标 临床实验是通过研究因素在研究对象身上产生效应来验证或说明研究成果的。可以说临床实验基本的研究结果只有运用恰当指标才能表现出来。因此,实验设计时研究人员应掌握一些能反映效应的指标,如发病率、死亡率、治愈率、缓解率、保护率、复发率、不良反应、体征的改变和实验室测定结果等。至于具体选用哪些指标应考虑下述几方面。

(1)选择效应指标的原则

1)指标的关联性 选用的指标须与临床实验所要回答的主要问题有密切的关系,即所选用的指标与本次实验的目的有本质上的联系,称作指标的关联性。实验的目的不同,选用的指标亦不同。

例如比较强的松龙冲剂加小剂量口服强的松与大剂量口服强的松两种疗法的疗效研究中,疗效制定指标为:①微小病变型肾病综合征的症状完全缓解;②反应时期:从开始治疗到缓解的第一天所需的天数;③复发;④患者有无初期反应(若无,则中断治疗和考虑其他疗法)。在这项实验中使用统一的类固醇不良反应判定标准作为评价不良反应和并发症的指标。

随着医学的进展,某些现代效应指标可供选用,但它们未必能够确切地反映研究因素所引起的效应,解决实验所要阐明的问题。例如曾有人在筛选治疗冠状动脉血栓形成的药物时采用抗凝血为指标。经实验后认识到抗血凝与冠状动脉血栓形成并无本质上的联系。

2)指标的客观性　临床实践中,观察指标从性质上说可分为客观和主观指标两类。客观指标是指那些不易受主观因素影响的,并能客观记录的指标,如心电图、血管造影、实验室检查数据和微生物培养等。主观指标是靠研究对象回答或研究人员自行判断而不客观记录的指标,如研究对象陈述某些症状(如倦怠、疼痛、食欲不佳等)或研究人员通过体检获得的结果。这些指标易受主观因素的影响,其可靠性明显地不及客观指标。还应了解到有些指标虽是客观指标,但主观因素却可影响判断结果。

在临床实验设计中,应尽量少用主观指标,因其易受研究对象和研究人员心理状态、启发暗示和感官差异的影响。必须采用时要注意其缺点。

3)指标的灵敏性　灵敏的指标是指能如实地反映研究对象体内微量效应变化的指标。临床上,高度灵敏的指标是很多的。改进检测方法和研制新的仪器是提高指标灵敏性的主要途径。

4)指标的特异性　特异的指标易于揭示问题的本质,同时又不为其他因素干扰,如痰中结核菌检出率是反映开放性肺结核疗效的特异性指标,也与可回答的主要问题密切相关。关联性和特异性是性质不同的两个概念,但特异性与关联性密切相关,而有关联性的指标并不一定是特异的。事实上临床实践中有不少指标就不是特异的,如胎儿血清甲种球蛋白在诊断原发性肝癌上有较大的价值,但它并不是一个特异指标。至于像人血白蛋白与球蛋白的比值、血沉、白细胞总数和分类等均非特异的,因为多种疾病都可使它们发生改变。但在患某种疾病时与其他指标联合使用,依然能反映上述疾病的进展过程。如在急性支气管肺炎时,综合考虑白细胞总数和分类、X射线所见、体温等指标可反映病情的变化。

这样,近年来不少临床学家在评价疗效时倾向于使用多项指标加以综合评价,而不主张使用单项指标。

(2)指标的分类　按效应指标的不同性质可将之分为计数和计量指标两类。还有一类效应指标介于前两者之间,称作等级资料或半计量资料。这类指标按其属性计数,但具有等级和连续性质。如在一项检验中为了显示机体的反应情况有时使用(-)、(±)、(+)、(++)、(+++)等符号即属于这类指标。

(3)指标的数量　一项临床实验中究竟要使用多少个效应指标没有具体规定。这要根据研究工作的目的以及目前医学发展水平而定。由于人是一个复杂的有机体,患病后既有生物学上的改变,又有心理学和社会学等方面的变化,效应可从不同方面表现出来。从这个意义来说,效应指标可有多种,但并非说使用的指标越多越好。可是指标的数量也不能太少,因为在设计时若出现差错或考虑不周将会降低研究工作的质量,甚至可使整个研究工作失败。

(4) 增强主观指标客观性的方法  在这方面目前的主要方法是为了消除研究对象心理因素的影响将研究对象随机分组。为了克服研究人员主观因素的影响使对照组服安慰剂,观察时可采用盲法。使用等级指标时,为了减少观察人员主观因素的影响,并使其有章可循,研究人员应对每个等级制订具体的,明确的判定标准。

(5) 制订效应指标观察常规  实验设计阶段研究人员制订效应指标具体的观察方法,如观察标准、观察次数、各次间隔和观察期限,还应制订记录表格和登记方法。

(二) 临床实验设计的原则

1. 随机化原则

(1) 随机化的概念  随机化是临床科研的重要方法和基本原则之一。在科研设计中,随机化方法包括两种形式。第一,随机抽样:指被研究的对象从被研究的目标人群中选出,借助于随机抽样的方法,使目标人群中的每一个体都有同样的机会被选择作为研究对象。第二,随机分组:将随机抽取的样本(或连续的非随机抽样的样本)应用随机化分组的方法,使其都有同等机会进入"实验组"或"对照组"接受相应的实验处理。这样就能使组间的若干已知的或未知的影响因素基本一致,使能被测量和不能被测量的因素基本相等,平衡混杂因素,减少偏倚的干扰,增强组间的可比性。

(2) 随机化方法  临床实验中应用的随机化方法通常有以下几种。

1) 简单随机分组(simple randomization)  可将研究对象按照个人为单位用掷硬币法(正、反两面分别指定为实验组和对照组)、抽签、使用随机数字表、也可采用系统随机化法,即用现成的数据(如研究对象顺序号、身份证号、病历卡号、工号、学号等)交替随机分配到实验组和对照组中去。随机分组后,当样本较大时,每组不完全相等,一般可进行实验研究。在样本数较少时,每组内个体数量相差较大,则需要再重新随机分组,直至达到预定的均衡要求。

简单随机分组的优点是简单易行,随时可用,不需要专门工具。此法的缺点是要求在随机分组前抄录全部研究对象的名单并编号。因此当研究对象数量大时,工作量相当大,有时甚至难以做到。但它是理解和实施其他随机分组方法的基础。

2) 分层随机分组(stratified randomization)  分层随机化是根据纳入研究对象的重要临床特点或预后因素作为分层因素,例如年龄、病情、有无并发症或危险因素等,将它们进行分层后再作随机分组。这样,就可增进研究的科学性,保证在随机对照研究中所获得的结果有较高的可比性。对分层因素的选择,应参考下述三条原则:第一,选择所研究疾病或其并发症的危险因素分层;第二,选择对所研究疾病的预后有明显影响的因素分层;第三,必须遵守最小化原则,即将分层因素控制到最低限度,如果分层过多,会造成随机分组过度分散,组内样本量过小等不利因素。

分层随机分组可增加组间均衡性,提高实验效率。但在分组前也需要有一个完整的研究对象名单,所以分层随机分组在这一点上也具有简单随机分组同样的缺点。

3) 整群随机分组(cluster randomization)  按社区或团体分配,即以一个家族、一个学校、一个医院、一个村庄或居民区等为单位随机分组。这种方法比较方便,但必须保证两组资料的可比性。

整群随机分组要求各群内变异和整个研究对象变异一样大,即抽到的人群能充分代表总体,而各群间变异越小越好。此法的优点是:在实际工作中易为群众接受,抽样和调查都比较方便,也可节约人力、物力,因而多用于大规模调查,其缺点是:抽样误差较大,分析工作量也大。

2. 设立对照组原则

(1)设立对照组的意义　通过设立对照来控制处理因素以外的其他因素对结局的影响,从而准确评价处理因素的效应。在研究干预措施的效果时,直接观察到的往往是多种因素的效应交织在一起的综合作用,合理的对照能成功地将干预措施的真实效应客观地、充分地暴露或识别出来,使研究者做出正确评价。

(2)影响临床实验设计对照实验效应的因素

1)不能预知的结局　人类生物学因素又称为自身的因素,它包括:一般特征,如年龄、性别、种族等;人体的免疫状态;人体的遗传因素;人体的精神心理状态等。由于个体自身因素差异的客观存在,往往导致同一种疾病在不同个体中表现出来的症状、体征不一致,即疾病的发生、发展和结局的自然史不一致。不同的研究对象,对干预措施的效应可能也不同,如接受药物预防疟疾的一组人群其效果好,可能与该组人群原自身免疫水平高有关。对于一些疾病自然史不清楚的疾病,其效应也许是疾病发展的自然结果,不设立可比的对照组,则很难与预防措施的真实效果区分开来。

2)霍桑效应(Hawthorne effect)　指人们因为成了研究中特别感兴趣和受注意的目标而改变了其行为的一种趋势,与他们接受的干预措施的特异性作用无关。某些研究对象因迷信有名望的医生和医疗单位,而产生的一种心理、生理效应,对干预措施产生正面效应的影响。当然,有时因为厌恶某医生或不信任某医疗单位也会产生负面效应。

3)安慰剂效应(placebo effect)　某些研究对象,由于依赖医药而表现的一种正向心理效应,因此,当以主观感觉的改善情况作为干预措施效果评价指标时,其效应中可能包括有安慰剂效应在内。

4)潜在的未知因素的影响　人类的知识总是有限的,很可能还有一些影响干预效应的因素,但目前尚未被我们所认识。

鉴于以上情况,为了避免偏倚,在设置实验组和对照组时,除了要求实验组接受的干预措施外,两组的其他方面都必须尽可能相似,使其具有可比性。

(2)对照实验的类型　设立对照的方式主要有以下几种。

1)标准疗法对照(有效对照)　是临床实验中最常用的一种对照方式,是以常规或现行的最好疗法(药物或手术)做对照。适用于已知有肯定疗效的治疗方法的疾病。

2)安慰剂对照　安慰剂(placebo)通常用乳糖、淀粉、生理盐水等成分制成,不加任何有效成分,但外形、颜色、大小、味道与实验药物或制剂极为相近。在所研究的疾病尚无有效的防治药物或使用安慰剂对研究对象的病情无影响时才使用。

3)自身对照　即实验前后以同一人群做对比。如评价某预防规划实施效果,在实验前需要规定一个足够的观察期限,然后将预防规划实施前后人群的疾病和健康状况进行对比。

4)交叉对照　即在实验过程中将研究对象随机分为两组,在第一阶段,一组人群给予干预措施,另一组人群为对照组,干预措施结束后,两组对换实验,这样,每个研究对象均兼作实验组和对照组成员,但这种对照必须有一个前提,即第一阶段的干预一定不能对第二阶段的干预效应有影响,这在许多实验中难以保证,因此,这种对照的应用受到一定限制。

此外,尚有历史对照、空白对照等非均衡对照,由于这类对照缺乏可比性,除某种特殊情况外,一般不宜采用。

3. 盲法(blindness 或 masking)

(1)原则及意义  在临床实验中,如果实验的研究者或受试者都不知道实验对象分配所在组,接受的是实验措施还是对照措施,这种实验方法称为盲法实验。盲法还用于对研究资料的分析与报告。盲法是为了有效地避免研究者或者受试者的测量性偏倚和主观偏见。

(2)种类  盲法实验可分为单盲法实验、双盲法实验和三盲法实验。

1)单盲(single blind)  只有研究者了解分组情况,研究对象不知道干预措施的分组情况,即不知道自己接受的是何种干预措施。这种盲法的优点是研究者可以更好地了解研究对象,在必需时及时恰当地处理研究对象可能发生的意外问题,使研究对象的安全得到保障;缺点是避免不了研究者这方面带来的主观偏倚,易造成实验组和对照组的处理不均衡。单盲的目的是避免来自研究对象的信息偏倚。

2)双盲(double blind)  研究对象和研究者都不知道干预措施实施的分组情况,而是由研究设计人员来安排和控制全部实验。其优点是可以避免研究对象和研究者的主观因素所带来的偏倚,缺点是方法复杂,较难实行,且一旦出现意外,较难及时处理,因此,在实验设计阶段就应慎重考虑该方法是否可行。双盲的目的是避免来自研究对象、资料收集者的偏倚。

3)三盲(triple blind)  研究对象、资料收集者和资料分析者都不知道干预措施实施的分组情况。其优缺点基本上同双盲,从理论上讲该法更合理,但实际实施起来很困难。目的是避免来自上述三方面的偏倚。

与上述盲法相对应的是非盲法,又称开放实验(open trial),即研究对象和研究者均知道实验组和对照组的分组情况,实验公开进行。这多适用于有客观指标的实验,例如,改变生活习惯(包括饮食、锻炼、吸烟等)的干预效果的观察。其优点是易于设计和实施,研究者了解分组情况,便于对研究对象及时做出处理,其主要缺点是容易产生偏倚。

## 三、临床实验效果的主要评价标准和指标

### (一)排除和退出问题

1. 排除(exclusions)  在对研究对象进行随机分配前,应进一步的对研究对象进行筛查,凡对干预措施有禁忌证者、无法追踪者、可能失访者、拒绝参加者,以及不符合标准的研究对象,则应予以排除。例如,用呋喃唑酮治疗消化道溃疡的临床实验,研究对象纳入的标准规定胃镜证实为活动性溃疡的病例。排除标准为:①因胃溃疡手术的患者;②伴有严重肝病的患者;③伴有胃癌的患者;④对呋喃唑酮过敏者;⑤孕妇。经过排除后,其结果可减少偏倚,但可能影响研究结果的外推(extrapolation of the results),被排除的研究对象愈多,结果外推的范围愈小。

**2. 退出（withdrawal）** 退出是指研究对象在随机分配后从实验组或对照组退出。这不仅会造成原定的样本量不足，使研究工作效率降低，而且容易产生偏倚。退出的原因有下列几种。

（1）不合格（ineligibility） 在流行病学实验研究时，研究者往往对实验组仔细观察，因此实验组中的不合格者比较容易被发现，结果造成不合格而被退出的人数多于对照组。有时研究者对某些研究对象反应的观察与判断可能有倾向性，对效果差的可能特别注意，因此更易从中发现其不符合标准者并将其退出，而留在组内的往往是效果较好的研究对象，由此得出的结论往往比实际效果要好。鉴于上述情况，有的学者主张在随机分配后发现不符合标准者，可根据入选标准将研究对象分为合格者和不合格者两个亚组分别进行分析，如果两者结论不一致下结论时应慎重。

（2）不依从（noncompliance） 是指研究对象在随机分组后，不遵守实验设计所规定的要求。实验组对象不遵守干预规程，相当于退出实验组，对照组成员不遵守对照规程而私下接受干预措施，相当加入实验组。实验对象不遵守实验规程的原因一般有以下几种：①实验或对照措施有副作用；②研究对象对实验不感兴趣；③研究对象的某些情况发生改变，如病情加重等。

为了防止和减少不依从者的出现，对研究对象要进行宣传教育，讲清实验的目的、意义及研究对象遵守实验规程的重要性；要注意设计的合理性，实验期限不要太长，要充分考虑干预措施的可操作性和研究对象的易接受性等，以便取得研究对象的支持与合作。

（3）失访（loss to follow-up） 是指研究对象因迁移或由于其他疾病死亡等而造成失访。在流行病学实验研究中应尽量减少失访，一般要求失访率不超过10%，在实验中出现失访时，尽量采取相应的措施加以弥补，如通过电话、信函或专门访视等进行调查。

在资料分析时，应考虑两组失访率的差异，若失访率不同，则资料的分析结果可能产生偏倚。即使两组失访率相同，但失访原因或失访者的特征不同，对两组的结果也可能产生影响，所以在进行分析时还应分析两组失访者的特征有无差异。

### （二）临床实验效果的主要评价标准

**1. 防治效果的结论是否从随机对照临床实验中获得** 评价临床实验防治效果，首先要考察结论是从哪种防治方法中得到的。随机对照临床实验（randomized clinical trial，RCT）是评价临床实验疗效的首选方法。如果采用了随机分组，可控制研究对象的选择偏倚；采用了双盲安慰剂对照，可控制实验过程中的信息偏倚，结果具有真实性。如果评价非随机对照实验所获得的疗效，就要具体分析。

**2. 是否报告了全部的临床结果** 在评价临床疗效时，要考虑是否如实地报告了全部的临床结果，既要报道疗效、患者用药后的症状、体征、主观感觉和生活质量的变化，还要如实地报道患者用药后的毒、副反应。其目的是对该防治方法有全面了解。

**3. 是否详细介绍研究对象的情况** 在评价临床实验时，还要考虑是否除了介绍研究对象人口学特征外，还应介绍研究对象的临床情况，如症状、体征、轻重患者比例、病变部位和范围、疾病的分期、有无并发症、治疗史等。其目的是有利于他人评价疗效和推广。

**4. 是否同时考虑临床意义和统计学意义** 评价临床实验疗效首先要考察实验组与对照组之间疗效的差异是否有统计学意义。当两组的差异有统计学意义时，才能考察其临床意义,两组疗效的差异愈大,则临床意义愈佳。当然还应从药品的毒副作用及其价格来考虑。应该指出,因为两组样本量较大而使较小的差异具有统计学意义,但并非一定具有临床意义;同样,有时疗效已经显示出明显的临床意义,但尚无统计学意义或未进行统计学检查,仍然可以得出具有临床意义的结论。

5. 是否介绍防治措施的实用性　防治措施的实用性与结果的真实性同等要重。考察临床实验的疗效,要求作者具体介绍防治方法,用药指征和禁忌证,增加或减少剂量或终止治疗的指征,毒副作用,以及患者的依从性,各类患者的适应性,结论的重复性和合理性,临床和生物学上的合理性等。

6. 结论中是否包括了全部研究对象　考察临床实验的结论,要求分析全部研究对象的资料,应该对失访和不依从的情况具体说明,因为这些情况将对实验结果产生影响。若将疗效不佳、不依从和退出实验的对象剔除,仅分析和报道部分研究对象的资料,结论将会出现偏倚。因此,应该分析和总结全部纳入的研究对象,以保证研究结果的真实性。

(三) 临床实验效果的主要评价指标

评价临床实验效果的指标,应根据实验目的而选择。但基本原则是:①不但用定性指标,并尽可能用客观的定量指标;②确定方法有较高的真实性(信度)和可靠性(效度);③要易于观察和测量,且易为受试者所接受。具体指标如下。

1. 评价治疗措施效果的主要指标

(1) 计数资料　如果结局变量是痊愈、好转、无效、死亡、生存等计数资料,则评价指标一般用率,而不用绝对数,如治愈多少人等。最常用的率有以下四种。

有效率(effective rate):

$$\text{有效率} = \frac{\text{治疗有效例数}}{\text{治疗的总例数}} \times 100\% \qquad (2\text{-}6\text{-}4)$$

(治疗有效例数包括治愈人数和好转人数,治愈和好转需有明确的判定标准)

治愈率(cure rate):

$$\text{治愈率} = \frac{\text{治愈人数}}{\text{治疗人数}} \times 100\% \qquad (2\text{-}6\text{-}5)$$

病死率(case fatality rate):

$$\text{病死率} = \frac{\text{因某病死亡人数}}{\text{因某病治疗人数}} \times 100\% \qquad (2\text{-}6\text{-}6)$$

生存率(survival rate):

$$N \text{年存活率} = \frac{N \text{年存活的病例数}}{\text{随访满} N \text{年的病例数}} \times 100\% \qquad (2\text{-}6\text{-}7)$$

随访满 $N$ 年的病例数包括:$N$ 年存活的病例数、$N$ 年内因该病死亡的病例数。如果失访人数较多,分母中也要给予适当估计。为了避免由于失访带来的困难,可以使用寿命表法。

(2) 计量资料　如果结局变量是血压、血脂、血糖、血红蛋白等计量指标,除了仍可按照某些标准(如痊愈、好转、无效)将其转换成计数资料处理外,可对两组每个对象治疗前后观察指标值的差(如血压下降多少)的均数进行比较。另一种方法是计算下降或升高的比例,如收缩压从 200 mmHg 降至 140 mmHg,可表示为下降了 60 mmHg,也可表示为下降了 30%。

选用哪种评价指标,要结合事件的性质来决定。但无论选择哪一种评价指标,最重要的是要明确规定观察的起止时间和结局事件的判断标准。

2. 评价预防措施效果的主要指标

(1) 保护率(protective rate, PR)

$$\text{保护率} = \frac{\text{对照组发病(或死亡)率} - \text{实验组发病(或死亡)率}}{\text{对照组发病(或死亡)率}} \times 100\%$$

(2-6-8)

$$PR95\% = PR \pm 1.96 \sqrt{\frac{1}{P_1^2} \times \frac{P_2 Q_2}{n_2} + \frac{P_2^2}{P_1^4} \times \frac{P_1 Q_1}{n_1}} \times 100\%$$

(2-6-9)

$n_1$、$n_2$ 分别为对照组、实验组人数;$P_1$、$P_2$ 分别为对照组、实验组发病率;$Q_1 = 1 - P_1$,$Q_2 = 1 - P_2$。

(2) 效果指数(index of effectiveness, IE)

$$\text{效果指数} = \frac{\text{对照组发病(或死亡)率}}{\text{实验组发病(或死亡)率}}$$

(2-6-10)

(3) 抗体阳性率

$$\text{抗体阳性率} = \frac{\text{抗体阳性人数}}{\text{检查总人数}} \times 100\%$$

(2-6-11)

(4) 抗体几何平均滴度(GMT):利用编码滴度计算抗体 GMT,公式为

$$GMT = 2^m \times C$$

(2-6-12)

$C$:编码滴度为零时,血清稀释倍数之倒数。

$M$:编码滴度之算术均数。

此外,治疗措施效果的考核还可用病情轻重、病程长短及病后携带病原状态、后遗症发生率、复发率等指标评价;考核病因预防可用疾病发病率、感染率等指标评价;对慢性非传染性疾病评价指标常用以下中间结局变量:①人群认知、态度、行为的改变;②行为危险因素的变化,如控烟、合理膳食、体育运动、高危人群的生活指标等;③生存质量的变化,包括生理(身体)功能、心理功能、社会功能、疾病的症状体征、对健康总的感受和满意程度等主要方面;④干预投入、产出效果评价等。

(宋春花　吕全军)

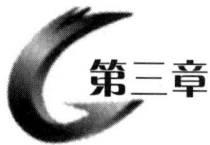

# 第三章 疾病的病因

【学习目标】

◆ **掌握** 病因的概念;形成病因假设的方法及因果关联判定的准则。
◆ **熟悉** 病因的推断过程。
◆ **了解** 病因分类。

20世纪50年代以来,流行病学研究中有了较为系统的因果观念,因果关系的模型、推理方法和判定标准一直处于发展之中。流行病学研究中的病因(cause of disease)和病因推断(causal inference),实际上是分析流行病学的指导框架和评价准则,对于形成因果思维和正确理解研究结果也是至关重要的。在人类与疾病的斗争中,无论是预防疾病或治疗疾病,首先必须明确发病原因,不然人们永远不可能有效地预防和治疗疾病。因为只有消除或控制了病因,才能消除或控制疾病的发生和发展。所以,病因研究也就成为医学工作者在防治疾病、促进健康过程中的重要内容。

## 第一节 概 述

### 一、人们对疾病发生原因的认识

在人类的原始阶段,大多数民族都把疾病看作是神的意志或上帝的惩罚。因此人们认为人间发生疾病是天意、是妖鬼作祟,我们称之为发病的神灵学说。随着社会的发展,人们对环境的物质基础和人与环境的关系有了一定的认识,逐步形成朴素的唯物主义,把疾病的发生看做是金、木、水、火、土、气等所致,我们称之为发病的朴素唯物学说。到

19世纪微生物被发现,由于当时传染病流行猖獗,人们进一步认识到,疾病的发生(尤其是传染病)主要由病原微生物引起的,从而产生了生物特异病因学说。现代社会的发展,使人们更加清醒地认识到,人的进化来自自然,人与自然界共生,但人又不同于自然界一般的生物,即人有思维,有语言,有社会活动等,从而产生了社会-心理-生物医学模式,也就形成了发病的环境、宿主、病因的生态失衡学说,这里的环境包括自然环境和社会环境,病因是指与发病具有密切关系的某些环境因素和宿主因素的总和。为了能较清楚地表达人们对病因的认识和理解,现将病因概念的演变归纳为图3-1-1。

从上述的病因学说中可以看出,人们对疾病发生原因的认识由原来的虚无病因学说,发展到模糊的物质病因学说。由于科学的进步,人们又发现了很多能够引起疾病的特异物质,尤其是生物因素,因而产生了生物特异病因学说。近年来随着人们对自然和社会的更全面认识,人们在原有特异单病因学说的基础上,逐步形成了更为科学的多病因学说。可以说,任何一种疾病的发生,任何一个患者的发病,都是由多种原因引起的,单一因素引起的疾病几乎是不存在的。

## 二、病因模型

病因模型是用简洁的概念关系图来表达病因与疾病的关系,它给我们提供因果关系的思维框架、涉及的各个方面甚或因果关系的路径(通径)。由于对因果关系有不同的理解或不同的侧重,所以有多种多样的病因模型。历史上的纯动因论只把疾病的启动因素或病原体作为病因,而忽视了环境因素和机体(宿主)自身的因素;条件论只强调外环境,而忽视了机体(宿主)自身的因素;单纯生物医学观点只从生物学方面去寻找病因,而忽视了心理和社会因素。目前具有代表性的模型介绍如下。

1. 生态学模型　该类模型将机体与环境作为一个整体来考虑。常见的有病因—宿主—环境模型,又称为流行病学三角(图3-1-1),以及轮状模型(图3-1-1),它们给出了寻找病因的分类大框架。

(1)流行病学三角　从因素间平衡和整体性观点看,它具有古老的思辨性和朴素的合理性,即疾病是三大因素相互作用的结果;它的特点将动因(agent)从环境因素中分离出来,这是传染病病原体的遗留物,但对非传染病在确定动因(必要因素)上有困难。狭义的病因仅指动因,这是以往病因研究中追求确定性的表现。

(2)轮状模型　将环境又分为生物、理化和社会环境,宿主还包括遗传内核。轮状模型各部分的相对大小可随不同的疾病而有所变化,如先天性代谢异常的遗传核较大,而麻疹的宿主(免疫状态)和生物环境(空气传播)部分较大。

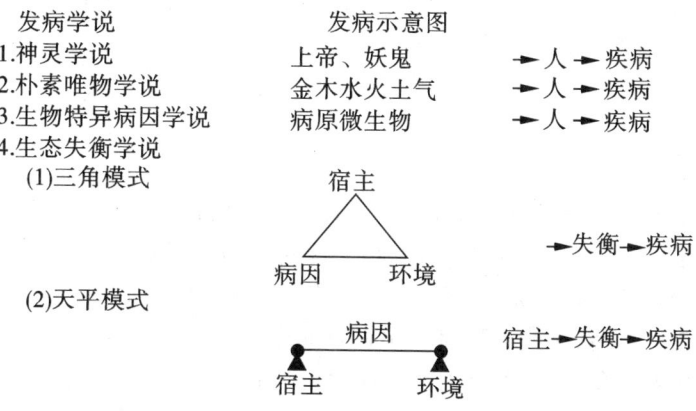

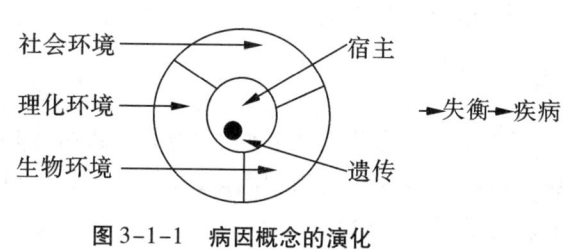

图 3-1-1　病因概念的演化

2. **疾病因素模型**　该模型(图3-1-2)在病因分类上操作性强,具有较强的实践指导意义,没有动因确定的困难。它将因素分为两个层次:外围的远因和致病机制的近因。外围的远因包括社会经济、生物学、环境、心理行为和卫生保健因素。流行病学的危险因素主要指外围的远因,具有数目多、导致疾病发生概率低的特点。

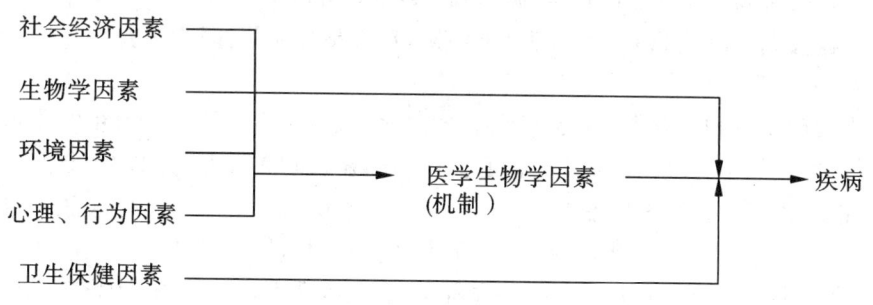

图 3-1-2　疾病因素模型

3. **病因网络模型**　我们根据生态学模型或疾病因素模型提供的框架可以寻找多方面的病因(危险因素或影响分布的因素),这些病因(危险因素)相互存在联系,串起来就构成一条病因链,多个病因链交错连接起来就形成一张病因网,这就是病因网络模型。它提供因果关系的完整路径(通径)。要对病因做系统探索,就必须建立病因网络,才能把握全局而不失之于片面,才能使我们对疾病的认识得到深入发展。例如肝癌的病因网络可以看成由三条主要病因链交错形成,三条病因链的起始端分别为乙肝病毒感染、黄曲霉毒素污染食品和饮水中的藻类毒素,而这三个起始端因素向上扩展又受到其他许多因素的影响。因果网络模型的优点是表达清晰、具体,可操作性和系统性强。

### 三、病因定义

根据近年来人们对病因的理解和认识,目前我们对病因定义如下。

能使人们某病发病概率增加的因素,称为该病的病因因素(或病因因子,causal factor of disease),简称病因(cause of disease)。在流行病学研究中,通常把尚未最后确定的可能病因因素称为危险因素(或危险因子,risk factor)。

从上述定义可以看出,对于一种疾病而言,其所有病因因素的集合构成了这种疾病的全病因。而对于其中一个患者来说,可能是该病全部病因因素的一部分导致发病。某个人或某个群体,包含(或暴露)的病因因素越多,他(他们)发病的概率就越大,这就是多因论的病因论或概率病因论。有时为了文字叙述的方便,也把病因因素简称为病因。

### 四、病因分类

1. 按病因的性质分类　病因因素依它们的性质,可以分为环境因素和宿主因素两大类。其中,环境病因包括:生物因素、物理因素、化学因素、社会因素等。宿主病因包括:遗传因素、免疫因素、心理因素等。

2. 按病因的作用分类

(1)必要病因因素　任何一种事件的发生,都具有一定的原因和条件,即"有果必有因",疾病的发生也是如此。但在诸多病因因素中,有些因素是必需的,也就是说,结果发生必具有(或几乎都具有)该因素。因此,我们对必要病因因素定义如下。

某种疾病的发生必具有某(些)因素,则这个(些)因素被称为该病的必要病因因素(necessary factor of cause),简称必要病因(necessary cause)。

如霍乱弧菌与霍乱的关系。霍乱发生必然具有霍乱弧菌,因为没有霍乱弧菌不可能发生霍乱,则霍乱弧菌是霍乱的必要病因因素。

但在实际工作和研究中,必要病因因素的概念也不是绝对的。因为在慢性非传染性疾病研究中,我们常常难以找到完全的必要病因因素(即100%具有),即便是在传染性疾病的研究中,由于种种原因也不是100%的病例都能找到病原体。因此,这里的"必具有"可以理解为"几乎都具有",认识到这一点有利于我们对病因的判断。

(2)促成病因因素　在疾病的发生过程中,有些因素不是必要病因因素,但它们的存在同样可以引起疾病发生概率增加,如上述的霍乱,仅有霍乱弧菌存在并不一定都发生霍乱,还需要有其他因素,如饮用生水、胃酸被稀释、饭前不洗手、缺乏免疫力等原因,这些因素可能会在部分患者中出现,而且导致他们所在群体发病概率增加。再比如肺结核,结核杆菌是肺结核的必要病因因素,但并非暴露于结核杆菌的人均患肺结核,其他因素如机体免疫状态低下、营养不良、过度疲劳、遗传因素等都可能影响肺结核是否发生。在慢性非传染性疾病中,如吸烟与肺癌,吸烟可以引起肺癌发生概率增加,但肺癌患者不一定都吸烟。对这一类病因因素,我们定义如下。

如果某个(些)因素存在,可能导致某病发生的概率增加,但该病发生并非一定具有该因素,则这个(些)因素称为该病的促成病因因素(contributory factor of cause),简称促成病因(contributory cause)。

我们可以这样认为,除必要病因因素以外,其他任何能引起发病概率增加的因素都是促成病因因素,只是它们在决定疾病发生概率中的作用大小或出现频率不同而已。

在疾病预防控制中,如果我们能找到并消除或有效控制某病的必要病因因素,基本可以防止或有效地控制该类疾病的发生。但是,很多情况下我们难以找到必要病因因素(如许多慢性非传染性疾病),或者知道必要病因因素(如传染性疾病),但暂时无法消除或有效控制它(们),如艾滋病。在这样的情况下,如果我们能发现足够多的促成病因因素,并设法对重要的促成病因因素予以消除或控制,同样可以极大降低人群疾病发生频率。

不管是哪一种发病类型,对于个体而言,如果具有的病因因素越多,则发病的概率就越大;对于群体而言,具有的病因因素越多,病因因素的分布频率越高,则发病的频率一般也就越高。

也有学者将病因分为:充分病因(sufficient cause),即该病因存在必定导致相应疾病发生;必要病因,即相应疾病的发生必然有该病因的存在。以此可以有四种病因组合:①必要且充分病因;②必要但不充分病因;③充分但不必要病因;④不充分也不必要病因。

**(五)疾病发生类型**

1. 单因单果型　即一种(组)因素仅可引起一种疾病或结局,而且该疾病或结局只由该因素引起。这种情况几乎是不存在的,不过也有学者认为,像血友病等单基因遗传性疾病属于单因单果型。

2. 单因多果型　即一种(组)因素可以引起几种疾病或结局。如车祸可以导致车祸性骨折,也可以导致车祸性内脏损伤;免疫低下可以导致多种感染等。

3. 多因单果型　这种类型可有如下几种方式,多种(组)因素都可独立引起一种疾病或结局;多种(组)因素协同作用引起一种疾病或结局;多种(组)因素因果相连引起一种疾病或结局。

4. 多因多果型　即多种(组)因素可以引起多种疾病或结局。

以上仅是简要说明问题。事实上,在疾病的发生中,单因素导致发病几乎是不存在的,而且多个病因因素之间的作用方式及相互关系常常是很复杂的。

# 第二节　病因推断

## 一、病因推断的逻辑推理方法

根据疾病分布特点和环境、人群等特征,研究者可以获得许多病因线索,通过一定的逻辑推理方法提出病因假说。因果推断的逻辑方法主要是归纳推理方法,它包括假设演绎法和 Mill 准则(消除归纳法),以及概率性推广的归纳统计推理。演绎推理是从一般到个别,从普遍到特殊,它的结论是把前提里的道理缩小范围再讲一次,因而前提真则结论必真。归纳推理是从个别到一般,从特殊到普遍,它的结论是把前提里的道理扩大范围再讲一次,因而前提真则结论只是可能真。

1. 假设演绎法　描述流行病学研究包括临床多病例观察,生态学研究和横断面研究等,它们主要陈述疾病的图景或现象,一般不涉及疾病的本质或因果关系;它们能提供病因分析的初步线索,形成病因假设。假设是在为数不多的经验事实以及已有理论的基础上,通过逻辑推理或创造性想象(猜测)等而形成的。得到假设后,描述流行病学通过假设演绎法同检验假设的分析流行病学研究相衔接。

(1) 假设演绎法的推理过程　假设演绎法(hypothetic deductive method)最早由赫歇尔(Hershel)提出,对近代科学的发展给予了强有力的推动。该名称中的"演绎"仅仅指待观察(检验)的经验事实(证据),可由假设相对于背景知识演绎地推导出来,从一般的假设导出具体个别的事实(证据),就是一个演绎推理。但从具体个别的事实成立而推出一般的假设也成立,则是一个归纳推理。其推理形式为:

1) 因为假设 H,所以推出证据 E;(演绎推理)
2) 因为获得证据 E,所以反推假设 H。(归纳推理)

假设演绎法的整个推论过程为:从假设演绎地推出具体的证据,然后用观察或实验检验这个证据,如果证据成立,则假设亦成立。从逻辑学上看,反推是归纳的。从一个假设可推出多个具体证据,多个具体证据的经验证实,则可使归纳支持该假设的概率增加。

(2) 假设演绎法的应用　例如,假设 H:乙型肝炎病毒(HBV)持续感染导致原发性肝癌(PHC);根据该假设 H,加上相关背景知识为前提,演绎地推出若干具体经验证据 E1(肝癌病例的 HBV 感染率高于对照);E2(HBV 感染队列肝癌发生率高于对照);E3(控制HBV 感染后,肝癌的发生率下降)。如果证据 E1、E2、E3 成立,则假设 H 亦获得相应强度的归纳支持。

根据假设推出的具体经验证据可分为两类:已知事实和未知事实。解释已知事实的为一般性检验,而预测未知事实的为严格检验,两者的归纳支持强度是不同的。横断面研究或病例对照研究属于事后解释性研究,它对假设能提供的归纳支持较小。队列研究或干预研究属于事前预测性研究,因此其论证强度是高于横断面研究或病例对照研究的。

如果经验证据经检验不成立或被否定,对假设该下怎样的结论呢? 这样的情况在研究中并不少见。例如:如果乙肝病毒引起肝癌(H),则在乙肝病毒感染率相同的地方,肝癌发病率也应相同(E);但是,发现那里的肝癌发病率不相同(E 不成立),所以乙肝病毒引起肝癌(H)不成立。但是,问题并非如此简单。科学理论(假设)是一个相互联系的整体,经验证据是由理论(假设)和先行条件这一组前提推出来的;如果经验证据被否定,接着否定的是这一组前提中的任何一个,即可能是理论(假设)错了,或(和)可能是先行条件不对。因此,推理的实际形式为:

如果假设 H 而且条件 C,则证据 E;如果证据 E 不成立,所以假设 H 或(和)条件 C 不成立。

在上述乙肝病毒引起肝癌的例子中,先行条件应当为其他重要危险因素状态也相同。因此,肝癌发病率不相同,可能否定的是先行条件,即实际上可能其他重要危险因素状态不相同,而不是否定乙肝病毒引起肝癌的假设。

2. Mill 准则(Mill's cannon) 分析流行病学研究的比较推理,主要应用的是 Mill 准则和统计归纳推理。试图将因果推理的原则加以系统化的第一人是穆勒(Mill),他提出科学实验四法,后人将同异并用法单列,即科学实验五法:求同法、差异法、同异并用法、共变法和剩余法。需要注意:如果病因假设清单没有包括真实的病因,Mill 准则就并不能提供任何帮助。另外,Mill 准则是用于能控制干扰条件的实验类型,以及假定原因为确定性的必要或充分条件。对于观察性研究或非确定性条件,Mill 准则需要控制混杂或做概率性推广。

(1) 求同法(method of agreement) 这种推理判断方法主要是找出不同条件下事物的共性,也即不同条件下找出高发人群、患者以及高发地区的共同特点。如某年东北某市春节期间发生百余名发热出疹患者,分散在市内不同区域、不同职业;患者中有成年人和儿童,有男性和女性。但调查获悉所有患者在发病前都曾分别有聚餐并食涮羊肉的经历。作为共性,涮羊肉成为可疑病因。继续调查表明:散养羊可以感染旋毛虫,聚餐食用了涮羊肉而感染旋毛虫。再如 1958 年川西平原发生大规模不明热流行,调查发现农民罹患率高、参加过支农的国家干部发病者也甚多。继之调查发现这两类人群近期内都曾下水田劳动和垦荒。假设形成:下水田劳动或垦荒可能是发病和流行的重要因素。进一步研究表明:这是一次既往罕见的钩端螺旋体病的大流行,传播途径就是接触疫水。

(2) 求异法(method of difference) 根据疾病发生的因果关系,患者和非患者,高发人群和非高发人群,高发地区和非高发地区等相互之间,必然存在病因分布差异。因此注意寻找它们之间的差异,即低发人群(或地区)没有,而高发人群(或地区等)所具有的特异因素无疑可能是疾病危险因素。如在西北某地区,察布查尔病只发生在锡伯族,而不发生在当地的其他民族。比较该地锡伯族和其他民族之间的差异,经过筛选和权衡,提出该病可能与锡伯族的民族特殊食品"米送乎乎"(自制甜面酱的半成品)有关。后经证实为米送乎乎被肉毒毒素污染所致。

(3) 共变法(method of concomitant variation) 从某病在不同时间、不同地区发病率的变化中,找出哪些因素也在发生变化;揭示和核实发病率的变动与这些因素的变动在人群、时间和地区分布的一致性,从而可以形成病因假设。也即在暴露较低的人群(或地区、时间)发病率水平较低,而在暴露高的人群中发病水平较高。如美国人均烟草消耗量越高的州,其冠心病死亡率也越高,反之,则死亡率较低。因此可以形成吸烟是冠心病危险因素的假设。

(4) 类比法(method of analogy) 如果某种病因不明疾病的分布与某已知病因的疾病或事件的分布一致,则可考虑它们的共性,经过筛选确定发病危险因素。如 Burkitt 发现,非洲 Burkitt 淋巴瘤的分布与黄热病的分布很一致,则可考虑它们具有共同危险因素。由于黄热病由蚊虫传播,则考虑本病可能也是由埃及伊蚊传播的病毒性疾病。后研究证明,在 Burkitt 淋巴瘤细胞中有 EB 病毒存在,但 EB 病毒在世界上传播广泛,它不需经蚊虫传播。因此 Burkitt 又设想本病的发生是否是婴儿期感染 EB 病毒,以后又感染疟疾导致 Burkitt 淋巴瘤,因为在非洲,黄热病的流行区与疟疾的流行区相重合。事实证明这样的思路是正确的。

(5) 排除法(method of exclusion)  在研究病因时,有时往往可以获得很多病因线索,给流行病学研究带来很大困难。此时应用排除法的逻辑推理和科学上因果不能成立的排除手段,可以缩小病因研究范围,提高研究的效力。或者将已经明确的事物之间的联系一一排除,再研究剩余的因素与疾病之间的关系。

上述方法可根据具体情况灵活应用,可以单独应用,也可联合使用,如同异并用法等。

## 二、确定病因与疾病因果关联的标准

### (一) 因果关联判定的步骤

通过流行病学病因的初步研究,可以基本确定一些发病危险因素,也即建立了疾病的因果联系。但这些联系是否为真实的病因,尚需进行科学推论和判断。因为在研究过程中,由于设计、资料搜集、资料分析等多方面都可能会发生人为的和客观的误差,从而造成虚假联系。因此,在确定真实病因时,首先要排除各种误差与错误、间接联系等之后,再判断因果联系的真实性。

1. 统计误差与错误  误差是指测量值与真实值之差。病因研究中可以产生的误差很多。因此,避免和控制误差是至关重要的。下面简单介绍一下常见的几种误差。

(1) 人为误差  人为误差也称过失误差;在病因研究过程中,研究者常常由于工作失误,比如测量结果记录错误、抄录错误、分析错误等,产生误差而导致研究结果与真实情况不符。在因果关联的判断时,应首先排除这类误差。

(2) 抽样误差与统计推断错误  在进行流行病学研究中,一般情况下不可能把全部人群(即总体)作为研究对象,通常研究其中的一部分(样本),这就需要进行抽样;根据统计学原理可知,由于个体变异,抽样就会出现抽样误差,因为研究者不可能每次抽样都获得与总体完全相同的指标。如一个患病率为 10% 的人群,在抽样时,第一次可能抽到的样本患病率为 8%,而第二次抽到的样本患病率可能是 9% 或 12%;一个平均身高为 175 cm 的人群,第一次抽样可能得到的平均身高为 178 cm,第二次抽样可能得到170 cm。所以在因果关联的推断中,必须认识到抽样误差的存在。

再者,在进行假设检验时,首先做出检验假设,然后计算统计量和 $P$ 值,再根据是否 $P<0.05$ 或 $P<0.01$,拒绝检验假设或不拒绝检验假设;这里是可以犯第一类错误与第二类错误的。虽然犯错误的概率很小,比如小于 5%,但在多因素分析中,多次检验发生错误的概率必须予以认真考虑。

因此,确定一种因素与疾病的联系,需要多次同质的研究结果的综合分析,方可获得真实的结论。

2. 偏倚与间接联系  许多事物之间虽然没有直接的因果联系,但由于其他相关因素的存在,使它们之间常常可以具有统计学联系。这种联系是客观的,但不是直接的,而是一种间接联系。在病因学研究中对这类间接联系要给予足够重视。如事物 A 既与事物

B 有联系,又与事物 C 有联系,则在事物 B 和 C 之间也将存在统计学联系。比如吸烟可以引起肺癌,也可引起胃溃疡,当研究胃溃疡与肺癌的联系时,很容易获得它们之间的关联,但这显然是间接联系。再如 1854 年伦敦发生霍乱大流行,Snow 对其进行了认真细致的调查,结果发现霍乱流行与饮用被污染的水有关;这是在霍乱弧菌被发现以前,通过流行病学研究初步确立霍乱病因及传播途径的最好例证。但当时正值霍乱发病的"瘴气"学说十分盛行,某统计学家发现海拔高度与霍乱死亡率呈负相关,这个资料符合这一学说,因而受到瘴气学说拥护者的接受和赞誉。事实是海拔高度的不同与水源被污染的程度和概率有关,从而造成了死亡率的差异,海拔高度与死亡率的这种联系是一种间接联系,而真正的联系是霍乱弧菌污染水源和霍乱发病。但瘴气学说者对这种间接联系的不同理解和应用,导致了病因学上的谬误。

造成间接关联的主要原因是偏倚。理论上说,偏倚可以测量,也可以避免或控制。但在研究中,完全避免偏倚也是不大可能的。关于偏倚的测量与控制见有关章节。

(二) 因果关联判定的条件

在排除了因素与结局之间的关系可能是人为联系、统计误差、偏倚以及间接联系等以后,还需要对它们之间的因果关联(association)进行推断和论证,下面的一些准则可供参考。

1. 关联的时间顺序　如果怀疑病因(或防治处理)X 引起疾病(或防治效应)Y(X→Y),则 X 必须发生于 Y 之前,这就是前因后果的时间顺序。即使在不能明确断定 X 与 Y 的时间顺序时,也必须存在 X 先于 Y 发生的可能性。在确定前因后果的时间顺序上,实验和队列研究最好,病例对照(用新病例)和生态学时间序列研究次之。横断面研究较差。病例对照研究中的病因(暴露)信息来自于过去的记录或询问,它与疾病的时间关系尚不够准确。生态学时间序列研究中,例如伦敦烟雾事件后发生的呼吸道和心血管疾病死亡率上升,欧洲反应停大量上市后发生的海豹短肢畸形,都提示了时间前后关系。如果怀疑病因 X 与疾病 Y 在同一时点测量,X 与 Y 的时间顺序就难以确定,如某些横断面研究,或病例对照研究中对两组同时测定血液生化指标。对于慢性病,还需注意怀疑病因 X 与疾病 Y 的时间间隔。例如,石棉暴露到发生肺癌至少要 15～20 年,如石棉暴露 3 年后发生了肺癌,显然不能归因于石棉。防治措施与特定效应的前后时间关系,一般比较明确。

2. 关联的强度　一般而言,关联的强度越大,同弱关联相比,该关联为因果的可能性就越大。一个强关联如果为混杂因素所致,该混杂因素与疾病的关联将更强,因此,这种混杂是容易被识别的。另一方面,弱的关联更可能是未识别的偏倚所致。当然,也存在少数特殊的例子,如吸烟与心血管疾病有弱关联但为因果的;唐氏综合征与产次有强关联但为母亲年龄混杂所致。总之,有时间先后的统计关联说明怀疑病因(暴露)可能为危险因素(流行病学层次的病因),而关联强度越大,是偏倚所致的可能性就越小。防治实验多使用绝对效应或归因比例指标,效应指标越大,防治措施与效应的因果性就越强。

关联强度的测定,根据资料的性质或来源可以有:

(1) 优势比 OR(病例对照研究)、相对危险度 RR(队列研究)、预防分数 PP 或功效比例(实验研究)等反映分类资料关联指标。

(2) 剂量反应关系　针对等级或连续性变量资料,等级 $OR$ 或 $RR$,各等级的绝对效应,等级相关系数和积差相关系数等。

(3) 生态学相关　利用群组(分析单位)资料来计算的相关系数,反映分布的一致性。例如,各国(群组)人均脂肪摄入量与大肠癌死亡率的相关系数、各国(群组)纸烟销售量与肺癌死亡率的相关系数,以及各地区(群组)乙肝病毒携带率与肝癌死亡率的相关系数等。需要注意生态学假象的干扰。

3. 关联的可重复性　指关联可以在不同的人群、不同的地区和不同的时间重复观察到,除非有明确的理由来解释不同的结果。与观察性研究相比,实验性研究的可重复性较好,这是因为实验性研究的控制条件要好得多。某些观察性研究结果之间的差异,有可能是背景条件(其他危险因素)的差异所致。多数研究的可重复性使因果关联的可能性增加,而少数或个别研究的不同甚或相反的结果并不能简单反驳因果假设,但需要仔细探究结果差异的缘由。

4. 关联的合理性　包括两个方面:①对于关联的解释与现有理论知识不矛盾,符合疾病的自然史和生物学,这相当于客观评价。例如,高脂血症与冠心病的因果关联,与冠状动脉粥样硬化的病理证据以及动物实验结果吻合。②研究者或评价者从自身的知识背景出发,支持因果假设的把握度,这相当于主观评价,即科学家团体的意见。例如,吸烟与肺癌的因果关联,设想化学物质随烟雾吸入及沉积在呼吸系统的组织和细胞上,引起癌变不是没有道理的。对于防治实验而言,防治措施的效应与致病机制相对应,或者与处理的作用机制相吻合。当然,这种合理性的判断受到当时科技发展水平以及评价者知识背景和能力的局限。对于大多数研究来说,应当能够经受起这种"保守的"考验。"革命性的"因果假设或关联结果,刚开始也许是不合理的,但后来被确证为正确的毕竟也是少数。

5. 研究的因果论证强度　因果性研究的设计类型与它的论证强度存在密切关系,一个较好的研究设计类型除了满足上述的时间顺序和可重复性,主要还能较好地控制各类偏倚的干扰,所获结论不易被后来的研究所否定。一般而言,在因果论证强度上,实验性研究大于观察性研究,有对照的研究大于无对照的研究,以个体为分析单位的研究大于以群组为分析单位(生态学)的研究。防治效应的因果性研究最好采用随机化对照实验,对于大人群也尽可能采用非等同对照实验。病因研究最好采用前瞻队列研究,如果有去除病因的干预实验则更好。当然,研究设计类型的选择同研究所处的进展阶段、研究的资源条件和医学伦理有关。实验性研究尤其需要考虑伦理问题,它有时因为伦理问题难以进行。实验性研究控制偏倚的能力大于观察性研究,研究结论本身更可靠,但是,实验的条件可能脱离真实生活环境,使它推论到现实情况时受限。而观察性研究正因为更接近真实生活环境,使它推论到现实情况时更可信,但是,研究结论本身较容易受到干扰。

对于特定的研究设计类型,如果还存在研究者造成的其他具体设计缺陷,因果论证强度还要受到削弱。无论如何复杂的统计分析方法,也不能挽救一个设计差的研究。

上述是病因推断的一些重要准则,但并非绝对。在病因研究和判定中要掌握其精髓,利用丰富的知识,对众多的研究结果去伪存真,去粗取精;综合分析,灵活运用,以便在复杂的病因研究中,尽早求得真正的病因。图 3-2-1 是病因推断的主要步骤示意图。

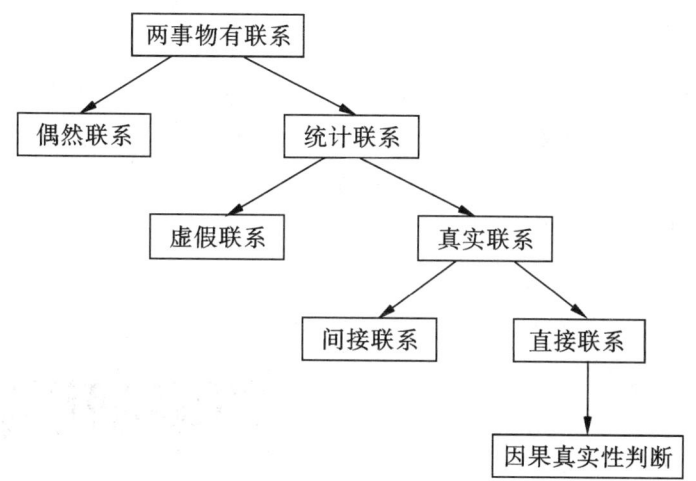

图 3-2-1 病因推断步骤示意图

### (三) 病因推断标准应用举例

下面举一个幽门螺杆菌感染与十二指肠溃疡例子，说明病因推断标准的应用。

1. 时间顺序的证据　324 例幽门螺杆菌感染者，10 年中有 11% 发生十二指肠溃疡，而 133 例非感染者仅有 0.8% 发生十二指肠溃疡。说明感染在前，发病在后。

2. 关联强度的证据　90%~100% 的该病患者存在幽门螺杆菌感染，$OR>10$；感染者 11% 在 10 年中发生该病，$RR>10$；十二指肠溃疡患者的感染密度（每平方毫米胃黏膜感染量）高于非患者；幽门螺杆菌感染率与卫生条件有关，在发展中国家较高（可达 50% 以上），该病患病率亦较高；该病 19 世纪患病率达最高峰，而那时卫生条件较差，推测幽门螺杆菌感染率也较高；北澳大利亚某土著人群从未发现有幽门螺杆菌感染，也没有十二指肠溃疡发生；吸烟能增加幽门螺杆菌感染者发生该病的危险，但非感染者或已清除感染者的危险不增加；幽门螺杆菌感染无性别差异，十二指肠溃疡患病率在以前男高于女，但近些年来渐趋接近，这与女性吸烟率增加有关。

3. 可重复性证据　许多研究者重复得到相同结果。

4. 合理性证据　幽门螺杆菌结合部位在胃窦细胞，它可随着胃窦细胞进入十二指肠，引起炎症，削弱黏膜，使其易于遭受酸的损伤。

5. 实验研究（高论证强度）的证据　临床实验中清除幽门螺杆菌可使十二指肠溃疡愈合，其效果等同于组胺受体拮抗剂；用三联抗菌治疗清除该菌后，长期溃疡复发率为零，而用组胺受体拮抗剂治疗，复发率为 60%~80%。

从以上证据，可以判定幽门螺杆菌感染与十二指肠溃疡有因果关联。值得注意的是：某些胃溃疡患者甚至无症状健康人也发现有幽门螺杆菌感染，幽门螺杆菌感染与胃癌也有关联。这再次说明"特异性"标准是无效的。

(宋春花)

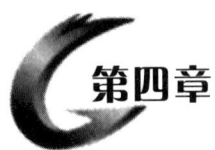

# 第四章

# 筛检和诊断实验

【学习目标】

◆ **掌握** 筛检的概念；筛检和诊断实验的评价方法及提高筛检和诊断实验效率的方法。
◆ **熟悉** 诊断实验的评价原则。
◆ **了解** 实验指标的选择。

流行病学的最终目标就是控制疾病的发生发展，促进人群健康。开展针对病因的一级预防措施是实现该目标的最佳途径，但不是所有的疾病都能这样做。理论上，若能及早地将人群中临床前期的无症状患者识别出来，并给予确诊和治疗，则可延缓疾病的发展，筛检就是在此背景下提出来。它最初源于19世纪，用来预防结核病。20世纪早期，保险公司用它筛查参加保险的人。近年，筛检在疾病控制工作中的应用不断扩大，不仅用于发现人群中多种慢性病早期患者，还用来识别可能发生这些疾病的高危个体。

正确的诊断是临床医疗服务的首要前提，是临床医师必备的技能，而正确诊断本身依赖于灵敏可靠的诊断实验。诊断实验与筛检实验既有联系，又有区别，两者相互作用共同组成一个从筛检到诊断的完整过程。

# 第一节 筛检和诊断实验的概述

## 一、筛检和诊断实验的概念

### (一)筛检

1. 定义　筛检(screening)是运用快速、简便的实验、检查或其他手段,从表面健康的人群中去发现那些未被识别的可疑患者或有缺陷者。用于筛检的实验称为筛检实验。筛检所用的实验方法和检查手段是简单、快速、经济、安全、有效,并易于为群众所接受的方法。由于许多疾病在临床症状和体征出现以前,体内的组织器官已经发生了病理学上的改变,或体内的生化代谢或免疫等已出现异常反应,因此我们有机会在该时期通过某些检查,早期发现这些患者,达到早期诊断和早期治疗的目的(二级预防)。应该注意的是,筛检不是诊断,筛检实验阳性者只是某病的可疑患者或某种可疑有缺陷者。并建议做进一步的诊断和治疗。如用检查尿糖水平筛检糖尿病患者,阳性者再做进一步检查,达到早期诊断与治疗的目的。筛检也可用于发现人群中某些疾病的高危个体,并从病因学的角度采取措施,以减少疾病的发生,达到一级预防的目的。如筛检高血压预防脑卒中,筛检高胆固醇血症预防冠心病。

2. 分类　筛检有多种形式,根据目的不同可选用不同的筛检方法。根据筛检对象的范围分类,可分为普通筛检和选择筛检两大类。普通筛检是指在疾病患病率很高的情况下,对对一定范围内人群的全体对象进行普遍筛检,将患某病可能性较大的人筛检出来,也称普查。如对35岁以上妇女做阴道细胞涂片筛检宫颈癌。而选择筛检是在某范围内重点选择那些高危人群进行筛检,选择筛检能取得较大的效益。如对矿工进行硅肺筛检,对石棉工进行石棉肺、肺癌的筛检。

根据所用的筛检方法、数量可分为单项筛检和多项筛检,单项筛检,即用一种筛检实验检查某一疾病。如以儿童呼吸次数筛检可疑儿童肺炎。多项筛检,即同时使用多种筛检实验方法筛查多个疾病。如同时进行胸透、查血、尿等发现可疑肺结核、糖尿病或肝癌等,然后再做进一步检查确诊。

### (二)诊断

诊断(diagnosis)不同于筛检,筛检是以健康者和无症状的早期患者为观察对象,而诊断是以可疑患者为观察对象;筛检的目的是把目标人群中的可疑患某病者与无病者区别开来,而诊断则是在可疑患某病者中进一步把患者与可疑有病但实际无病者区别开来;筛检实验要求快速、简便、价廉、灵敏度高,诊断实验要求特异度高,要有更高的准确性和权威性,一般花费较高;筛检实验阳性者需进一步做诊断实验进行确诊,而诊断实验结果阳性者要立即治疗。因此,诊断对指导下一步治疗有决定意义,诊断正确与否至关重要。临床医师掌握科学的研究和评价诊断实验的方法可为其选择合理的诊断方法奠定基础,因而可避免单凭经验诊断造成的错误。

## 二、筛检的目的及应用原则

### (一) 筛检的目的

1. 早期发现病例　由于筛检的对象是那些表面健康的人群,筛检出来的患者则是尚处于疾病的潜伏期的患者。因此,通过筛检可使这批人得到早期诊断,特别是对潜伏期较长的疾病尤为明显。对大多数疾病而言,早期发现、早期诊断、早期治疗,可提高治愈率,降低死亡率,延长寿命。如宫颈癌,若经筛检能发现 0~Ⅰ期的病例,则手术治疗的 5 年生存率可高达 75%~100%;而如果待临床症状出现后才就诊,起码Ⅱ期以后才能发现,此时手术治疗的 5 年生存率明显下降,Ⅱ、Ⅲ、Ⅳ期的 5 年生存率分别为 64%、35% 和 0~14%。

2. 筛检高危人群　高危人群筛检已成为一级预防的一项重要措施。如对孕妇的乙肝表面抗原(HBsAg)的筛检,筛检阳性者所生的婴儿即为肝炎病毒感染的高危人群,因而建议在产后应迅速对这些婴儿进行乙肝的被动和自动免疫,以阻止乙肝病毒的垂直传播。如对高脂血症的筛检,筛检出的高脂血症者可能是高血压和冠心病的高危人群,对其进行降脂治疗则可减少高血压和冠心病的发生。

3. 研究疾病的自然史　临床所见仅是疾病发展到具有临床症状或体征阶段的表现,而疾病自然史则包括临床前期、临床期及临床后期各阶段的疾病发展过程。因此,若需了解疾病自然史的全过程,必须进行疾病筛检。

4. 开展流行病学监测　监测包括临床疾病、隐性感染及病原学监测等,隐性感染监测则有赖于定期对人群进行筛检。

### (二) 筛检的应用原则

由于筛检是一项预防性的医疗活动,服务对象是表面健康的人群,且筛检需消耗一定的人力、物力资源。因此,应用筛检时要慎重考虑,下列几项原则可供参考。

1. 所筛查疾病或状态应是当地现阶段的重大公共卫生问题,该类疾病的发病率高,影响面广,迟发现将造成严重后果。因此对这类疾病的筛检容易引起政府重视,群众支持,工作易于开展,而且能取得较大的社会效益和经济效益。

2. 所筛查疾病或状态经确诊后有可行的治疗方法,如果对筛检出来的疾病或缺陷毫无治疗办法与措施,或治疗效果不明显,则没有筛检的必需。如对一般人群的 HBsAg 筛检,由于目前对 HBsAg 阳性者缺乏有效的治疗方法,因此,这种筛检的实际意义不大。但由于目前通过被动自动免疫可有效地阻止乙肝病毒的母婴传播,因此,对孕妇做 HBsAg 筛检却是十分必要的。

3. 所筛查疾病或状态应有可识别的早期临床症状和体征,具有较长的可识别的潜伏期或临床前期。如果可识别的潜伏期太短,则诊断提前的时间亦将较短,通过早期诊断,早期治疗,改善预后的幅度将较小,筛检的效益将较小。

4. 对筛查疾病的自然史,从潜伏期到临床期的全部过程有比较清楚地了解,只有对该病的自然史有明确的了解,才能准确预测筛检可能取得的效益。盲目筛检是不可取的。

5. 用于筛查的实验必须具备快速、经济、有效的特点。

6. 所有筛查技术应易于被群众接受。

7. 对筛检实验阳性者,保证能提供进一步的诊断和治疗,由于筛检不是诊断,筛检实验阳性仅提示为某病的可疑患者或可疑有缺陷者,需要进一步确诊后才能进行治疗。如无进一步确诊的方法,或者本单位、本地区不具备进一步确诊的条件,则不宜进行筛检。

8. 对患者的治疗标准应有统一规定。

9. 必须考虑整个筛检、诊断与治疗成本与效益问题,这就要求筛检实验本身价格低廉,通过筛检发现的患者数量较多,通过筛检对疾病进行早期诊断和早期治疗,可以明显地改善预后。

10. 筛检计划是一个连续过程,应定期进行,不是查完了事。

总之,对某病的筛检应尽量满足以上标准,愈多说明筛检计划愈成熟。最基本的条件是:适当的筛检方法、确诊方法和有效的治疗手段,三者缺一不可,否则将导致卫生资源浪费,给筛检实验阳性者带来生理和心理上的伤害等不良后果。

### 三、实验指标的选择

诊断或筛检实验的建立,首先需选择实验的指标。根据指标的主、客观程度可以分成三类。

1. **主观指标** 主要指受检对象的主诉,如不舒服、无力、食欲缺乏等。这些指标容易受到被检者的情绪、对病痛的耐受能力、对身体的关心程度、自身的体质及年龄、性别等因素的影响,其临床价值常难以估计。因此,这种指标一般不作为主要的诊断或筛检指标。

2. **半客观指标** 是指根据检查者的感觉而加以判断的指标,如肿瘤的硬度、粘连情况,手的握力大小及肺部啰音多少等。这些指标较纯主观指标要客观些,但由于是凭检查者主观判断的,没有客观标准,因此,不同检查者之间常易出现不同的判断结果。这类指标宜少用。同时,应尽可能制定一些较客观的判断标准。

3. **客观指标** 是指能用客观仪器或实验方法进行测量的指标。这类指标的测定结果最为可靠。在这类指标中,死亡是一个绝对客观的指标,是绝对可靠的。另外,如血压、体温、视力、白细胞计数及血糖等均可应用客观的仪器或方法进行测定,其结果也是可靠的。但后一类指标的结果亦是由观察者判断的,因此,可能存在观察者之间的变异。如能使用自动记录仪,如电子血压计,自动白细胞计数仪及自动生化分析仪等,则可得到较一致的可靠的结果。

## 第二节 筛检和诊断实验的评价

### 一、流行病学评价方法

任何一个筛检实验或诊断实验的实际应用价值均需通过科学的严格的流行病学方法对其真实性、可靠性及预期效应进行评价,以便能对实验的预期结果进行预测,对实验结果的临床意义作出准确地解释。流行病学评价方法的基本步骤包括金标准的确定、研究对象的选择、样本含量的估计、资料整理与分析以及偏倚的控制等。对诊断实验和筛检实验必须进行科学的研究,制定出符合实际的应用条件和标准,才能使其具有最大的诊断和筛检价值。两者的研究方法相同,具体步骤如下。

1. 确定"金标准" 金标准(gold standard)即标准诊断方法,是指可靠的、公认的、能正确地将有病和无病区分开的诊断方法。一般来讲,病理学检查、手术、尸体解剖、特殊的影像学诊断、微生物学培养以及生物学标志检测是具有普遍意义的金标准。不同的疾病有不同的金标准,如诊断冠心病的金标准是冠状动脉造影,诊断肿瘤的金标准是病理学检查。研究诊断实验和筛检实验时,必须先选择合适的金标准,将研究人群明白无误地分成有病和无病两组,然后应用待研究的筛检或诊断实验并采用盲法对该人群重复检查,将两组检查结果进行分析比较后,就能对诊断或筛检实验进行评价。要对诊断或筛检实验做出正确评价,金标准的选择至关重要。对有些诊断困难的疾病,可能暂时没有真正意义上的金标准,此时只能选择一个相对公认的方法作为金标准。对用这种相对标准诊断的病例,可采用长期随访病例,以获得肯定结果的办法进行复核。为了避免外界环境因素的干扰,要求待评价的诊断或筛检实验与标准方法应在同一时间在相同条件下进行实验。

2. 选择研究对象 用于评价筛检或诊断实验的研究对象包括两组人,一组是经金标准确诊的某病病例,称为病例组。所选的病例组应是该病病例总体的一个随机样本,在可能影响实验结果的诸多因素(如年龄、性别、疾病类型、病情严重程度、病程及治疗等)方面应能代表整个患者群。另一组是经金标准证实的未患该病的其他患者或健康人群,称为对照组。对照组除被金标准证实未患所研究疾病外,在其他因素和特征上应与病例组有可比性。如果对照组由其他疾病病例组成,应考虑选择那些容易与所研究疾病混淆的其他疾病的病例,以考虑该实验的鉴别诊断能力。研究对象有两种来源:一是选择社区人群中某病病例及非病例的全部或其随机样本;二是从医院选择一定时期内的某病病例和其他疾病病例的全部或其随机样本,包括需要鉴别的其他疾病病例。

3. 确定正常值 比较金标准和待评价方法的检查结果,一般选择检查结果最接近金标准判断结果的界值作为正常值标准。常用的确定正常值的方法是统计学的方法,一般包括标准正态分布法、对数正态分布法和百分位数法三种方法。正常值的确定是否恰当,将对诊断或筛检实验的真实性产生明显的影响。

对诊断实验和筛检实验的评价,除考虑安全可靠、简单快速及方便价廉外,主要从试验的真实性、可靠性及效益三个方面进行评价。

## 二、诊断和筛检实验评价指标

### (一)真实性

真实性(validity)又称准确性(accuracy),它是指测定值与实际值符合的程度,是指将患者和正常人正确区分开的能力。在实施一项筛检或诊断实验时,受检人群将出现如表4-2-1 所示的真阳性、假阳性、真阴性、假阴性四种情况,据此可计算出一系列评价真实性的指标。

表4-2-1 实验检查结果真实性的资料归纳表

| 诊断实验结果 | 按金标准诊断 | | 合计 |
|---|---|---|---|
| | 有病 | 无病 | |
| 阳性 | a(真阳性) | b(假阳性) | a+b |
| 阴性 | c(假阴性) | d(真阴性) | c+d |
| 合计 | a+c | b+d | a+b+c+d |

1. 其主要评价指标有

(1)灵敏度(sensitivity) 又称真阳性率,是指将实际有病的人正确地判断为患者的能力。理想的实验应为100%。

$$灵敏度 = \frac{a}{a+c} \times 100\% \quad (4-2-1)$$

(2)假阴性率(false negative proportion) 又称漏诊率,是指实际有病,但根据该诊断标准被定为非病者的百分率。

$$假阴性率 = \frac{c}{a+c} \times 100\% \quad (4-2-2)$$

$$灵敏度 + 假阴性率 = 1$$

(3)特异度(specificity) 又称真阴性率,是指将实际未患某病的人正确地判断为未患某病的能力。理想的实验应为100%。

$$特异度 = \frac{d}{b+d} \times 100\% \quad (4-2-3)$$

(4)假阳性率(false positive proportion) 又称误诊率,是指实际无病,但根据该诊断标准被判定为有病的百分率。

$$假阳性率 = \frac{b}{b+d} \times 100\% \quad (4-2-4)$$

特异度+假阳性率=1

(5) 约登指数(Yourdon's index)　又称正确指数,是将灵敏度与特异度之和减1,指数范围为0~1。表示筛检或诊断方法发现真正患者与非患者的总能力。约登指数愈大,其真实性愈大。

$$约登指数 = \frac{a}{a+c} + \frac{d}{b+d} - 1 \quad (4-2-5)$$

(6) 似然比(likelihood ratio,LR)　属于同时反映灵敏度和特异度的复合指标。即在筛检或诊断实验中病例组出现某种检验结果的概率与对照组中出现相应结果概率之比。表明某项筛检实验所确定的阳性界值(或称截点)能否良好地区分真阳性和假阳性,说明患者出现该结果的概率是非患者的多少倍。

由于检测结果分为阳性和阴性,似然比也相应地分为阳性似然比(positive likelihood ratio,+LR)和(negative likelihood ratio,-LR)阴性似然比。

阳性似然比是指真阳性率与假阳性率之比,说明患者中出现某种检验结果阳性的概率是非患者的多少倍,即一项实验按某已定标准判断某患者结果为阳性,那么该患者是真患者还是假患者的优势比是多少。比值越大,实验结果阳性时为真阳性的概率越大。

$$阳性似然比 = \frac{真阳性率}{假阳性率} = \frac{灵敏度}{1-特异度} \quad (4-2-6)$$

阳性似然比越大实验的真实性越好;阴性似然比越小实验的真实性越好。因此在选择实验时应选阳性似然比高的方法。

$$阴性似然比 = \frac{假阴性率}{真阴性率} = \frac{1-灵敏度}{特异度} \quad (4-2-7)$$

阴性似然比是指假阴性率与真阴性率之比,说明患者中出现某种检验结果阴性的概率是非患者的多少倍。其比值越小,实验结果阴性时为真阴性的可能性越大。

【例4-2-1】　如在一次糖尿病的筛检实验的评价中,共检查1 000人,其中糖尿病患者20人,非糖尿病患者980人,检查结果真阳性18人,假阳性49人,假阴性2人,真阴性931人。根据该结果计算该实验的真实性指标如下:

灵敏度(%) = 18/20×100% = 90%
特异度(%) = 931/980×100% = 95%
假阴性率(%) = 2/20×100% = 10%,或1-90% = 10%
假阳性率(%) = 49/980×100% = 5%,或1-95% = 5%
约登指数(%) = 90% +95% -1% = 85%
阳性似然比(%) = 90%/5% = 18.00
阴性似然比(%) = 10%/95% = 0.11

2. 灵敏度与特异度的关系　灵敏度和特异度是反映筛检实验真实性的两个重要指标,灵敏度越高,筛检实验的真实性越好,特异度越高,筛检实验的真实性也越好。但就一个筛检实验而言,其灵敏度和特异度存在制约关系,即提高灵敏度,特异度将会降低;反之,提高特异度,灵敏度也会下降。原因是多数筛检实验正常人和患者的测定结果有重叠(如图4-2-1),例如空腹血糖、血压等连续性指标。

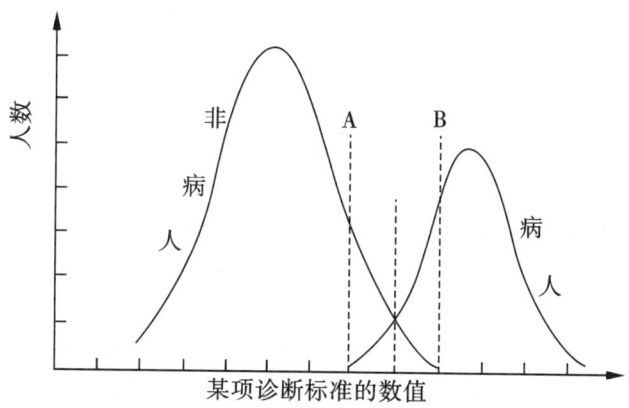

图4-2-1  患者与非患者不同数值的分布示意图

此时将正常、异常的割点划在哪里,将会影响筛检实验的灵敏度和特异度。如选择在A点,灵敏度可达100%,即可以发现所有的患者,但同时有很多的误诊,特异度降低;如果割点选择在B点,特异度为100%,即正常人没有被误诊,但有较多的漏诊病例,灵敏度降低。因此,在选择筛检实验时应考虑其灵敏度和特异度。如果漏诊会造成严重后果时,应选择灵敏度高的筛检实验。例如,某些疾病虽然危险,但是一旦检出尚可治疗,如结核、梅毒、霍奇金病。当假阳性结果会在肉体、精神或经济上对患者造成伤害时,应选择特异度高的实验,降低误诊率。

很显然,一项筛检实验的灵敏度和特异度都高是不可能的,在灵敏度和特异度之间存在着制约关系,特别是在检测数据是一个连续性数值范围来表达时,这种特性表现得更为明显。如果提高灵敏度,必然以降低特异度为代价,反之亦然。所有只用一项检查是不能同时改善灵敏度和特异度的。

### (二)可靠性

可靠性(reliability)又称可重复性(repeatability)或精密度(precision),是指在完全相同的条件下,重复进行某项实验时获得相同结果的稳定程度。

1. 其评价指标主要有:

(1)变异系数(coefficient of variance)  当某实验是做定量测定时,可用变异系数来表示可靠性。变异系数越小,可靠性越好。

$$变异系数 = \frac{测定值均数的标准差}{测定值均数} \times 100\% \qquad (4-2-8)$$

(2)符合率(agreement/consistency rate)  又称一致率,是筛检实验判断的结果与诊断的结果相同的数占总受检人数的比例。如果实验测量的是诸如阳性和阴性、正常与异常这样的定性指标时,可用符合率来表示可靠性,符合率越高,可靠性越好。

$$符合率 = \frac{a+d}{a+b+c+d} \times 100\% \qquad (4-2-9)$$

(3) Kappa 值：是指两次重复测量的实际一致率与最大非机遇一致率的比。

$$\text{Kappa 值} = \frac{\text{符合率} - \text{机遇一致率}}{1 - \text{机遇一致率}} \quad (4-2-10)$$

机遇一致率：是指完全有机会造成的期望符合率。

非机遇一致率＝1－机遇一致率，是指在符合率达到100%时可能获得的最大非机遇一致率。

【例4-2-2】 现有甲、乙两位临床经历相似的医师，阅读相同的100份胸部X射线片，结果见表4-2-2。

表4-2-2 甲、乙两位医师阅读X射线片的诊断结果

| 乙医师诊断 | 甲医师诊断 | | 合计 |
|---|---|---|---|
| | 肺门淋巴结核 | 正常 | |
| 肺门淋巴结核 | 46($a$) | 10($b$) | 56($r_1$) |
| 正常 | 12($c$) | 32($d$) | 44($r_2$) |
| 合计 | 58($c_1$) | 42($c_2$) | 100($N$) |

两位医师均诊断肺门淋巴结结核者46例，均诊断正常者32例。

观察一致率$(P_o) = (a+d)/N = (46+32)/100 = 0.78$

机遇一致率$(P_c) = (r_1c_1/N + r_2c_2/N)/N = (56\times58/100 + 44\times42/100) = 0.51$

非机遇一致率 $= 1 - 0.51 = 0.49$

实际一致率 $= P_0 - P_c = 0.78 - 0.49 = 0.27$

Kappa 值 $= (P_0 - P_c)/(1 - P_c) = $ 实际一致性／非机遇一致性 $= 0.27/0.49 = 0.55$

目前对判断 Kappa 值一致性强度的意义可参照 Kanidis 和 Koch 提出的标准：Kappa 值越接近1越好。Kappa 值>0.75 表明诊断的一致性较好；Kappa 值在0.40~0.74，表示一般；Kappa 值<0.40，则实验的诊断价值很小。

2.影响一项诊断或筛检实验可靠性的因素包括实验条件、观察者及被观察者三方面的变异。

(1) 实验条件的影响　包括实验的环境条件，如温度、湿度等；试剂与药品的质量及配制方法；仪器是否校准等。因此，必须严格规定实验的环境条件，试剂与药品的级别，仪器必须先校准，才能保证实验的可靠性。

(2) 观察者的变异　包括不同观察者之间的变异和同一观察者在不同时间、条件下重复检查同一样本时所得结果的不一致性。如由几名观察者同时测量同一人的血压值，即使观察者训练有素，差异在2 mmHg以内当属允许范围。为此，观察者必须经过严格的培训，增强责任心，统一判断标准，使观察者的变异降低到允许范围以内。

(3) 被观察者的个体生物学变异　生物个体的各种生理、生化测量值均随测量时间、条件等变化而不断变化。如血压值在上、下午，冬、夏季不同，并随测量体位和部位的不同而变化；血糖值在饭前、饭后不同时间有明显差异。因此，要严格规定统一的测量时

间、条件等,以使被观察者在相同条件下进行比较。同时,临床医师应对个体的生物学变异给予足够的重视。

减少影响可靠性的方法:检查方法应标准化,观察者应经过严格的训练,方法准确、简单、不要采大量血,不要引起被观察者疼痛或不舒服等。此外,诊断指标不要订的太多,不要不管有否相关,只要本单位有的检查就一齐都用上。后者徒增加经济开支。

(三) 效益

诊断实验或筛检实验是否切实可行,必须事先考虑其应用效益,特别是筛检实验更应注重效益。效益的评价需做成本效益和成本效果分析。筛检实验的预测值、发现新病例的数量及早期发现病例对预后的改善程度等可显著影响筛检的效益。

1. 临床诊断价值 预测值(predictive value)又称诊断价值(diagnostic value),是实验结果的临床诊断价值评价的重要指标,它是从临床实用价值的角度来反映实验的效益。在临床工作中每日要遇到看化验单的结果,在得到一个阳性(或阴性)结果时,如何判断其诊断价值。这时就需要参考该被检查者是处于高患病率人群还是低患病率人群。患病率很低时,即使一个特异度很高的实验也会检出相当多的假阳性,比如用ELISA法检测AIDS病的HIV抗体,就会出现许多假阳性,而必须再用第二次的ELISA或蛋白印迹法(western blot)或其他方法确诊。

(1) 指标 根据实验结果的不同,预测值又可分为阳性预测值和阴性预测值。阳性预测值是指实验为阳性者真正患有该病的可能性,阴性预测值说明为阴性者真正未患该病的可能性。预测值的计算公式如下。

$$阳性结果的预测值 = \frac{a}{a+b} \times 100\% \qquad (4-2-11)$$

$$阴性结果的预测值 = \frac{d}{c+d} \times 100\% \qquad (4-2-12)$$

(2) 影响因素 一个实验的预测值除了受到实验本身的灵敏度和特异度的影响外,也受到实验人群患病率的明显影响。当患病率升高时,阳性预测值升高,阴性预测值下降,反之亦然。如某项实验在患病率为2%时阳性预测值为29%,而患病率为1%时,阳性预测值仅为17%。因此,在患病率较高的人群中进行诊断实验,诊断价值较大。

【例4-2-3】 以 Sketch 所做冠状动脉狭窄的诊断研究为例,加以说明。冠状动脉狭窄有很多诊断方法,其中最确切的诊断方法是动脉造影,但因方法复杂和费用高,有人提出用运动实验,系运动后观察心电图变化的一种实验,来代替动脉造影。怎样评价这个新诊断方法?首先要与动脉造影实验做比较。Sketch 抽取了195个患者的样本,动脉造影以动脉狭窄≥75%作为异常,而运动实验以心电图判断异常。结果见表4-2-3。

表4-2-3　在患病率高的男患者组中运动后心电图与冠状动脉造影的比较

| 运动后心电图异常 | 冠状动脉造影结果 | | 合计 |
|---|---|---|---|
| | + | − | |
| + | 55 | 7 | 62 |
| − | 49 | 84 | 133 |
| 合计 | 104 | 91 | 195 |

从表4-2-3可以计算运动后心电图变化检查法的如下指标。

$$灵敏度 = 55/104 \times 100\% = 53\%$$
$$假阴性率 = 49/104 \times 100\% = 47\%$$
$$特异度 = 84/91 \times 100\% = 92\%$$
$$假阳性率 = 7/91 \times 100\% = 8\%$$
$$患病率 = 104/195 \times 100\% = 53\%$$
$$阳性预测值 = 55/62 \times 100\% = 89\%$$
$$阴性预测值 = 84/133 \times 100\% = 63\%$$

该作者在结论中说:"阳性结果在预测存在显著的冠状动脉狭窄的男人中是有用的,但阴性结果并不能排除冠状动脉狭窄。"

上述例子的患病率为53%,在患病率低的人群中(如参加体育锻炼的人),该实验的诊断结果如何。实验结果如表4-2-4。

表4-2-4　在患病率低的男患者组中运动后心电图与冠状动脉造影的比较

| 运动后心电图异常 | 动脉造影结果 | | 合计 |
|---|---|---|---|
| | + | − | |
| + | 55 | 42 | 97 |
| − | 49 | 478 | 527 |
| 合计 | 104 | 520 | 624 |

$$灵敏度 = 55/104 \times 100\% = 53\%$$
$$假阴性率 = 49/104 \times 100\% = 47\%$$
$$特异度 = 478/520 \times 100\% = 92\%$$
$$假阳性率 = 42/520 \times 100\% = 8\%$$
$$患病率 = 104/624 \times 100\% = 17\%$$
$$阳性预测值 = 55/97 \times 100\% = 57\%$$
$$阴性预测值 = 478/527 \times 100\% = 91\%$$

当患病率降至17%时,同一实验阳性预测值下降至57%,阴性预测值上升至91%。如果一个患者运动实验为阳性,很难预测他有显著的冠状动脉狭窄的存在,而如为阴性则很可能排除他为冠状动脉狭窄患者。

由上述例子看来,患病率的高低与一个诊断方法有很密切的关系,临床医师为了正确判断一个实验结果的诊断价值,不能不去了解患病率。

知道一项实验方法的灵敏度和特异度,被测人群某病的患病率,即可计算出当实验结果为阳性(或阴性)时,该人群患病的概率。

$$阳性预测值 = \frac{患病率 \times 灵敏度}{患病率 \times 灵敏度 + (1-患病率)(1-特异度)} \quad (4\text{-}2\text{-}13)$$

$$阴性预测值 = \frac{(1-患病率) \times 特异度}{(1-患病率) \times 特异度 + 患病率 \times (1-灵敏度)} \quad (4\text{-}2\text{-}14)$$

按上述两个公式,临床医生可以根据某人所处的阶层的某病患病率,预测该人有无该病的概率。

2. 生物学效果评价  一般通过比较筛检人群和非筛检人群的病死率和生存率来评价筛检实验的生物学效果。

(1) 病死率  经筛检出来的患者的病死率降低是反应筛检实验的生物学效果的有用指标。但应用该指标时必须有时间性,因为在时间足够长的条件下,筛检患者和非筛检患者的病死率会相等。

(2) 生存率  是评价筛检效果的一个较好的指标,一般可用1、3、5年或10年生存率。

3. 卫生经济学效益

(1) 成本-效益分析(cost-benefit analysis, CBA)  是指实施筛检计划投入的总费用与其所获得的经济效益的比值,投入费用和经济效益均以货币单位来衡量。成本包括实验所花费的全部费用;效益是指通过筛检或诊断所取得的经济效益。如经过筛检早期发现患者所节约的医疗费用等。

(2) 成本-效果分析(cost-effectiveness analysis, CEA)  是评估实施筛检计划投入的费用与其所获得生物学效果的关系。效果是指通过筛检或诊断实验所取得的社会效益,如发现一例早期患者的成本、延长一年寿命的成本及减少一个残疾的成本等。

(3) 成本-效应分析(cost-utility analysis, CUA)  是评估实施筛检计划投入的费用与所获得的生命质量改善之间的关系。筛检效应的评价带有一定的主观性,并与当时当地的社会经济状况有关。

4. 影响实验效益的主要因素

(1) 疾病的现患率  疾病的现患率一方面影响预测值,另一方面将影响新发现的病例数量,如果早期发现一例病例所获得效益一定,则新发现病例的数量将与实验的效益成正相关。现患率高,阳性预测值高,新发现的病例数多,效益就大。疾病现患率的高低又受到发病率、平均病程及两次筛检的间隔时间长短的影响。

(2) 早期发现病例对预后的改善程度  筛检的目的之一是早期发现病例,早期治疗,以争取好的治疗效果,提高治愈率,节省医疗费用。如果经某项筛检实验早期发现的病例,通过早期治疗能显著改善疾病的预后,则其社会效益和经济效益将是明显的。

(3)灵敏度和特异度 实验本身的灵敏度和特异度除了影响预测值外,还将对实验的效益产生复杂影响。如灵敏度增加一方面将能发现更多的新病例,达到更早期的诊断治疗,取得较好的效益;另一方面又可能是假阳性增加,使进一步的确诊费用增加。

## 第三节 提高筛检和诊断实验效率的方法

如何提高诊断实验或筛检实验的效率,更好地为临床诊疗服务是临床医师十分关心的问题。除了改善实验本身以提高其真实性外,下列措施亦可显著提高实验的效率。

1. 联合实验 联合实验是指同时应用两种或两种以上的实验方法来筛检或诊断疾病。通过联合实验,可依据实验者的意图,有效地、选择性地提高实验的真实性。根据判断实验结果方法的不同,联合实验又可分为并联实验和串联实验两种。

(1)并联实验(parallel test) 并联实验是指同时做几个实验时,只要其中有一个阳性,即判为阳性的实验方法。并联可提高实验的灵敏度,减少漏诊率,阴性预测值升高;但特异度下降,误诊增加,阳性预测值下降。当临床医师希望尽可能全面地发现患者,而可获得的多项实验方法均不够敏感时,则可采用并联实验的办法。

(2)串联实验(serial test) 串联实验是指依次顺序地做几项实验,只有全部实验均呈阳性时才能判为阳性。临床上一般先做较简单、安全的实验,当出现阳性结果时,再做比较复杂和有一定危险的实验;如出现阴性,则停止实验。该法可提高实验的特异度和阳性预测值,但却降低了实验的灵敏度,增加了漏诊。当现有实验的特异度均不能达到要求时,则可采用串联的办法。

现以尿糖实验和血糖实验在人群中筛检糖尿病的资料(表4-3-1)为例,说明联合实验对实验真实性和预测值的影响(表4-3-2)。

(3)混合法 根据指标的性质和质量高低,将指标有串联有并联结合起来应用,以达到较好的结果。比如有四项指标,可定为有任何三项限性判断为阳性,或第一项阳性再加上其他三项中任何一项阳性即判断为阳性,否则即诊断为阴性。

表4-3-1 尿糖和血糖实验筛检糖尿病的结果

| 试验结果 | | 糖尿病患者 | 非糖尿病患者 |
| --- | --- | --- | --- |
| 尿糖试验 | 血糖试验 | | |
| + | − | 22 | 55 |
| − | + | 37 | 153 |
| + | + | 36 | 20 |
| − | − | 105 | 9572 |
| 合计 | | 200 | 9800 |

表 4-3-2　尿糖和血糖实验筛检糖尿病的真实性与预测值

| | 灵敏度(%) | 特异度(%) | 阳性预测值(%) | 阴性预测值(%) |
|---|---|---|---|---|
| 血糖实验 | 36.5 | 98.23 | 29.67 | 98.70 |
| | (73/200) | (9627/9800) | (73/246) | (9627/9754) |
| 尿糖实验 | 29.0 | 99.23 | 43.61 | 98.56 |
| | (58/200) | (9725/9800) | (58/133) | (9725/9867) |
| 血糖+尿糖并联实验 | 47.5 | 97.67 | 29.41 | 98.91 |
| | (95/200) | (9572/9800) | (95/323) | (9572/9677) |
| 血糖+尿糖串联实验 | 18.0 | 99.80 | 64.29 | 98.35 |
| | (36/200) | (9780/9800) | (36/56) | (9780/9944) |

也可以考虑把几个指标结合成一个指标(如某某综合征),可以减少指标数目,以便于工作与分析。当混用两个以上诊断实验时,常先选简便、易行、价廉、对被检查人无损伤的实验后,再用复杂、高价、可能有损伤的实验。

2. **选择患病率高的人群**　当实验方法确定之后,实验的灵敏度和特异度就已经固定。此时,选择患病率高的人群进行实验,是提高效率的有效手段。选择患病率高的人群,一方面可使新发现的病例数量增加。另一方面可使阳性预测值升高,实验成本下降,其结果使实验的效率提高。临床上实行的逐级转诊制度,建立专科门诊及专科医院等,其结果都提高了就诊群体的疾病阳性率,因而提高了实验效率。

3. **优化实验方法**　选择客观的实验指标,确定一个合适的判断标准,可有效地提高实验的真实性,因而可提高实验的效率。另外,使实验的方法与步骤标准化,可减少假阴性和假阳性的发生率,因而也是提高实验效率的重要因素。

# 第四节　诊断实验的评价原则

实验指标确定之后,就应该确定一个区别正常与异常的标准,即界限值。一个合理的判断标准就是要使实验的真实性最好,理想的判断标准就是要使实验的灵敏度和特异度都达到100%。只有当正常者与异常者的测定值完全没有重叠时,才能得到这种理想的结果。此时,判断标准很容易确定。然而通常的情况是正常者与异常者的测定值总有部分重叠。如收缩压在 140~150 mmHg 时,在有些人可能属正常范围,而在有些人则可能已属高血压,此时,无论判断标准如何选择,都不可能同时使灵敏度和特异度均达到100%,总有误诊或漏诊发生。如以眼内压测定实验诊断青光眼为例,眼内压水平与是否患青光眼的关系,甲组为正常人,眼内压水平波动在 14~26 mmHg 之间,乙组为青光眼患者,眼内压水平波动在 22~42 mmHg 之间。在 22~26 mmHg 之间两组有重叠。在这种情况下,无论如何也不能同时使灵敏度和特异度都达到 100%。若以 26 mmHg 作为正常和青光眼的判断标准,则其特异度可达到 100%,但眼内压为 22~26 mmHg 的青光眼患者将漏诊;但若以 22 mmHg 作为判断标准,则灵敏度可达到 100%,但眼内压为 22~26 mmHg 的正常人将被误诊为青光眼。在这种情况下,判断标准的选择将直接影响到实验的灵敏度和特异度,而且由于判断标准的变化所导致的灵敏度和特异度的变化,其方向相反。由此可见,当正常与异常的测量值有重叠时,判断标准的选择将至关重要。

1. 确定判断标准的原则　当判断标准难以确定时,下列原则可供参考:当假阳性与假阴性的重要性相等时,可选灵敏度与特异度相等,或使正确指数最大的分界值作为判断标准。

2. 进一步确诊实验的繁简程度　对筛检实验阳性者必须做进一步确诊,即使是诊断实验,如果其阳性预测值较低,亦需做进一步的实验进行确诊。如果确诊实验较繁,费用高,则以提高特异度为主,判断标准右移;否则可考虑以提高灵敏度为主,判断标准左移。

3. 漏掉一个可能病例的后果　如果该病早期诊断和早期治疗可获得很好的治疗效果,否则后果严重,此时应选择灵敏度高的判定标准,尽可能把所有的可疑患者都诊断出来,如上例中可选择 22 mmHg 为标准。如果早期治疗的效果与临床期才开始治疗的效果相近,则应选择特异度高的判断标准,尽量减少假阳性。

4. 一定间隔期后再次检查的可能性　若实验对象在一定间隔期后有机会做第二次检查,则本次漏诊不会造成严重后果,此时应考虑以提高特异度为主,判断标准向右移;否则判断标准向左移。

5. 该病的患病率　如果某病的患病率低、正常人占绝大多数,此时如果特异度稍有下降,将出现大量的假阳性(误诊)。因此,应以提高特异度为主,判断标准右移。

6. 应考虑治疗的需要　确定诊断标准应考虑治疗的需要,是否能降低病死率及减少并发症。如高血压的诊断标准在 20 世纪 60 年代中期定为舒张压(DBA)105 mmHg,而到 70 年代又改为 DBA 90 mmHg,到 80 年代,人们认为 DBA 90 mmHg 即开始治疗,可能有些治疗过度,随即 WHO 于 1985 年将高血压诊断标准改为 DBA≥95.25 mmHg,1999 年 WHO 再次将该标准改为 DBA≥90 mmHg。

判断标准左移时,灵敏度增加,特异度下降,假阳性增加,将使诊断成本增加。相反,当判断标准右移时,特异度增加,灵敏度下降,假阴性增加,将使漏诊率增加。

(宋春花)

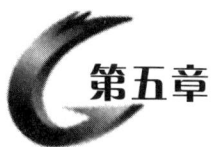

# 第五章 临床疗效和疾病预后

【学习目标】

◆ **掌握** 临床疗效研究的基本概念及基本实施步骤；
◆ **熟悉** 临床疗效研究常用的设计方案；结果的处理及资料的分析方法；疗效研究的评价原则。

## 第一节 临床疗效

### 一、概述

1. 重要性 临床疗效研究是临床科研工作的一个重要组成部分，一般临床医生常根据自己经验的积累做出治疗方法的抉择，而这些经验主要来源于对个别案例的认识，其中可能有很多机遇和偏倚。为了提高临床工作的科学性和可靠性，给患者以确实有效的治疗措施，临床工作者应经常进行疗效的分析和评价。运用临床流行病学的群体观点，以科学的分析手段，研究各种治疗方法，才能做出最优选择。

2. 概念 临床疗效研究是指在临床场所，以患者为研究对象，评价某种临床干预措施干预效果的研究。研究内容既包括药物或手术的效果，也包括放射、心理、预防以及成组治疗方案(如肿瘤化疗)和整套治疗方案(如冠心病监护病房)等的效果。

3. 特点
(1)具有实验性研究的特性。
(2)以患者为研究对象。

(3) 考虑医学伦理的问题。
(4) 科学评价临床疗效：真实性、重复性和实用性。

## 二、临床疗效研究的设计要点

1. 明确研究目的和检验假设。
2. 确定疗效考核指标及具有临床意义的最小疗效。
3. 明确研究对象的入选标准和排除标准。
4. 正确设立对照组和进行随机化分组。
5. 根据资料类型和评价指标正确估算需要研究的病例数。
6. 制定干预措施、步骤、时间和中止治疗原则。
7. 采用盲法收集资料。
8. 统计分析资料。
9. 对结果作出正确的解释。

## 三、临床疗效研究常用研究方法

临床疗效研究的设计方案为临床实验，根据对照设立方式的不同，临床实验可分为随机对照实验和非随机对照实验，非随机对照实验包括非随机同期对照研究、自身前后对照研究、交叉实验、历史对照研究、序贯实验。

### (一) 随机对照实验

1. 原理　随机对照实验(randomized control trial, RCT)是按事先规定的入选标准和排除标准，选择合格的研究对象，按照随机化原则将研究对象分为实验组和对照组。然后，对实验组施加某项干预措施，而对照组给予其他对照措施或者安慰剂，在一致的条件和环境里同步进行，观察实验效应，并用客观的标准对实验结果进行科学的衡量和评价，比较两组疗效的差异。

2. 优点　随机对照实验是当前临床实验中论证强度最高的实验，由于其在实验设计时，严格按照临床实验的随机、对照、盲法原则进行，并且有严格的入选标准和排除标准以及统一的观察指标及结果判定，所以其研究结果可比性好，可以有效地消除选择偏倚，实验结果真实可靠、科学性强。

3. 缺点　①研究时间长，耗费人力、物力和财力；②选择研究对象时遵循严格的入选标准和排除标准，获得的病例代表性相对较差，不能代表疾病的全貌，使研究结果的外推受到一定限制；③安慰剂使用不当，会影响患者的治疗；④随访时间较长，研究对象可能有流失，影响结果的真实性。

4. 应用范围　随机对照实验适用于新疗法与标准疗法的比较；暂且不予治疗不影响预后的疾病。不适用于创伤性较大的外科手术；某些罕见病的疗效；某些致死性的急性疾病患者。

### (二) 非随机同期对照实验

1. 原理　非随机同期对照实验(non-randomized concurrent controlled trial)研究对象

接受何种治疗措施不遵循随机化原则,而是由主管研究的医师决定,或是根据患者或患者家属是否愿意接受某种治疗而分组,在一致的条件下前瞻性观察实验组和对照组实验结果,比较两组疗效的差异。

2. 优点　简单易行,易被患者和医生接受,依从性较高。

3. 缺点　难以保证实验组和对照组间的可比性,实验组和对照组在基本临床特征和主要预后因素方面分布不均衡,可导致结果出现偏倚。

### (三)自身前后对照研究

1. 原理　同一组患者先后接受两种不同的治疗,以其中一种治疗作为对照,比较两种治疗效果的差别,以确定所研究药物的疗效。

2. 优点　由于同一组患者先后作为实验组和对照组而接受治疗,可确定每例患者对干预措施和安慰剂的反应,具有良好的可比性,结果的可靠性高于不同病例组的前后对照研究。

3. 缺点　每个研究对象的研究时间延长1倍,患者的依从性容易受到影响。

4. 应用范围　适用于慢性稳定或复发性疾病,如高血压和高血脂等。

### (四)交叉实验

1. 原理　交叉实验(cross over design trial)是指每个受试对象在两个或多个不同的实验阶段分别接受指定的处理(实验药或对照药),进行自身比较的实验方案。如果有两个处理因素,首先将受试对象按照随机化原则分为两组(A组和B组),在第一阶段的实验中,A组为实验组,B组为对照组;停药洗脱一段时间后,进行第二阶段实验,A组为对照组,B组为实验组。这种设计不仅有组间对照,而且有自身前后对照,从而降低了两组的变异度,提高了评价疗效的效率,同时也可用较少的样本完成实验。第一阶段接受何种处理应是随机确定的,每个受试者需经历准备阶段、第一实验阶段、洗脱期阶段、第二实验阶段。在两个实验阶段分别观察两种药物的疗效和安全性。

2. 优点　①一项实验能对两种不同处理措施进行评价比较;②每例患者先后接受实验组和对照组的治疗,消除了不同个体间的差异,对处理效果评价的结论更具说服力;③随机分组可避免组间差异和人为选择偏倚,需要的病例数较少。

3. 缺点　①应用病种范围受限,对于各种急性重症疾患或不能恢复到第一阶段治疗前状况的疾病(如心肌梗死),及那些不许可停止治疗让病情回到第一阶段的疾病(如心力衰竭)等,都不能采用交叉设计实验;②两个阶段的治疗可能有重叠,故需要一个洗脱期,时间过长会导致患者长期得不到治疗,时间过短会导致第一阶段的因素残留而影响第二阶段效果;③耗时较长,易导致研究对象失访、退出和依从性下降。

### (五)历史对照研究

1. 原理　将目前研究的药物或疗法作为实验组,过去某一时期一组患有同种疾病但给予其他药物或疗法的患者作为对照,比较两者的疗效。历史对照研究的资料多来源于文献和医院病历资料,是一种非随机、非同期的对照研究,因此,多用于预后差、无特效治疗手段疾病新疗法疗效的初步评价。

2. 优点　易于实施,易为患者接受,符合医德,省时省钱。

**3. 缺点** 由于这种研究不是随机设计,不是同期进行,实验组与对照组之间在各个方面都可能是不均衡的,所以其可比性较差,易出现系统误差。应尽量少用这种方法。

**(六)序贯实验**

**1. 原理** 序贯实验(sequential trial)设计事先不规定样本量,而是每实验一对研究对象后,立即分析,再决定下一步实验,到可以作出结论时即可停止实验。这样就可以避免由于不切实际地增加样本量或研究对象数量过小造成的缺陷。

**2. 优点** ①适合患者陆续就医的临床实际,无需预先凑够人数,即可进行实验。②节省研究对象人数:一般可减少30%~50%的样本,节省人力、物力,缩短研究周期。③及时下结论,判断结果简单,无效时可立即停止,避免对患者造成伤害,更符合伦理学要求;当确实存在差异时,序贯分析可较早地得出结论,如有效可及时推广,使更多患者受益。

**3. 缺点** ①只适用于观察单指标或至少可将多指标综合成单指标的实验:如用于改善心律、降低血压、解热镇痛等单项对症处理药物效果评价或将多项指标的改变综合成有效与无效等单一指标的实验,常用于药物评价或药物筛选。②要求很快观察到患者的反应,否则影响下一对患者患者的治疗,不适用于大样本实验和慢性病疗效观察。

### 四、临床疗效研究的实施步骤

**1. 明确研究目的,建立假设** 临床疗效研究的目的主要是为了探讨治疗药物、治疗方案的效果。在研究设计实施时,首先必须明确研究的目的、达到的预期结果,并据此建立研究假设。

**2. 选择研究方案** 研究方案要结合研究的目的来选择,应结合临床实际,尽可能选择论证强度高的研究设计,可提高研究结果的真实性和可靠性。在临床疗效研究的研究方法中,以随机对照实验最常用,效率也比较高。

**3. 选择研究对象** 选择研究对象是临床疗效研究中的一个重要问题,应慎重对待。研究对象一般是指按照规定条件选择参加临床实验的患者,是由研究目的所决定的具有某种特征的个体所组成的群体,是研究因素所作用的对象。

研究对象的选择,一般要考虑以下原则。

(1) 有明确的诊断标准 由于实验对象均为某病患者,故对该病必须有公认的明确的诊断标准和比较客观的诊断指标,尽可能按国际疾病分类标准或是全国性学术会议规定的诊断标准来选择患者。因为这些标准具有权威性,以便得出的结果能与他人的结果进行比较,并推广应用。若研究的疾病尚无公认的诊断标准,研究人员可自行拟订。此时应尽量采用客观指标,如病原学、实验室结果等,并且要对指标的灵敏度和特异度进行分析。

(2) 制定明确的入选标准和排除标准 制定入选标准时应考虑:①尽量选择对治疗措施有反应的病例,以便较易获得结果。如选择新发患者;②对研究对象的范围进一步限定,如年龄、性别、某特定病情等;③依从性好的患者;④自愿参加,知情同意。如一项丁螺环酮治疗焦虑症的临床实验,其纳入标准为:年龄18~60岁;SAS评分大于45分、GICSI评分大于3分等。

建立排除标准时,应排除以下受试对象:①所选病例患有另一种影响疗效的疾病;②患有研究疾病以外的其他严重的疾病;③已知对研究药物有不良反应的;④不能主诉症状、神志不清。如一项用呋喃唑酮治疗消化性溃疡的研究中,应排除患有严重肝病的、伴有胃癌的、对呋喃唑酮过敏的患者。

(3) 被选择的对象应能从临床实验中受益　研究因素若为药物,应当经过严格的动物实验,确属治疗效果明显且安全可靠,才能用于研究对象。

(4) 选择发病频繁、症状明显的受试对象　如观察抗心律失常药物的效果时,研究对象应选近期发作频繁的患者,而不是偶尔发作一次的患者。

(5) 选择依从性好的受试对象　避免因受试对象不遵守规定或中途退出较多而带来的偏倚。

(6) 不选择对研究因素易出现不良反应的受试对象　在新药临床实验中,常将老人、儿童、孕妇从研究对象中排除。

4. 计算样本含量

(1) 决定样本量大小的因素包括:

1) 实验组或对照组预期的率,或预期的均数及标准差,如治愈率、血压下降值等,可从以往研究结果或预实验中估计。

2) 临床实验设计要求的精确度,精确度越高,样本量就越多;反之,就可少些。

3) Ⅰ型错误出现的概率,即出现假阳性错误的概率。如将无效的研究因素错误地判断为有效的危险率,以 $\alpha$ 表示。$\alpha$ 水平由研究人员自行确定,通常取 0.05 或 0.01。取 0.01 时,所需的观察人数比 0.05 时较多,即要求的显著性水平越高,样本量就越多。

4) Ⅱ型错误出现的概率,即出现假阴性错误的概率。如将有效的研究因素错误地判断为无效的概率,以 $\beta$ 表示。$\beta$ 水平由研究人员自行确定,一般取 0.2、0.1 或 0.05。$1-\beta$ 称把握度,把握度越高,样本量就越大。

(2) 样本含量的计算公式　样本含量一般可以通过统计学方法估计。由于实验的目的和测量结局指标的不同,计算方法也不同。对于优劣性临床实验,其目的是要验证实验干预与对照干预效果之间是否存在差异,通常是验证实验干预效果优于对照,如验证某一新药的疗效优于老药或安慰剂。对于等效性临床实验,其目的是验证实验干预与对照之间效果相当,即差异不显著。通常见于不同的有效治疗如抗生素之间的比较,也用于比较同一种药物的不同剂型、不同给药途径的疗效。上述两种实验评价疗效的指标通常可分为两类:一类为计数(定性)指标,如死亡与存活,阳性与阴性,正常与异常;另一类为计量(定量)指标,如血压、血糖值、血清酶水平等实验室检测指标。有时临床实验评价的结局指标有多个,估计样本含量时需要选择其中最重要的结局指标。下面分别介绍两种实验的样本量计算方法。

1) 优劣性临床实验的样本量计算　估计样本量之前研究者需要考虑三个要素:实验干预与对照干预效应差异的大小、对实验精确度的要求和实验对象的依从性。效应差异的大小需要研究者根据该药物前期的临床研究和临床的实际意义决定,如实验组生存率比对照组高 10% 就可认为有临床意义。临床实验的精确度也称为实验的把握度(power)。在此需要掌握两个基本概念,即统计学上的Ⅰ型错误和Ⅱ型错误,前者又称为假阳性（α）错误，后者又称为假阴性（β）错误，把握度=1-β。α值含义是当实验结果呈阳性时，我们下结论犯错误的（假阳性）的可能性，通常将α值控制在5%以内，使实验对一个阳性结果下肯定的结论有95%的可信性；β值的意义为当实验结果呈阴性时，我们下结论犯错误（假阴性错误）的可能性，通常控制在10%以内。研究人员也可以根据对实验结果的精确性要求不同来确定α值和β值，如要求精确度极高，则可设定α值为1%，反之，如果要求的精度不高，则可设定α值为10%，β值为20%。第三个要素是需估计实验中患者退出的比例。如实验治疗的时间（或治疗结束后随访的时间）较长，则患者退出或失访的可能性较大。但是按照国际惯例，当实验病例退出或失访超过病例总数的20%时，实验结果将不可靠。

对于计数资料，可按以下公式计算样本量：

$$N = (U_\alpha + U_\beta)^2 2P(1-P)/(P_1 - P_0)^2 \qquad (5-1-1)$$

$N$为每一治疗组所需的样本量，一般各组样本数应均等；$U\alpha$、$U_\beta$为α、β所对应的$U$值，$P_0$和$P_1$分别代表对照措施的疗效和干预措施可达到的疗效，$P=(P_0+P_1)/2$。

例如，一项临床实验拟验证新型抗生素疗效优于第一代抗生素，结局指标选用细菌培养的阴转率，该指标为计数指标。选择α值为5%，β值为10%［查正态分布分位数表得到：$U\alpha(0.05)=1.65$，$U_\beta(0.01)=1.28$］，假设预计的病例退出率为10%，新型抗生素和第一代抗生素的治愈率分别为80%和60%。将上述数值带入公式得：

$$P=(80\%+60\%)/2\times100\% = 70\%$$
$$N=(1.65+1.28)^2\times2\times0.7(1-0.7)/(0.8-0.6)^2 = 90$$

即每组需90例，两组合计180例，加上10%的退出病例（约18例），最后估计的实验样本量为198例，即每组约各需99例。

对于计量资料，可按以下公式计算样本量：

$$N = 2\delta^2 \times f(\alpha,\beta)/(\mu_1-\mu_2)^2 \qquad (5-1-2)$$

$N$为每一治疗组所需的样本量，$\delta$为对照组测量指标的标准差，$f(\alpha,\beta)$为一常数，根据不同的α和β值，可查表获得（见表5-1），$\mu_1$为对照组测量指标的均数，$\mu_2$为实验组测量指标拟达到的均数。

例如，某实验用中药治疗糖尿病，观察对血糖水平的影响。首先我们需要知道几个本底资料，包括实验前患者的基础血糖水平（包括均值和标准差），假设根据以往资料或预实验，测得空腹血糖水平为9.7 mmol/L（标准差为2.1 mmol/L），现采用中药治疗，期望能将血糖水平降至8.3 mmol/L。假设$\alpha=0.05$，$\beta=0.1$，$\mu_1$为基础空腹血糖值（本例$\mu_1=9.7$ mmol/L），$\mu_2$为拟降低的血糖水平（本例$\mu_2=8.3$ mmol/L），本例标准差$\delta=2.1$ mmol/L，当$\alpha=0.05$，$\beta=0.1$时查表5-1得$f(\alpha,\beta)$为10.5。将上述参数代入公式得：

$$N = 2\times2.1^2\times10.5/(9.7-8.3)^2 = 47$$

即每组需47例，两组共计94例，如考虑退出与失访10%（约10例），则该实验所需样本总例数应为 104 例(每组各需 52 例)。

有时很难得到基础均数和标准差,也可将计量资料转换为计数指标进行样本量计算。如假设安慰剂组血糖水平可平均降低 5%,而中药组可降低 20%,$\alpha = 0.05$,$\beta = 0.1$,则可用以上计数资料公式计算样本量。

表 5-1-1　用于样本量公式中的 $f(\alpha,\beta)$ 值

| | | $\beta$(Ⅱ型错误) | | | |
|---|---|---|---|---|---|
| | | 0.05 | 0.1 | 0.2 | 0.5 |
| $\alpha$(Ⅰ型错误) | 0.1 | 10.8 | 8.6 | 6.2 | 2.7 |
| | 0.05 | 13.0 | 10.5 | 7.9 | 3.8 |
| | 0.02 | 15.8 | 13.0 | 10.0 | 5.4 |
| | 0.01 | 17.8 | 14.9 | 11.7 | 6.6 |

2)等效性临床实验的样本量计算

对于计数资料,可按以下公式计算:

$$N = 2p \times (100 - p) \times f(\alpha,\beta)/d^2 \qquad (5-1-3)$$

$p$ 代表标准治疗所预期的疗效,$d$ 代表实验药物与标准治疗比较可接受的差异,$f(\alpha,\beta)$ 可查表 5-1 获得。举例如下,欲研究氟罗沙星的抗菌作用与左氧氟沙星的效应相当,实验以治愈率作为评价指标。已知左氧氟杀星治疗细菌感染的治愈率可达 50%,预计氟罗沙星不低于左氧氟沙星的 5%(95% 的可信性),要验证两者的治疗效果相当,将各参数代入公式,其中 $p = 50\%$,$\alpha = 0.05$,$\beta = 0.2$,$d = 5\%$,$f(\alpha,\beta)$ 为 7.9,$N = 2 \times 50 \times (100 - 50) \times 7.9/5^2 = 158$。即每组需要 158 例,两组共需 316 例。可见,疗效差异越接近,所需样本量越大。小样本的等效性实验,如果没有样本量的预先估算,往往不能轻易下两者疗效无差异的结论。

对于计量资料,样本量计算公式为:

$$N = 2S^2/\delta^2 [z(1-\alpha) + z(1-\beta/2)]^2 \qquad (5-1-4)$$

$N$ 代表每个治疗组的样本量,$S$ 表示均值的标准差,$\delta$ 表示对照组均值的差,也就是研究人员认为可接受的差值范围。

5. 设立对照　对照是临床实验设计最重要的原则。只有通过与对照组的比较,才能确定实验效应是否是处理因素所产生,通过衡量实验组与对照组之间的差异,从而得出结论。通过对照组可排除处理因素以外的其他因素的影响。设立对照的原则,就是两组要均衡可比,即对照组除不给予研究的处理因素外,其他条件均应与实验组均衡。设立对照组的方法有:

(1)标准对照　是临床实验最常用的一种方法。是以现行最好的(规范标准)或常规的治疗方法作为对照组,旨在考核新疗法在疗效和安全性方面是否等同或优于临床所用的现行疗法。标准对照实验按照研究目的又可分为优效性实验和等效性或非劣性实验,

前者目的是评价实验组效果是否优于标准对照,后者目的是评价实验组的效果是否与对照的结果相同。

(2)安慰剂对照 药物常具有特异性效应和非特异性效应,为了排除非特异性效应的干扰,往往采用安慰剂做对照。安慰剂常用没有任何药物有效成分的淀粉、乳糖、生理盐水等制成,要求外表尽量与实验药物相似而对人体无害,以利于进行盲法实验。安慰剂一般只在研究的疾病尚无有效药物治疗或在服用安慰剂后对该病病情、病程和预后影响不大或无影响时使用。

(3)配比对照 也称配对对照,是给实验组选择对照时要求某些配比变量相同的一种方法,配比变量根据研究的要求确定,一般是根据可能的偏倚来源或混杂因素,常见的是年龄、性别、种族、社会(经济)阶层等。配比的数目一般1:1,也可1:(2~4),因为可能一个对照不能满足所有的配比变量,但数目过多将大大增加工作量,而统计效果并不增加。

(4)互相对照 当对比几种疗法时,不专门设对照组,用各实验组之间相互比较的方法替代对照的作用。

(5)空白对照 对照组不给予任何处理措施。空白对照简单易行,但这种对照只适用于某些目前尚无确定性治疗手段而且预后不严重的疾病。例如,普通感冒、慢性支气管炎等。由于对照组不接受任何处理,在应用时要防止受试者的心理效应,以及可能产生的伦理学问题。

(6)自身对照 即研究对象自身治疗前、后进行比较。每个研究对象既是实验对象又是对照者。采用这种对照可节约样本,易控制条件,还可有效地消除个体差异,提高实验效率。这种方法简单易行,容易被患者接受,但应尽量采用可测量的客观指标,并多次测量后来判断疗效,否则所观察到的治疗效应中将包含霍桑效应、安慰剂效应及向均数回归现象。自身对照可分为以下两种。

1)自身平行对照 即在同一受试对象的不同部位,分别给予实验处理和对照处理,如左眼做实验,右眼做对照。

2)自身前后对照 以患者接受处理前的情况作为接受处理后的情况的对照。

(7)交叉对照:见前文(交叉实验)。

6.随机化分组 随机化分组的原则是指每个研究对象都有同等的机会被分配到实验组和对照组中去,且分组过程不受人为因素的影响。随机分组时减少和控制混杂作用的一种方法,目的是保证治疗组和对照组具有相似的临床特征和预后因素,即具有充分的可比性,但不能保证重要的混杂因素一定均衡可比。

随机化分组方法包括:

(1)简单随机化分组 采用掷硬币、抽签、查随机数字表及计算机随机编码等方法,将研究对象随机分为若干组的方法。因临床实验的例数往往较多,一般采用随机数字表法。简单随机化分组基本步骤为:确定抽样单位;确定抽样表;确定分组数及分组方法;选择抽样方法(随机数字表法);确定随机数字表的读数起始点;确定随机数字表的读表方向;按以上规定的方法分配研究对象。

(2)区组随机化分组 按患者进入研究的先后顺序将患者分成内含相等例数的若干

区组,而后区组内的受试者被随机分配至不同组别,可保证组间例数始终相等。

(3)分层随机化分组 根据对疾病的转归,预后可能产生影响的有关因素或临床特征(如年龄、性别、病情、病程等),将进入研究的受试者分为若干层次,然后在层内再将受试者随机分配至不同组别。分层随机化分组可使层内特征分布均衡,提高实验组和对照组的可比性。

7.确定效应指标 研究效应是研究因素作用于研究对象所呈现的结局,或是研究对象对研究因素作用的反应结局。临床实验是通过研究因素在研究对象身上产生效应来验证或说明研究效果的。在任何一项临床疗效研究中,必须要有明确的指标来衡量疗效效应的表现。选择效应指标的原则有:

(1)指标的关联性 所选用的指标与本次实验的目的有本质上的联系,能客观地反映出干预措施的临床效应。例如,某次临床实验目的是要考核某药物有无预防冠心病的作用,从专业理论上知道高血脂是发生冠心病的危险因素,降低血脂可以减少冠心病发病的危险。因此,血脂作为评价预防冠心病效应的指标在专业上是可行的,但若临床实验目的是评价冠心病患者有无治疗效果,用血脂作指标就不合适了。因为血脂的高低与冠心病的预后并无必然的联系。

(2)指标的客观性 是指那些不易受主观因素影响的、并能客观记录的指标,如实验室检测结果、放射诊断结果等。主观指标是靠研究对象回答或研究人员自行判断的指标,如研究对象陈述某些症状(如疼痛、不适等)或研究人员通过观察获得的结果。这些指标易受主观因素的影响,其可靠性较差。在临床实验设计中,应尽量少用主观指标,多用客观指标。

(3)指标的灵敏性和特异性 指标的灵敏性是指能如实地反映研究对象效应变化的指标。指标的特异性是指检测的专一性。指标的关联性和特异性是性质不同的两个概念,但二者密切相关,有关联性的指标并不一定是特异的。事实上,临床实践中有不少指标就不是特异的,如胎儿血清甲种球蛋白在诊断原发性肝癌上有较大的价值,但它并不是一个特异性指标。

8.组织实施、收集资料 在临床实验的实施过程中,使用盲法实施干预措施和收集效应资料对防止偏倚具有重要的意义。常用的盲法有单盲、双盲和三盲(参见第二章第六节中的"盲法原则")。

有些情况下不能使用盲法,只能进行开放实验,如比较手术治疗与保守治疗对某种疾病的疗效,评定生活习惯的改变对发生冠心病的影响等。开放实验的优点是容易实施,容易发现实验过程中产生的问题而给予及时处理,缺点是容易产生偏倚。

9.结果分析 结果分析包括统计描述和假设检验两部分。在进行效应指标的显著性检验以前,必须对比较组间进行均衡性检验,以验证随机化分组的效果,说明各比较组间具有可比性。如果实验组与对照组间的随机化不够理想,则会影响实验结果的有效性。

对于组间计数资料(如有效率)或计量资料(如血压值)的比较,需做统计学检验以确定差异是否有统计学意义。对于两个率的比较,可以用$\chi^2$检验,具体见统计学专著。

10.得出结论,撰写实验报告或研究论文。

## 五、临床疗效研究的评价原则

1. 研究对象是否真正随机分组？只有随机对照实验，最后结果的真实性和可靠性才有保证，结论的论证强度才会更强。

2. 研究对象的诊断标准、纳入标准、剔除标准是否合适？临床治疗研究应详细描述选择研究对象的诊断标准、纳入标准和剔除标准，以及临床患者的各种特点，包括性别、年龄、种族、地区、疾病的类型和病情的轻重等，以便能在相似人群重复此研究结果或应用此研究结果。

3. 是否观察和报告了全部临床有关结果？任何一种临床实验研究在设计与执行中，都有明确的预防或治疗的目的和观察效果的各种指标与项目，并有确定的判断效应的标准，以便比较。在确定研究效果时，应有全部的最终结果，包括有效的和无效的，有益的和无益的等。

4. 结果是否包括了全部纳入病例，患者依从性如何？作为判定临床实验研究结果的真实性，要求未完成规定治疗而中途丢失的病例，不应超过总观察数的10%，一旦病例失访或退出超过20%，则全部结果将有很大可能失去真实性，临床意义及价值必将受到严重影响，甚至变得毫无意义。

5. 干预措施是否确实可行、可接受性如何？临床实验中的干预措施即治疗措施。为使研究的结果能够重复验证，对治疗措施的内容及具体方法应详细描述，如有关药物治疗除应有剂型、剂量、给药途径外，还应详述具体的治疗措施等，以利于在实际应用时，考虑其可行性。

6. 实验中是否采用了盲法？在确定和判断最终结果时，是否采用盲法具有重要意义。盲法可以有效地排除主观偏倚，确保结果判断的真实与可靠。凡实验组与对照组可施行盲法治疗而未施行者，其结论的论证强度必受影响；在治疗过程中不能用盲法的，如内科治疗与外科治疗比较，若采用盲法进行统计分析，可提高可信度。

7. 是否考虑了统计学上和临床上的重要意义？对任何一种临床实验研究所产生的实验组与对照组间的效果差异，都必须明确其临床意义和统计学显著性意义。

（1）临床意义　主要是看疗效、预后等效果，效果愈好临床意义愈大，但还须考虑其价格贵贱及不良反应大小。关于临床意义的评价可采用以下指标：

1）相对危险降低率　指对照组与实验组有关临床事件发生率之差占对照组事件发生率的百分比，表示实验组比对照组治疗后有关临床事件发生的相对危险度下降的水平，通常该值在25%以上，才有临床意义。

2）绝对危险降低率　指对照组与实验组有关临床事件发生率之差，差值越大，临床意义越大。

3）需要治疗的人数　即挽救一个患者免于发生严重的临床事件，需要治疗具有发生这些事件危险性的患者人数，这一指标对评价某一治疗措施的临床价值（包括经济价值）十分有意义。该值越小，其疗法的临床价值越大。

（2）统计学意义　是分析两组间的疗效差异是否来自治疗措施的真实效应，而非机遇影响，是对这种差异存在的真实程度的评价，但不能评价疗效差异有无临床意义。

## 第二节　疾病预后

### 一、概述

#### (一)疾病预后研究的概念及意义

疾病预后(prognosis)是指在疾病发生之后,对该病未来的发展过程和不同结局(治愈、复发、恶化、并发症发生、致残、死亡等)做出的预先估计。

预后研究就是关于疾病各种结局发生概率及其影响因素的研究,对尚无有效治疗措施的疾病,其预后研究主要是观察疾病的自然转归,了解疾病发生、发展过程的规律性;对已有有效治疗措施的疾病,其预后研究主要研究在不同的医疗干预措施作用下,对疾病结局的改善,以找出最佳治疗方案;探讨影响疾病预后的重要因素,最终通过利用有利因素,减少或避免不利因素,达到改善预后的目的。

#### (二)疾病自然史

疾病的自然史(natural history of disease)是指在不给予任何治疗及干预措施的情况下,疾病从发生、发展到结局的整个过程。包括以下四个时期:

1. 生物学发展期　致病因素作用于人体所引起的最初的病理改变,主要是微观的,如分子细胞水平或组织学上的病变,往往不易被发现。

2. 临床前期　病理改变加重,但患者通常尚无明显症状和体征,自我感觉为"健康"状态,若应用某些灵敏度、特异度高的筛检及诊断实验方法,则可早期诊断。如急性病毒性肝炎患者,在出现乏力、厌油、黄疸等症状与体征之前的2～3周,其血清谷丙氨酸转移酶即有所升高,若能排除导致血清谷丙转氨酶升高的其他因素(如酒精中毒、药物等),则可根据该指标结合可疑的接触史,可以进行病毒性肝炎的早期诊断。

3. 临床期　病情更加严重,临床上出现了明显的症状、体征和实验室检查异常指标,此期患者往往主动就医,临床医生易做出诊断。

4. 结局　疾病经历上述过程,发展到最终的结果,即患者或痊愈、或致残、或死亡等。

不同的疾病,其自然史差异很大。对某些自然史较短的疾病,如急性细菌感染性疾病,其进展变化较快,短时期内可出现结局。若不给予积极有效的治疗,则往往造成不良后果,可发生严重并发症,甚至死亡。而某些慢性疾病自然史较长、且复杂,可从一种疾病演变为另一种疾病,历时可达数十年之久,如某些心脑血管疾病、糖尿病等。了解和掌握所研究疾病的自然史,对病因研究、早期诊断和预防、判断治疗效果以及研究和评价预后都有着重要的现实意义。

#### (三)临床病程

临床病程(clinical course)是指疾病从出现症状、体征到最后结局所经历的全过程,即疾病的临床过程,常分为早、中、晚三期。临床医生可通过采用适当的医疗干预措施,改变疾病的发展过程,加速痊愈结局的到来,缩短整个病程。但就诊的患者往往处于病程的不同时期,这就对治疗和预后判断带来明显影响。在病程早期采取积极有效的医疗干预,可改善预后,而在病程晚期进行医疗干预,其效果则不明显,预后也比较差。因此,临床医生应十分注意对病程的正确估计。

**(四)疾病预后因素**

1. 概念  预后因素(prognosis factors)是指影响疾病结局的一切因素,若患者具有某些因素,其病程发展过程中出现某种结局的概率可能发生改变。每种疾病、每个患者所具有的预后因素不尽相同,往往不同的疾病有着不同的预后,即使一种疾病,不同的患者其预后也不相同。对预后因素的研究有助于临床医生进行医学干预,包括筛检、及时诊断、积极治疗和改变患者不良行为等,从而达到改善疾病预后的目的。

2. 种类

(1)疾病本身特征  主要包括疾病的病情、分期、病程、临床类型等方面。如脑出血患者中出血量大的病情相对较重,但有的虽然出血量较少,由于出血部位在脑干或小脑,其病情也相对较重,预后较差。疾病自身的特征是影响疾病预后的重要因素。

(2)患者的机体状况  患者自身情况如身体素质及一般情况包括年龄、性别、营养状况、免疫功能、精神心理状况、个人文化程度等均对疾病预后有一定影响。同一种疾病,可因患者身体素质不同,而出现较大的预后差异。如同为肺炎双链球菌引起的肺部感染,在青壮年发生大叶性肺炎,抗生素治疗预后较好,很少出现并发症;但在婴幼儿和老人则多发生弥漫性支气管肺炎,常发生肺脓肿、胸膜炎,甚至导致呼吸功能衰竭而死亡,预后较差。

(3)医疗条件  医疗条件包括两个方面,一是医疗设备,二是临床医生的诊疗水平。大型医院医疗设备精良,重症监护室多有监护仪,能随时发现病情变化,还有空气过滤装置,更好地控制院内感染。同时检查和诊断设备先进,如一些重症感染在基层医院治疗时,医生仅凭临床经验用药,或按习惯顺序更换药物进行实验性治疗,效果较差。而在医疗条件好的大型医院,可结合细菌培养及药敏实验的结果有针对性地选用抗生素,取得良好的临床疗效。另外,大型医院的医生多经过正规的培训,积累了丰富的诊疗经验,掌握了先进的治疗方法,故可使患者得到有效的治疗。

(4)患者的依从性  依从性是指患者对医生医嘱的执行程度,患者有良好的依从性,严格按照医生制定的正规的医疗方案,按时服药,多能达到预期的治疗效果;反之,如患者未按医嘱服药,存在漏服或自行停药现象,则治疗效果不佳。

(5)早期诊断、及时治疗  任何疾病能否得到早期正确的诊断、及时合理的治疗,是影响预后的重要因素,如结核性脑膜炎,若能早期诊断并进行正规的抗结核治疗,多数患者能获得较好的预后。但由于目前该病早期临床表现多不典型,基层医院收到诊疗条件限制,未能及时诊断及治疗,到大医院就诊时已出现梗阻性脑积水及多脑神经的损害,致残率及病死率较高。

(6)社会及家庭因素  医疗制度、社会保障制度、家庭成员之间的关系、家庭的经济状况、家庭的文化教养等因素都会影响到疾病的预后。这些因素往往是通过影响医学干预的程度和患者机体状况,进而影响疾病预后的。

3. 预后因素与危险因素　在研究影响预后的因素时,应正确区分预后因素和危险因素。危险因素(risk factors)是指作用于健康人,能增加人群发病危险性的因素;而预后因素是在已患病的患者中影响其疾病结局的因素,因此二者的概念不同。在一些疾病中,某些因素既是危险因素又是预后因素。有时同一因素在某病发生及预后的作用是相互矛盾的,多数情况下同一疾病的预后因素和危险因素差别较大。例如:就急性心肌梗死而言,年龄既是危险因素又是预后因素,且作用相似,即年龄越大,发生急性心肌梗死的危险性越大,患者的年龄越大,其预后越差,出现不良结局的概率越大;高血压患者发生脑梗死的风险增加,但血压过高或过低均可使脑梗死患者预后不良;高血脂是脑梗死的危险因素,但并非其预后因素。

## 二、疾病预后研究的常用指标

1. 病死率(case fatality rate)　指某病患者中死于该病的人占该病总人数的百分比。

$$病死率 = \frac{死于该病的人数}{患该病接受治疗的患者总数} \times 100\% \qquad (5-2-1)$$

适用于病程短且易于引起死亡的疾病,如急性传染病、急性中毒、生存期较短的癌症以及心脑血管疾病的急性期等。

2. 治愈率(cure rate)　指经治疗后某病患者中治愈者所占的百分比。

$$治愈率 = \frac{患某病治愈者人数}{患该病接受治疗的患者总数} \times 100\% \qquad (5-2-2)$$

适用于病程较短且较少出现死亡的疾病,如上呼吸道感染、急性胃炎等。

3. 缓解率(remission rate)　指进行适当治疗后,病情缓解至已不再能检出或测出疾病证据的患者数,即进入疾病临床症状消失期的患者数占总治疗患者数的百分比。

$$缓解率 = \frac{治疗后进入临床消失期的患者例数}{接受该治疗的总患者例数} \times 100\% \qquad (5-2-3)$$

4. 复发率(recurrence rate)　疾病经过一定的缓解或痊愈后,又重复出现的患者数占观察患者总数的百分比。

$$复发率 = \frac{复发的患者例数}{接受观察的总患者例数} \times 100\% \qquad (5-2-4)$$

缓解率和复发率适用于病程较长而易于复发的疾病,如老年性慢性支气管炎、再生障碍性贫血、慢性粒细胞性白血病等。

5. 致残率(disability rate)　发生肢体或器官功能丧失者与观察患者总数的百分比。

$$致残率 = \frac{致残患者例数}{接受观察的总患者例数} \times 100\% \qquad (5-2-5)$$

6. 生存率(survival rate)　从病程的某一时点(诊断或治疗)起,随访若干时间后仍存活的患者数占观察患者总数的百分率,常用3年或5年生存率。

$$n\text{ 年生存率}(_nP_o) = \frac{\text{活满 } n \text{ 年的人数}}{n \text{ 年内观察人数}} \times 100\% \tag{5-2-6}$$

式中 P 为生存率，前标 n 为随访时间长度，后标 o 为观察起始点。生存率适用于病程较长的致死性疾病，如各种癌症、严重的心脑血管疾病等。

7. 采用频率指标描述预后时应注意的问题

(1) 对患者的随访期应足够长，其目的是在此期间能观察到所有可能的结局，任何短于规定随访期的研究，都将使观察到的率较实际情况偏低。

(2) 涉及死亡的率，应排除其他原因造成的死亡。

(3) 注意其可比性，对所研究患者的年龄、性别及其他预后特征应有所规定。

(4) 起始时点不同，对率的影响很大。如在普查中通过筛检发现的乳腺癌病例其死亡率低于主动就诊时发现的病例，因前者往往处于病程的早中期，而后者则常常已发展到中晚期。在预后研究中应尽可能选择处在疾病早期的患者，至少应是处于同一病程的患者。

(5) 单一的"率"所反映的信息较少，在相同的率的背后，可以隐藏很大的预后差异。

## 三、疾病预后研究的常用方法

### (一) 分类

按照研究目的可将预后研究大致分为三类：

1. 疾病预后的评价　采用纵向队列研究，对研究对象进行长期随访，获得所需数据资料，应用预后的判断指标如病死率、治愈率、缓解率、复发率、残疾率、生存率等客观指标进行描述。

2. 寻找预后因素　影响疾病预后的因素很多，包括患者的一般情况(性别、年龄)、既往病史(吸烟、饮酒、高血压)、患者病情(病灶大小、临床分期、组织类型)、实验室指标(白细胞、血糖)、治疗方法及患者的依从性等。通过对疾病预后因素的识别和研究并加以干预，可以改善患者的预后，其研究方法和危险因素的研究相似，一般先从回顾性的临床资料中进行筛检，然后通过病例对照研究及前瞻性队列研究加以论证，从而最终确定是否为预后因素。

3. 建立预后的预测模型　由于疾病的结局和多种预后因素有关，各种预后因素可以相互影响，它们对结局的作用大小也各不相同，利用多个来自患者病史、病情、实验室检查、治疗方法等数据，以方程的形式建立预后模型，再将单个患者的数据代入方程，通过计算来预测患者发生某种结局的概率。研究方法可采用病例对照研究或队列研究，通过多因素分析方法，如多元线性回归、Logistic 回归及 Cox 比例风险回归模型等分析方法，进一步筛选出与预后结局有关的主要预后因素，以方程的形式建立预后模型。再用多个独立队列对模型的外在真实性进行验证，以提供有关预测模型的准确性和可推广性的依据。同时还必须客观评价预测模型的临床意义，如变量是否容易收集、是否与临床密切相关等。缺乏临床意义的模型即使准确性再好，也不会被医师使用。

### (二) 预后研究常用的设计方案

许多临床上常用于疾病危险因素研究的设计方案均可被用于疾病的预后研究。如描述性研究、分析性研究(病例对照研究、队列研究)、随机对照实验等。在这些方案中，可根据不同的研究目的采用不同的研究设计方案。

1. 描述性研究　观察自然病程属于描述性研究，是对某期间确定的特定患者经过一定时间随访，观察其生存率、病死率、复发率、致残率等各种预后指标。例如在脑梗死的预后研究中，观察到脑梗死患者1年生存率为92.7%，2年生存率为89.9%，3年生存率为84.2%。

2. 队列研究　队列研究是将符合研究标准的某种疾病患者，按所接受干预措施的不同分为暴露组和非暴露组，对两个队列随访到一定时间后，比较两组预后结局的差异。按照观察时间顺序，可分为前瞻性队列研究和回顾性队列研究。值得注意的是，受试者所接受的处理既不是由研究者决定，也不是随机分配的，而是受一种条件制约形成。

3. 随机对照实验　通过随机化分配，把符合要求的研究对象分为实验组与对照组，使非实验因素在组间尽可能保持平衡，然后接受相应的实验措施，在一致的条件下进行研究观察实验效应，并采用客观的指标对实验结果进行测量和评价。RCT与队列研究有相同之处，即它们都是前瞻性研究，所不同的是RCT将患者随机分为实验组和对照组，并人为地施加干预措施。由于RCT尽可能避免和消除了一些人为的、已知和未知的各类偏差的影响，所获得的研究结论有良好的真实性。例如将重症吉兰-巴雷综合征患者，随机分配接受丙种球蛋白治疗组或血浆置换组，观察3个月时的残疾评分，比较两种疗法的治疗效果。

4. 病例对照研究　根据同一疾病患者的不同结局分为"病例(预后不良)组"和"对照(预后良好)组"，比较两组患者人口学特征、临床等相关因素的差异性，从而找出影响预后的不同措施或因素。例如将符合要求的脑梗死患者进行随访，采用国际公认的mRS评分将患者的预后分为预后良好(mRS≤2)和预后不良(mRS>2)，分析患者的人口学特征、既往史、临床特征、实验室检查等因素对预后的影响，从而找出不良预后的影响因素。

**(三)疾病预后研究的分析方法**

1. 生存分析的概念和特点　生存分析是将研究对象的随访结果和随访时间两个因素结合在一起的一种统计分析方法，能充分地利用所得到的信息，更加准确地评价和比较随访资料，是疾病预后的主要评定方法。

生存分析的主要研究内容：

(1) 描述生存过程　研究生存时间的分布特点，估计生存率及平均存活时间，绘制生存曲线等。根据生存时间的长短，估计各时点的生存率，并根据生存率估计中位生存时间，也可根据生存曲线分析其生存特点。

(2) 比较生存过程　通过生存率比较探讨总体生存过程是否有差别，例如比较两种手术对癌症患者的生存率，以探讨不同疗效的临床效果。

(3) 影响生存时间的因素分析　通过生存分析模型探讨影响生存时间的因素，筛选出影响生存时间的因素以便控制不利因素，延长生存时间。

2. 基本概念

(1) 生存时间(survival time)　生存时间是任何两个有联系事件之间的时间间隔，常用符号$t$表示。狭义的生存时间指患某种疾病的患者从发病到死亡所经历的时间跨度。

广义的生存时间定义为从某种起始事件到终点时间所经历的时间跨度。在临床研究中，广义的生存时间应用范围更广泛。例如，急性脑梗死患者从第一次发病开始到复发之间的时间；高血压患者从发现到出现脑梗死的时间。生存分析中最基本的问题就是计算生存时间，要明确规定事件的起点、终点及时间的测量单位（如小时、日、月、年等），否则就无法分析比较。

（2）失效事件与起始事件　失效事件（failure event）指反映治疗效果特征的事件，又称为死亡时间、终点事件。它是根据研究目的确定，是生存分析的基石，因此在设计时必须明确规定，并在研究中严格遵守。例如研究肿瘤的局部复发情况，死于肿瘤远处转移只能算作截尾，而不是失效时间。同时还要注意的是，失效事件并非一定死亡，死亡也并非一定发生了失效时间。如脑梗死患者的复发，吉兰-巴雷综合征患者脱机等，均可定为失效事件。在脑梗死的生存分析研究中，只能将脑梗死死亡定义为失效事件，而患者若因外伤、车祸或肿瘤死亡，则不能视为失效事件。

起始事件（initial event）是反映生存时间起始特征的事件，如疾病确诊、某种疾病治疗开始、接触毒物等，设计时也需要明确规定。

（3）截尾值（censored value）　截尾值指在随访过程中，由于某种原因未能观察到患者的明确结局（即终点事件），所以不知道患者的确切生存时间，它提供的生存时间的信息是不完全的。产生截尾值的原因有：患者失访、患者的生存期超过了研究的终止期及死于其他原因。

3. 生存资料的内容及特点

（1）生存时间资料收集的内容　开始观察日期、终止日期、结局、相关的研究因素等。

（2）生存时间资料的特点　一般为正偏态分布；常存在截尾数据；效应变量有两个，分别是生存时间和结局（死亡或复发与否等）。

4. 生存分析的基本方法

（1）非参数法　其特点是不论资料是什么样的分布形式，只根据样本提供的顺序统计量对生存率进行估计，常用的方法有乘积极限法和寿命表法。对于两个或多个生存率进行比较，其无效假设只是假定两组或多组总体生存时间分布相同，而不对具体的分布形式就参数进行推断。

（2）参数法　其特点是假定生存时间服从特定的参数分布，然后根据已知分布的特点对影响生存的时间进行分析。常用的方法有指数分布法、对数正态回归分析法和对数 Logistic 回归分析法。参数法通过估计的参数得到生存率的估计值。对于两组及以上的样本，可根据参数估计对其进行统计推断。

（3）半参数法　兼有参数法和非参数法的特点，主要用于分析影响生存时间和生存率的因素，属多因素分析方法，典型的方法是 Cox 比例风险回归模型。

5. 生存率的计算方法

（1）直接法　也称粗生存率法，本法简单容易计算，如病例多时，抽样误差小，可获得满意的结论。但若病例数较少时，抽样误差较大，可能出现后一年生存率高于前一年生存率的不合理现象。其计算公式为：

$$_nP_0 = \frac{活满 n 年的人数}{观察已满 n 年的人数} \tag{5-2-7}$$

国内早期估计的生存率一般采用此方法,但由于获得资料效率低,未将失访者列入计算,而且也不能利用观察不到年限的病例资料。但实际上生存资料中失访是不可避免的,该方法无法正确处理此类信息,目前已不再推荐使用。

(2)Kaplan-Meier法(K-M法、乘积极限法) 由Kaplan和Meier于1958年提出,直接用概率乘法定理估计生存率,故称乘积极限法,是一种非参数法,适用于小样本和大样本。其基本思想是利用$t_k$时刻之前各时点上生存概率的乘积来估计在时刻$t_k$的生存率,不需要对被估计的资料分组作任何假设。生存率(survival rate)用$S(t_k)$表示,是指患者经历$t_k$个单位时间后仍存活的概率。计算公式为:

$$S(t_k) = P(T \geq t_k) = P_1 \cdot P_2 \cdots \cdots P_k \tag{5-2-8}$$

其中$P_1$、$P_2 \cdots \cdots P_k$表示不同时间段的生存概率。

【例5-2-1】 一组患者的生存时间(日)如下:3、5、5、6+、8、16+、22、30、47+、71,采用该方法计算生存率,其步骤为:

表5-2-2 Kaplan-Meier法估计生存率计算表

| 存活时间(天) $T$ (1) | 起初暴露病例数 $n$ (2) | 期内死亡例数 $d$ (3) | 期内截尾例数 $c$ (4) | 死亡概率 $q=d/n$ (5) | 生存概率 $P=1-q$ (6) | 生存率 $S(t_k)$ (7) | 生存率标准误 $SE[S(tk)]$ (8) |
|---|---|---|---|---|---|---|---|
| 3 | 10 | 1 | 0 | 0.100 0 | 0.900 0 | 0.900 0 | 0.094 9 |
| 5 | 9 | 2 | 1 | 0.222 2 | 0.777 8 | 0.700 0 | 0.144 9 |
| 6 | 7 | 0 | 1 | 0.000 0 | 1.000 0 | 0.700 0 | 0.144 9 |
| 8 | 6 | 1 | 1 | 0.166 7 | 0.833 3 | 0.583 3 | 0.161 0 |
| 16 | 5 | 0 | 1 | 0.000 0 | 1.000 0 | 0.583 3 | 0.161 0 |
| 22 | 4 | 1 | 0 | 0.250 0 | 0.750 0 | 0.437 5 | 0.174 7 |
| 30 | 3 | 1 | 1 | 0.333 3 | 0.666 7 | 0.291 7 | 0.166 6 |
| 47 | 2 | 0 | 1 | 0.000 0 | 1.000 0 | 0.291 7 | 0.166 6 |
| 71 | 1 | 1 | 0 | 1.000 0 | 0.000 0 | 0.000 0 | . |

1)将所有生存时间按从小到大排列($t$),包括完全和截尾生存时间。
2)列出各期初暴露病例数($n$),它是指在$t$时刻仍存活的病例数。
3)将个期内死亡例数($d$)和截尾例数($c$)分别写在(3)、(4)列。
4)计算各期的死亡概率$q$,$q=d/n$,截尾数不参加计算,结果见第(5)列。例数生存时间为5 d时,$q=2/9=0.222$。
5)计算各期的死亡概率$P$,$P=1-q$,例如生存时间为5 d时,$P=1-0.222\ 2=0.777\ 8$,计算结果见第(6)列。

6) 计算各 $t$ 时刻的生存率 $S(t_k)$。计算 $t_k$ 时刻生存率可以用小于和等于 $t_k$ 时刻的各时点生存概率的乘积得到,计算结果见第(7)列。

7) 计算生存率标准误,结果见第(8)列。

(3) 寿命表法  是描述预后最常用的方法之一,它是根据概率论的乘法定律设计的。其基本步骤是先分别计算出患者进入观察后各年的生存概率,然后再将各年的生存概率相乘,即得出患者进入观察后活过隔年的生存率(累积生存率)。寿命表法可应用于死亡和尚生存者,也可应用于在观察和随访过程中任何可以出现且能够识别的特征中。这时,对这些被观察和随访的患者判断的终点不是死亡,而是某些事前明确规定的症状的出现,如某病的复发、再感染等。

$$第 n 年生存概率 = \frac{活过 n 年的人数}{第 n 年内的观察人数} = \frac{n+1 年期初人数}{n 年内的校正人数} \quad (5\text{-}2\text{-}9)$$

第 1、2、3……$n$ 年的生存概率依次表示为 $_1P_0$、$_1P_1$、$_1P_2$……$_1P_{n-1}$

$n$ 年生存率 $(_nP_0) = {_1P_0} \cdot {_1P_1} \cdot {_1P_2} \cdots {_1P_{n-1}}$

例如,3 年生存率 $(_3P_0) = {_1P_0} \cdot {_1P_1} \cdot {_1P_2} = {_2P_0} \cdot {_1P_2}$。

【例 5-2-2】 某医院对 296 例肝癌患者随访并计算其生存率,方法如下(表 5-3,图 5-2-1):

计算方法和步骤为:

表 5-2-3  寿命表法估计 296 例肝癌患者生存率计算表

| 序号 | 存活时间(月) | 期内死亡人数 | 期内截尾人数 | 期初观察人数 | 矫正期初人数 | 死亡概率 | 生存概率 | k 年生存率 | 生存率标准误 |
|---|---|---|---|---|---|---|---|---|---|
| $k$ | $t$ | $d$ | $c$ | $n_0$ | $n_c = n_0 - c/2$ | $q = d/n$ | $P = 1-q$ | $S(t_k)$ | $SE[S(tk)]$ |
| (1) | (2) | (3) | (4) | (5) | (6) | (7) | (8) | (9) | (10) |
| 1 | 0~ | 94 | 10 | 296 | 291.0 | 0.323 0 | 0.677 0 | 0.677 0 | 0.027 4 |
| 2 | 1~ | 74 | 15 | 192 | 184.5 | 0.401 1 | 0.598 9 | 0.405 5 | 0.029 4 |
| 3 | 2~ | 22 | 10 | 103 | 98.0 | 0.224 5 | 0.775 5 | 0.314 4 | 0.028 5 |
| 4 | 3~ | 22 | 6 | 71 | 68.0 | 0.323 5 | 0.676 5 | 0.217 4 | 0.026 3 |
| 5 | 4~ | 5 | 5 | 43 | 40.5 | 0.123 5 | 0.876 5 | 0.186 4 | 0.025 5 |
| 6 | 5~ | 6 | 6 | 33 | 30.0 | 0.200 0 | 0.800 0 | 0.149 2 | 0.024 5 |
| 7 | 6~ | 4 | 1 | 21 | 20.5 | 0.195 1 | 0.804 9 | 0.120 1 | 0.023 7 |
| 8 | 7~ | 2 | 1 | 16 | 15.5 | 0.129 0 | 0.871 0 | 0.104 6 | 0.023 0 |
| 9 | 8~ | 3 | 2 | 13 | 12.0 | 0.250 0 | 0.750 0 | 0.078 4 | 0.021 7 |
| 10 | 9~ | 2 | 0 | 8 | 8.0 | 0.250 0 | 0.750 0 | 0.058 8 | 0.020 2 |
| 11 | 10~ | 2 | 2 | 6 | 5.0 | 0.400 0 | 0.600 0 | 0.035 3 | 0.017 7 |
| 12 | 11~ | 2 | 2 | 3 | 2.0 | 1.000 0 | 0.000 0 | 0.000 0 | 0.000 |

1)列出序号　$k=1,2,\cdots\cdots$（第1列）；
2)求校正期初人数　$n_c=n_c-c/2$（第6列）；
3)计算死亡概率　$q=d/n$（第7列）；
4)计算生存概率　$P=1-q$（第8列）；
5)计算生存率及标准误　（第9、10列）；
6)绘制生存曲线（图5-2-1）。

（4）Kaplan-Meier法与寿命表法的差异

1)寿命表法适用于大样本或无法准确得知研究结果出现时间的资料，Kaplan-Meier法主要用于小样本，也可以用于大样本。

2)寿命表法是按照指定的时段来分段，估计的是时间区间右端点上的生存率；Kaplan-Meier法是根据死亡时点分段，逐个估计死亡时点的生存率。

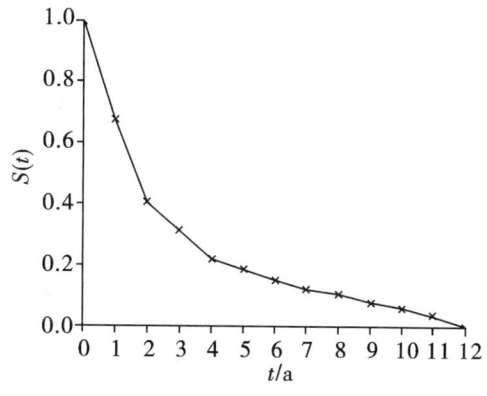

图5-2-1　寿命表法生存曲线

3)寿命表法不能确切得知死亡时间，假定每个时间段中的"死亡"是呈均匀分布，生存率为线性变化，故简单化以直线相连接；Kaplan-Meier法其生存曲线是左连续的阶梯形曲线，间断点的纵坐标在下一阶处，当样本量较大及死亡时点较多时，阶梯形就不明显了。

（5）生存率的比较　在临床实践中，有时需要对比不同病情、不同治疗方法对疾病预后的影响以及对比不同时期预后的差别等，均需进行生存率的比较。最常用的时序检验（log-rank test），它可以用来比较两个或多个生存率，运用$\chi^2$检验分析实际观察值与理论值之间差别意义的大小。其无效假设$H_0$为两条总体生存曲线相同。如果$H_0$成立，两组生存资料来自同一总体，用两组合并的资料估计一条生存函数曲线，该生存函数在各时段中所计算的理论死亡人数与实际死亡人数相差不会太大，否则拒绝无效假设，接受备择假设，认为各组总体生存曲线不同或不全相同。

（6）疾病预后因素的分析方法　预后研究的目的不仅在于估计患者在某一时点生存概率的大小，而且还希望探索影响预后的因素。其目的之一是了解疾病的特征如性别、年龄、疾病类型、分期等对预后的影响以及这些因素之间的相互作用；二是利用患者的疾病特征来预测其预后情况；三是在比较各组患者的生存状况时，对主要的预后因素加以控制以便得出更可靠的结论。可采用单因素及多因素分析，一般是通过单因素分析对影响预后的因素进行初筛，然后再进行多因素分析。但在单因素分析时必须采用限制、配比、随机、标准化等方法，以保证观察组和对照组的可比性。由于影响疾病预后的因素复杂，各因素之间存在很多交互作用，因而单因素分析的结果往往不可靠。近年来随着统计学方法的发展及计算机的应用，使得多因素分析方法有了很大的发展，目前已有许多统计学模型应用于疾病预后因素的分析，主要包括多元线性回归、Logistic回归、Cox比例风险回归模型等。

多元线性回归：对于因变量是定量反应指标并存有多个自变量的资料，多元线性回归是预后因素分析最常用的方法。该方法要求因变量与各自变量之间具有线性关系，各例观测值相互独立,因变量具有相同的方差,并且服从正态分布。

Logistic 回归分析:当患者的预后指标为二分类变量时,如治愈与未治愈、生存与死亡、预后良好和预后不良,此时可用 Logistic 回归模型分析。它属于概率型非线性回归,是研究二分类观察结果与一些影响因素之间关系的一种多变量分析方法。

Cox 比例风险回归模型:该模型是以顺序统计量为基础,对生存时间的分布形式没有严格的要求,它可以允许存在"截尾"数据,以及随访时间迟早不一、随访时间长短不一及资料随访的数据,使用条件很宽,便于多因素分析,可以处理删失,也可估计因素的相对危险度。

### 四、疾病预后研究的质量控制

#### (一)预后研究常见的偏倚

1. 失访偏倚(lost to follow-up bias)  由于预后研究常采用前瞻性队列研究或临床随访研究的方式进行,观察时间较长,因而在研究过程中,某些研究对象会因种种原因离开研究队列而无法继续随访,由此所造成的对研究结果真实性的影响,称为失访偏倚。失访在临床研究中经常遇到,多由于观察时间长,观察对象迁移、外出、不愿继续合作或死于其他非终点疾病等原因。在实际研究工作中,很难完全避免失访者的产生,但通常要求失访率不超过 10%。失访者对研究结果影响的大小,取决于失访者的数量和失访者的特征,而后者的影响更为重要。若失访者与完成随访的研究对象具有相同的特征,只要研究对象的数量还能满足统计分析所需要的样本量,则失访对研究结果影响不大;若失访者与完成随访的研究对象在某些特征或结局上存在较大差异,则对研究结果会产生较大影响。

2. 领先时间偏倚(lead-time bias)  领先时间是指筛检发现患者的时间与主动就诊时被诊断的时间之间的差值,即提前诊断的时间。由于对研究对象的观察起始点不同而产生的偏倚,称为领先时间偏倚。如在人群筛检中发现的病例多在病程的早期,而在医院就诊中发现的病例则有早有晚,甚至更多的患者已处于疾病病程的中晚期,在进行预后研究时,前者的预后普遍好于后者。若在研究队列中既有早期患者又有中晚期患者,则难以对疾病的预后进行准确评价。

3. 集合偏倚(assembly bias)  集合偏倚又称分组偏倚或就诊偏倚,是一种选择性偏倚。由于各医院的性质和任务不同,收治患者的病情、病程和临床类型可能不同,就诊患者的经济收入也不同,地区也可能不同。由各医院的病例自行组成队列进行预后的随访研究,随访结束时可能发现不同医院的患者其预后存在差异,此时的差异是由于研究对象本身的差异所致,而不是研究因素(如治疗方案)所致。

4. 存活队列偏倚(survival cohorts bias)  从各医院收集病例组成队列进行预后研究,由于收集的队列并非是起始队列,而是可供研究的存活病例。这些病例均是从该病病程中某一时点进入队列,而那些未曾入院或已经死亡的病例的信息则缺失,造成预后判断的不准确。此类偏倚成为存活队列偏倚。

5. 迁移偏倚(migration bias)  在通过临床实验观察不同医疗干预措施对预后的影响时,不同实验组的患者出现了交叉移动,类似临床治疗实验中的沾染问题。当这种迁的人数达到一定数量时,必然对研究结果的真实性造成影响,从而产生迁移偏倚。

6. 测量偏倚(measurement bias) 在收集预后研究所需的指标或资料时,由于调查或测量方法不准确而产生的偏倚,成为测量偏倚。

7. 混杂偏倚(confounding bias) 对预后能产生影响的因素很多,但在某一项研究中不可能将所有预后因素均作为研究因素,此时研究因素以外的其他预后因素就可能对研究结果产生一定的影响,与病因研究相似,这种偏倚成为混杂偏倚。

(二)偏倚的控制方法

疾病预后偏倚的控制主要在研究设计阶段、收集资料和分析资料阶段实施。主要包括以下几种方法。

1. 随机化 使每一个病例都有同等的机会进入每一组,从而保证除研究的预后因素外,各种因素(已知的和未知的)在实验组和对照组达到均衡。

2. 限制 是指通过增加排除标准,将已知存在混杂影响的对象不纳入研究队列,规定各比较组在人口学特征上近似或疾病特征上相同,把纳入研究对象限制在一狭窄范围内,以保证其一致性。

3. 配对 配对就是为观察组的每一个研究对象匹配一个或多个具有同样特征的对照,然后比较两组的预后因素,配对常能消除某些潜在的混杂因素。许多研究者常以年龄、性别和种族作为配对条件,因为这些因素是最常见的混杂因素,许多其他因素也可作为配对条件,如病情、疾病严重程度和先前的治疗等。

4. 分层 是在资料的分析阶段将某个或者某些影响因素分成数层进行分析,观察研究因素是否在每层内两组间均有差异,以明确该研究因素是否为独立的预后因素。

5. 标准化 当我们比较两个率时,如果两组对象内部构成存在的差异足以影响结论时,可用率的标准化加以校正,将可影响结果的因素予以相同的权数,使得两个率在调整后可以相比较。

6. 多因素分析 临床预后因素研究常比较复杂,可有多个预后因素相互作用,从而影响结局,多因素分析可以在分析各因素的同时处理并均衡许多其他因素,可以筛选出与疾病结局有关的主要预后因素,及这些因素在决定预后中的相对比重。常用的多因素分析方法有多元线性回归、Logistic 回归及 Cox 回归模型。

(任鹏飞 宋春花)

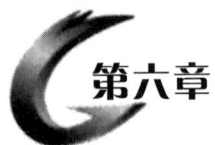

# 第六章

# 临床决策分析

【学习目标】

- ◆ **掌握** 临床决策分析常用的几种方法。
- ◆ **熟悉** 临床决策分析的程序和过程。
- ◆ **了解** 临床决策分析评价的内容。

## 第一节 概 述

临床决策分析(clinical decision analysis,CDA)是指由医务人员针对疾病的诊断和防治过程中风险与获益的不确定性,在充分调查已有证据,特别是最新最佳证据的基础上,结合自己临床经验和患者的实际情况,分析比较两个或两个以上可能的备选方案,从中选择最优者进行临床实践的决策过程。一项好的临床决策对患者来说,应该是必要、有效、安全、经济的。当然,这仅是相对而言。

选择合理的临床决策是临床医生的责任,也是临床医生经验与才能的集中表现。合理决策并非易事,单凭临床经验是不够的。面对患者的复杂病情,只有对各种决策的可能结局及其概率、未确诊时疾病概率有比较清晰的了解或能做出近似的估计,对各种决定的利弊得失经过权衡比较,才有可能做出合理决定。为了提高临床决策的科学性,必须以各种概率数量为依据,应用策略论和概率论的理论为指导,经过一定的分析、计算,才有可能选出最佳行动方案,这就是临床决策分析。

决策分析的基础在于对各种行动方案的利弊得失进行估量和比较。临床上凡各项诊断性检查,各种治疗措施,包括药物治疗、手术治疗等,无不既可能产生得益(benefits,

B),同时也可能要为之付出代价(cost,C),包括各种潜在的危险性或风险。但是就每个具体患者、具体情况而言,得益和代价又不是"等量齐观"的,总是一方面居主,一方面居次。虽然有得无失、有利无弊的情况很少,但通过决策分析,选择最有利的诊断、治疗措施,避免不必要的,有时往往有害的诊断、治疗措施,做到对患者得大于失,利大于弊则是可能的。

临床决策分析应遵循的原则:①真实性:即据以制订及评价决策方案的依据必须是真实的,经过科学实验验证的。②先进性:即决策的全过程必须充分利用现代信息手段,必须是在尽可能全面收集、并严格评价国内外证据的基础上进行决策,使决策摆脱个体经验的局限性。③可行性:即决策的目标和拟采取的措施合理、可行。④优胜劣汰:即决策过程中应遵循劣汰优选的原则。

临床决策的分析程序:①提出决策的目标;②收集和筛选信息资料;③拟订决策备选方案;④评估备选方案与选择较满意的决策方案;⑤拟定实施步骤予以实施;⑥通过信息反馈予以必要的调整。

## 第二节 临床决策分析方法

临床决策分析常用的方法主要有两种:决策树法和阈值决策分析法。

### 一、决策树分析法

利用决策树(decisiontree)进行临床决策分析是一种简单、明了的方法。医生在考虑和分析临床诊断、治疗决策中,可将情况或问题进行分层,对每个层次的各种选择用数量化(概率)标出,以便比较。各种选择犹如树干的分枝,而整个决策过程则如同由多层多个分支构成的树状,故称决策树。在决策树中,决策的种类用分支表示,继决策分枝后可能出现的结局用次级分支表示。不同决策及其可能出现的结局按其顺序进行编排,即将可能发生的结局按发生、发展程序用树枝形状进行表达,以求形象化和一目了然。

决策树由结节(nodes)和分枝(branches)构成。一般决策结节用方形(□)表示,从决策结节分出的分支称决策分支(或行动方案分支)。为标明行动方案的主要特点,可在决策分支上注明方案编号和主要内容。决策结节处是医生唯一能够选择行动方案之处。状态结节用圆形(○)表示,从状态结节处分出状态分支或概率分支。为了标明状态的差别,可在分支上标明状态编号和内容,以及该状态出现的概率($P$)。各种状态结局是医生所不能直接控制的,但医生可通过在决策点的不同选择而间接影响结局。

临床上对于一个业已做出初步诊断的患者,是否需要再做某项检测以进一步确诊?此时既要考虑进一步确诊对选择合理治疗、改进预后带来的得益,也要估计到由于进一步检查可能出现的假阳性、假阴性对治疗、预后造成的代价,后者包括健康、痛苦和费用等方面,因而常感左右为难。此时通过决策树分析,常能帮助做出恰当的临床决定。现举例说明如下。

关于胰腺癌的诊断:胰腺癌常由于不能早期诊断、及时手术,患者多在短期内死亡。最可能患胰腺癌者包括40岁以上、中腹部疼痛持续1~3周的人。假设回顾性调查表明,这类人中胰腺癌的发生率为12‰。假定有一种没有什么风险的早期诊断方法,对胰腺癌患者的阳性率为80%(敏感度),但对有类似症状的非胰腺癌患者的假阳性率为5%,一般说来,这种诊断方法还算是比较好的。一组患者用这种方法诊断,确诊的胰腺癌患者手术病死率为10%,治愈率为45%。

根据上述疾病概率、诊断概率和死亡、治愈概率,如对1 000人进行诊断、治疗,其所获得的益处,是否比不进行诊断检查和手术更大?可以画出一个决策树(图6-2-1)进行分析比较。

从决策树的资料可以看出,不做进一步检查的死亡为12例,均为胰腺癌患者。检查、手术后死亡12.5人,其中包括5例非胰腺癌患者。新的检查且使44例非胰腺癌患者的胰腺功能因手术而可能受到损害。因此,这项检查对患者是弊大于利,不宜使用。

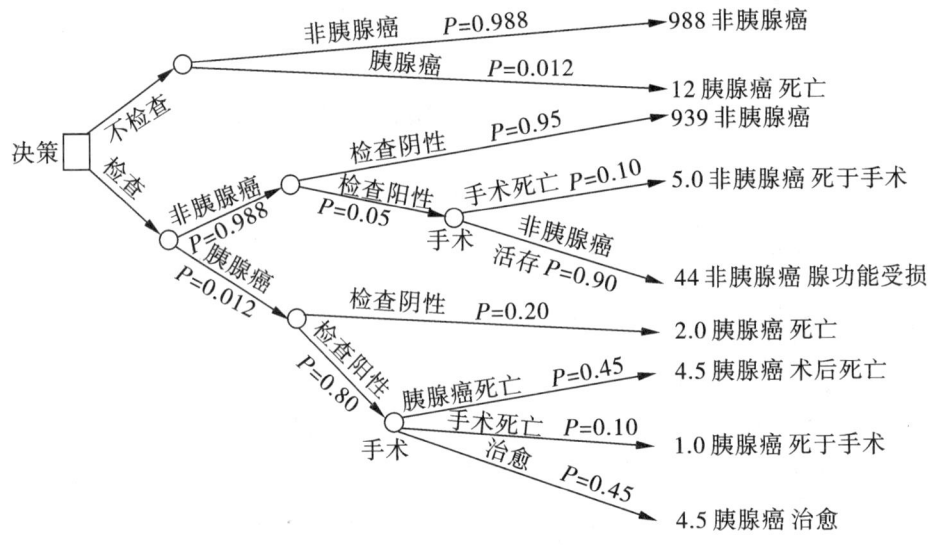

图6-2-1 对疑似胰腺癌患者的诊断决策树

## 二、治疗阈值决策分析法

临床上有些患者虽经各种检查,仍难以确定诊断,即究竟是否患有某种疾病仍难肯定。对患者是给予治疗好,还是不给治疗好?此时可用阈值分析法。如果患者患某种病的概率大于治疗阈值(therapeutic threshold),则应给予治疗;如果疾病概率小于治疗阈值,则可暂不治疗。

### (一)方法的前提

1. 患者经过各种检查,仍难确定诊断,也没有可以进一步确诊的方法,医生必须在诊断不肯定的情况下决定是否给予治疗。

2. 只考虑一种疾病,患者或患有该病,或不患该病。

3. 有一种疗效肯定的治疗方法可供采用。
4. 确患该病的人如果不治疗,将失去治疗带来的好处。
5. 不患该病的人如给予治疗将蒙受某类损害,例如发生并发症的危险。对患该病者给予治疗虽也有同样危险,但可从治疗中得到肯定的好处。

(二) 阈值公式的建立

1. 根据上述关于给予治疗与否的 4 种结局,如果患者患该病的概率为 $P$,则不患该病的概率为 $1-P$,并可用下列决策树表示(图 6-2-2)。

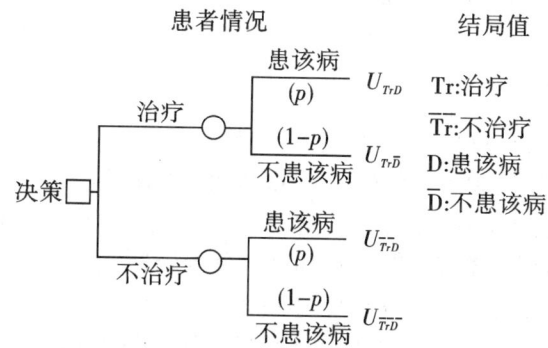

图 6-2-2 一例诊断不肯定的患者接受治疗与否的 4 种结局

图 6-2-2 中 4 种结局值如果都用相同单位(如存活期、疼痛消失情况或治疗费用)经数量化后进行衡量,则可对各结局值进行比较。结局值与相应概率相乘,得期望值(expected value,EV),并可计算 2 种决策的期望值,即决策值(两分支期望值相加)。例如治疗的期望值 $EV_{Tr} = P(U_{TrD}) + (1 - P)U_{Tr\bar{D}}$。根据期望值大小,期望值大的决策能获得最好的结局。

2. 最理想的决策当然是只治疗有病的患者,而不治疗不患某病的患者。但是由于患者是否确实患有某病有时难以确定,因而出现未给有病者治疗或给予无病者治疗的情况。治疗的得益显然只限于治疗有病者,并可以用治疗有病者与不治疗有病者的结局值之差 $(U_{TrD} - U_{\bar{Tr}D})$ 来表示,治疗的副作用可出现于接受治疗的有病者和无病者。为方便起见,有病者治疗的代价并入其治疗结局值中,所谓治疗代价仅限于无病者接受治疗的代价,并用无病者未治疗与无病者治疗的结局值的差 $(U_{\bar{Tr}\bar{D}} - U_{Tr\bar{D}})$ 来表示。

根据上述规定,净得益 $(B) = (U_{TrD} - U_{\bar{Tr}D})$,净代价 $(C) = (U_{\bar{Tr}\bar{D}} - U_{Tr\bar{D}})$。

3. 根据图 6-2-2,两种决策值或期望值计算如下:

$EV_{Tr} = (P)U_{TrD} + (1 - P)U_{Tr\bar{D}}$

$EV_{\bar{Tr}} = (P)U_{\bar{Tr}D} + (1 - P)U_{\bar{Tr}\bar{D}}$

当 $EV_{Tr} = EV_{\bar{Tr}}$ 时,则医生对如何做出决策应保持中立,即治疗与否结局相同或相似。代入并解出上述等式,可求得中立点时的 $P$ 值,即此时疾病的概率。

$EV_{Tr} = EV_{\bar{Tr}}$,因此 $(P)U_{TrD} + (1 - P)U_{Tr\bar{D}} = (P)U_{\bar{Tr}D} + (1 - P)U_{\bar{Tr}\bar{D}}$

$$P = \frac{U_{\bar{Tr}\bar{D}} - U_{Tr\bar{D}}}{U_{TrD} - U_{\bar{Tr}D} + U_{\bar{Tr}\bar{D}} - U_{Tr\bar{D}}} \qquad (6-2-1)$$

当某患者患某病的概率大于 $P$ 时，则应进行治疗；反之，则不应给予治疗，故此处的 $P$ 值成为治疗阈值。为避免与患者疾病概率相混淆，用 $T$ 代替式中的 P。当用净得益 ($B$)、净代价 ($C$) 代入，则得：

$$T = \frac{C}{B+C}，再简化得：T = \frac{1}{\frac{B}{C}+1} \tag{6-2-2}$$

应用这个公式需要知道患者的患病概率，有时估计患者患病概率有困难，但估计一个大致范围是可能的。同样，治疗得益或代价的精确估计也不容易，此时只能估计一个范围，从而得到阈值的范围。

### (三) 应用举例

疑似阑尾炎是否应该手术？

患者男性 15 岁，右下腹痛持续 2 d，并不断加重，厌食，但无恶心、呕吐，曾腹泻每天 2 次，肛表体温 38℃。腹部检查见广泛腹壁紧张，尤以右下部为甚，未触及包块。尿检查正常。白细胞计数 15 000，分类稍左移。假如医生分析认为患者患阑尾炎的概率为 0.3，患急性胃肠炎的概率为 0.7，则需立即手术，还是继续观察？

分析：对此例的得益代价分析以死亡的危险性为根据，当然也可以结合其他因素，例如手术造成的痛苦、手术费等。这里，以活存率为结局值进行分析。

假设：①剖腹术的死亡率为 0.1%，则手术的存活率为 99.9%。②阑尾穿孔后经适当治疗，病死率约为 4%。像患儿类似年龄的患者阑尾炎未经治疗的病死率精确值不明，但为分析需要，假定阑尾穿孔的概率为 50%，如不及时手术，穿孔的病死率为 2%。因此延迟必要手术的总病死率为 1%，或不立即手术的存活率为 99%（上述概率均有文献根据）。

$$计算：得益 (B) = (U_{TrD} - U_{\bar{Tr}D}) = 99.9\% - 99\% = 0.9\%$$
$$代价 (C) = (C) = (U_{\bar{Tr}\bar{D}} - U_{Tr\bar{D}}) = 100\% - 99.9\% = 0.1\%$$
$$B/C = 0.9/0.1 = 9$$
$$T = \frac{1}{\frac{B}{C}+1} = \frac{1}{9+1} = 0.1$$

结论：此例患阑尾炎的概率 0.3 高于治疗阈值 0.1，故应立即手术。当然阑尾炎手术不仅可以防止死亡，而且可以避免粘连、肿胀形成和败血症。如果不是阑尾炎而做手术则不仅增加死亡，而且也增加痛苦以及并发症。如果得益代价中考虑其他因素，则需要重新计算 $B/C$ 值。假如 $B/C$ 值的下限为 4，则治疗阈值为 0.2，立即手术仍然是合适的。

## 三、诊疗决策分析

临床上某些是否患有某病难以确定的患者，医生往往面临 3 种选择：

1. 对患者暂时不做进一步检查、治疗，继续观察。
2. 对患者做有一定风险的进一步检查，并根据检查结果决定治疗方案。
3. 对患者不做进一步检查，而直接给予某种治疗。

有经验的医生一般都是根据自己的经验和认识做出某种抉择,并观察其实施效果,如果实施效果不佳,则及时对抉择加以修正,实际上这是一种"试试看"的策略。

如果将前述的阈值概念扩大,综合治疗的得益和危险性,诊断检查的可靠性(假阳性、假阴性概率)和危险性,建立2个阈值,即:

(1)检查阈值(Test threshold) 即不作治疗,检查或不检查对患者结局无差别时的疾病概率。

如前所述,通过检查确定诊断或排除诊断对患者治疗方法的选择、转归的优劣是有直接影响的,但检查也可能由于"假阳性"或"假阴性"造成误诊和漏诊;此外还有费用、时间和健康上的某些损失。当一种检查方法所造成的得失基本稳定时,则对每名患者而言,其得失将取决于患者患某病的概率。在得失相当时,检查是否与其结局值相等,则此时的疾病概率即检查阈值。

(2)诊疗阈值(Test-treatment threshold) 即对患者做进一步检查或不做检查,直接给患者某种治疗对患者结局无差别时的疾病概率。

当预计患者患某病的概率小于检查阈值时,则无需治疗或做进一步检查。当疾病概率大于诊疗阈值时,亦无需做进一步检查而应直接给患者某种治疗。只有当疾病概率界于两阈值之间,才应对患者做进一步检查,并根据检查结果决定治疗方法。

(一)问题的界限

前提基本与治疗阈值部分中的1~5项相同。一项诊断实验可以对是否患有某病提供补充性信息,但也有假阳性或假阴性结果发生,患者接受诊断性检查也要冒某些风险。经济代价在本分析中未予考虑。

各种符号的含义如表6-2-1。

表6-2-1 各种符号的含义

| 符号 | 含义 |
| --- | --- |
| $P$ | 检查前的疾病概率 |
| $P+/d$ | 患某疾病患者检查阳性概率 |
| $P-/d$ | 患某疾病患者检查阴性概率 |
| $P+/\bar{d}$ | 未患某疾病患者检查阳性概率 |
| $P-/\bar{d}$ | 未患某疾病患者检查阴性概率 |
| Brx | 患某疾病患者的治疗得益 |
| Rrx | 未患某疾病患者的治疗危险性 |
| Rt | 诊断检查的危险性 |
| Tt | 诊断阈值 |
| Ttrx | 诊疗阈值 |

### (二) 问题的表达

根据上述条件形成的决策树模型如图 6-2-3。从决策树中央支可以看出,检查阳性时给予治疗,阴性时不给予治疗。由于存在假阳性、假阴性,因此接受治疗者若为不患该病者将承受某些风险。

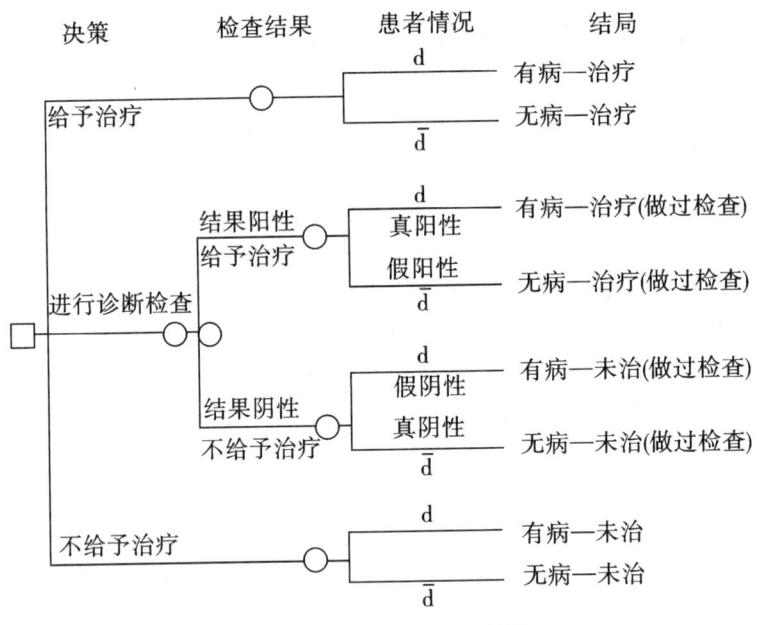

图 6-2-3　3 种选择的决策树

### (三) 阈值的推导

当两种选择的期望结局值相同时,则决策者应在这两种方案前不偏不倚,这个原则曾用于上述治疗阈值分析中,也同样适用于较复杂的情况。下面讨论另外 2 种阈值。

1. 检查阈值(Tt)　是不予治疗和进行检查这两种选择的结局没有差别时的疾病概率。

2. 诊疗阈值(Ttrx)　是进行诊断检查或直接给予治疗两种选择的结局没有差别的疾病概率,由于阈值是两种选择的无差别点,因此临床医生可以根据计算出的阈值和疾病概率的估计值,来指导自己的决策。

如图 6-2-4 所示,如疾病概率小于诊疗阈值,则不予治疗和检查是最好的选择。如疾病概率大于诊疗阈值,则应选择给予治疗而无需检查。只有疾病概率介于两阈值之间时,才选择诊断检查。

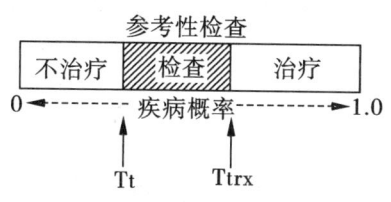
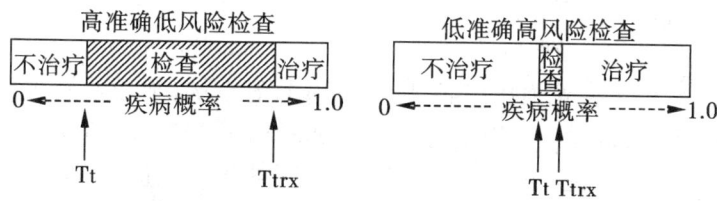

图 6-2-4  诊断实验的准确性和风险的大小对两阈值的影响

对上述决策树的每个终末分支规定其概率或结局值,每分支的结局值乘以相应概率则得分支的期望值,再估计疾病概率。在这些计算中我们将包括治疗的得益和风险,检查的风险简化为不同结局的结局值之差。

因此,治疗的净得益($Brx$)为患有某病的人经过治疗与未经治疗的结局值之差,治疗的净风险($Rrx$)是未患某病的人未接受治疗与接受治疗的结局值之差,检查的净风险($Rt$)为患者暴露与不暴露于检查风险的结局值之差。检查的可靠性用真阳性、假阳性、真阴性、假阴性结果的频率来表示。

得两阈值的公式为:(公式推导略)

$$Tt(检查阈值) = \frac{(P + /\bar{d}) \times (Rrx) + Rt}{(P + /\bar{d}) \times (Rrx) + (P + /d) \times (Brx)} \quad (6-2-3)$$

$$Ttrx(诊疗阈值) = \frac{(P - /\bar{d}) \times (Rrx) - Rt}{(P - /\bar{d}) \times (Rrx) + (P - /d) \times (Brx)} \quad (6-2-4)$$

**(四)变量估计**

**疾病概率**:临床表现比较典型的病例,可以用已发表的关于某病患病率的数据作为该病概率的估计值。这里所指的疾病概率是医生根据临床和化验检查结果对患者患某病的可能性(概率)的定量估计,虽然只是一个估计值,仍然是有用的。对于有经验的医师,这种估计还是相当可靠的。

**检查的可靠性**(reliability of test):诊断检查的可靠性综合了真阳性率($P + /d$)、真阴性率($P - /d$)、假阳性率($P + /\bar{d}$)和假阴性率($P - /\bar{d}$)。这些指标可以从已发表的资料中得到,但这些数据有时不够特异,必须根据专家的更适于患者情况的主观估计。例如慢性活动性肝炎患者作肝活检,如患者已接受激素治疗,则其敏感性必低于文献资料,究竟低多少,应听取专家意见。

**得益和风险**:利用阈值分析法需要各种可能结局的结局值,这些结局值应使用同一的尺度。其尺度可用活存率(期)、健康状况(例如质量调整的活存年数,不发生严重并发症的患者的百分比),以至人为的包括风险(risk)在内的各种因素的综合单位。各种结局的结局值、得益和风险都用同一尺度表达。

(五)阈值公式的应用

在下列例子中,概率和结局值均来源于发表的资料,当数据不符合应用情况时,则采用专家的见解。下面举个例子:

疑似患有血管炎并累及肾脏的病例。

患者男性,55岁,重度高血压(240/140 mmHg),肾衰竭(血尿素氮 90 mg/dL),既往无肾病史,但近五年因高血压而用甲基多巴(Methyldopa)和利尿剂治疗。半年前肾功能仍正常。眼底见3度高血压变化,皮肤有散在淤斑,体检其他正常。白细胞计数 9 700,嗜伊红细胞占 2%,无左移。血红蛋白 14 g/dL。尿检查红细胞为 20~25 个/高倍视野,红细胞管型数个/高倍。尿蛋白"+++",胸部X射线检查除轻度心脏肥大外其余正常,心电图见左心室肥大,大便隐血实验"++"。因疑有肾血管炎于 24 h 前开始用皮质激素治疗,并用非口服抗高血压药物治疗,血压降至 130/90 mmHg。

此例是否做肾活检? 还是用皮质激素继续治疗 1~2 个月,抑或中断皮质激素治疗?

(1)诊断  考虑的诊断有肾血管炎和恶性高血压。决策树中的疾病是指对皮质激素有反应的血管炎,对皮质激素无反应的血管炎归于"无病",根据临床表现,估计患者患肾血管炎的概率为 0.6~0.7。

(2)治疗的得益和风险  考虑的治疗是短程皮质激素治疗(1~2个月)。皮质激素治疗对恶性高血压和严重的肾衰竭并无得益,反有增加并发症的危险。治疗患者中严重并发症($Rrx$)的发生率约 5%。设想皮质激素治疗可使 20% 患血管炎并发严重肾衰竭患者的肾功好转,肾功改善的预期得益 2 倍于不做治疗以免发生并发症的好处。因此治疗的得益为 20% × 2 = 40%,但又有 95% 的治疗患者不发生严重激素并发症,故净得益($Brx$)为 40% × 95% = 38%。

(3)检查的风险和价值  对一名有严重高血压、肌酐 8 mg/dL 的患者实施肾穿刺活检,其严重并发症的风险($Rt$)约为 2%,在合并有严重肾衰竭的血管炎病变中发现典型的血管炎或肾小球增生性病变的概率约为 0.9。在恶性高血压患者身上活检,将肾小球动脉病变误为血管炎的概率估计为 0.05。

(4)计算

得益和风险:$Brx = 38\%$;$Rrx = 5\%$,$Rt = 2\%$

检查的可靠性:$P+/d = 0.9$;$P-/d = 0.1$;$P+/\bar{d} = 0.05$;$P-/\bar{d} = 0.95$

检查阈值($Tt$):

$$Tt(检查阈值) = \frac{(P+/\bar{d}) \times (Rrx) + Rt}{(P+/\bar{d}) \times (Rrx) + (P+/d) \times (Brx)}$$

$$= \frac{(0.05 \times 5) + 2}{(0.05 \times 5) + (0.9 \times 38)} = 0.07$$

诊疗阈值($Ttrx$)：$Ttrx$(诊疗阈值) $= \dfrac{(P-/\bar{d}) \times (Rrx) - Rt}{(P-/\bar{d}) \times (Rrx) + (P-/d) \times (Brx)}$

$= \dfrac{(0.95 \times 5) - 2}{(0.05 \times 5) + (0.1 \times 38)} = 0.32$

(5) 结论　如果患血管炎的概率小于0.07,则最好的决策是中止激素治疗。如果血管炎的概率大于0.32,则最好的决策是继续给予患者皮质激素治疗,患者无需接受肾活检。只有患血管炎的概率界于0.07与0.32之间,做肾活检才符合患者利益。此例患者患血管炎的概率为0.6~0.7,故最好的决策是继续皮质激素治疗,不做肾活检。

这一分析表明,利用阈值概念可以做出关于继续治疗还是中止治疗的决策,以及在明确估计了检查的价值和风险后,不必要的诊断检查是可以避免的。

在此例中,将皮质激素治疗改善肾功能的好处定为2倍于不做治疗以免并发症的好处,这一选择虽是人为的,但符合有经验的临床学家的印象。如果这个因素不是2而是5,则 $Tt$ 为0.03, $Ttrx$ 为0.19;如果这个因素是1,则 $Tt$ 为0.13, $Ttrx$ 为0.41。因此,这个因素为1~5,对于此例患者的决策并无不同,血管炎的概率(0.6~0.7)均远超过 $Ttrx$,决策方案不变。

## 第三节　临床决策分析评价

临床决策已经广泛应用,从文献中寻找有关的临床决策信息已经成为可能。但是,在用于自己的临床实践之前,应当对这些信息进行严格的评价。要能回答以下3个问题。

1.是否选择了最佳方案,决策的方法学是否正确？

(1)是否包括了所有重要的决策方案及结局？决策方案应该是符合实际行动的一系列方案,不同方案之间有互相依赖、互为条件的关系。至少应该有两个方案互相比较。其中应该包含您感兴趣的决策方案。对方案的文字叙述应该清楚、明白无误。

在决策方案中,应该包括所有有关的结局。对威胁生命的疾病,预期寿命应该是主要的测量指标;而对非致死性疾病,可以用不适和残疾的时间来测量。应该考虑到患者实际上可能承受的所有风险以及可能获得的利益。对重要的影响决策的变量,应该分别计算其决策阈值进行比较。

(2)在确定事件概率时,是否采用了敏感的方法鉴别、收集和整合有关的证据？在进行决策分析时,决策者应该收集大量有关的文献,请教专家,调查患者实际情况。在收集文献过程中要注意避免偏倚,对文献的真实性进行严格的评价,确定疗效差异的强度,不同研究之间是否具有同质性。在此基础上,直接引用有关概率或者将有关信息转换为有关事件概率的量化估计值。决策者应当报告文献来源及数据转换的方法。

(3)效用值是否用敏感方法从可信赖的来源取得？效用值是决策者对临床决策最终

结局的量化测量值，不同的临床决策应用不同的量化指标。通常是从0（最差的结局，如死亡）到1（最好的健康状态）。但是不管应用哪种量化指标，都应该报道量化方法的来源。对于涉及个体患者的临床决策，最好的效用值量化指标可能是患者自己对最终结局的量化估计。如果是涉及卫生政策的临床决策分析，则结局的测量指标可来源于涉及同类疾病的人群研究，同类患者对生命质量价值的判断，以及正常人群的流行病学调查。

(4) 是否应用敏感分析对临床决策方案的不确定性程度进行了检验？临床决策分析应当对所引用资料的不确定性进行系统的检查，在对决策分析做出评价时，应注意在敏感性分析中包括了哪些变量？每个变量的波动范围？是否重要的变量都包括进来了？什么变量可以改变决策的选择？

一般来说对所有的事件概率值都应当进行敏感分析。概率值的变动范围取决于所引用原始文献研究质量的高低，研究质量高则概率值变动范围小，反之变动范围较大。

对效用值也应当进行敏感性实验，其值的变动范围也取决于引用文献的研究质量。

2. 决策分析结果的临床意义如何？

(1) 在基线分析中，是否其中一个决策方案得到的结果对患者具有临床重要性？如果不是，所有的方案等效吗？在这里，基线分析的含义是应用最接近实际情况的概率值进行的决策分析。对决策方案结果差异的重要性，尚无统一的认识。有人认为，在应用预期质量调整寿命年作为效用值指标时，相差两个月以上就有一定的临床意义，而相差数天可认为方案是等效的。在应用其他效用值使用时，应当结合临床情况进行不同决策方案间差异临床意义的评价。

(2) 在决策分析中应用的证据有无足够的论证强度？决策分析的论证强度，在很大程度上取决于所引用证据的论证强度。因此应当对所引用的文献进行方法学评价。在采用方法学质量不太高的研究中的证据时，应当对其局限性进行分析，并应用敏感分析方法予以检验。

(3) 证据的不确定性能否改变分析的结果？如果决策分析的结果随着重要变量赋值的改变而变化，这可以认为决策分析对此变量敏感，如果决策分析的结果在相关的重要变量赋值改变时保持稳定，可以认为决策分析结论可靠。

3. 这个结果是否适用于自己的具体患者？

(1) 决策分析中事件概率的估计值是否符合自己的患者的实际情况？应用决策分析结论的第一步就是看患者的特点是否与自己的临床实际一致。还要进一步检查决策分析引用的文献中，患者情况是否与自己的临床实际一致。如果决策基线分析中患者的情况与自己的临床实际情况不一致，可检查其敏感分析的结果，是否部分符合自己患者的特点。否则，应该谨慎地对待决策分析中的结论。

(2) 决策分析的效用值是否与实际患者对临床结局的评价一致？因为效用值与备选方案的选择有密切的关系。必须考虑实际患者对临床结局的评价是否与决策分析一致。如果出入较大，可用实际患者的估计值重新作敏感分析，看是否改变决策分析的结论。

如果决策分析中所使用的概率值及效用值与自己的患者情况相似，则此决策分析的结论可以用于自己的临床实际。

临床决策分析是临床医疗实践的重要部分，但由于至今在医学教育中很少讲授这部分内容,临床医生习惯于根据自己的知识、经验和习惯乃至专业兴趣做出各项临床决策。有的感到临床决策分析涉及数学计算,过于麻烦。此外,决策分析中涉及的一些概率数据常不易觅得,因此临床决策分析目前基本上仍处于探讨阶段。但随着对诊断、治疗决策要求的提高,微型计算机进入临床应用,各种概率数据的收集、储存以及某些计算将大为方便。可以预期,建立在对行动方案的利弊得失进行科学衡量基础上的临床决策分析,必将在临床上广泛采用,并在应用中使之更加成熟和程序化。

(代丽萍 金湘东)

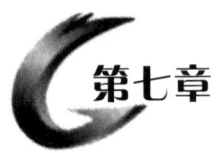

# 第七章

# 传染病流行病学

**【学习目标】**

- ◆ **掌握** 传染病的流行病学特点以及影响传染病流行的因素,对传染病的整个流行过程有一整体概括的认识;掌握基本的概念及理论。
- ◆ **熟悉** 传染源、传播途径的各种类型及特点。
- ◆ **了解** 我国传染病预防控制策略与措施。

传染病流行病学(infectious disease epidemiology)是现代流行病学发展的起源,是研究传染病在人群中发生、发展和分布的规律以及影响分布的因素,并制定预防、控制和消灭传染病的对策和措施的科学。在人类历史上,传染病肆虐人类历时数千年,严重威胁着人类的生命与健康。第二次世界大战后,随着生物学理论和技术的发展,以及人类的生产和生活条件的改善,许多急性传染病在一定程度上得到了有效的控制,甚至被消灭。然而,近年来,由于病原体的变异、社会环境的变化以及人类的生活方式的改变,许多新的传染病不断出现,某些已控制的传染病在全球范围内的复活,使得传染病再度成为极大的公共卫生问题。

## 第一节 概 述

### 一、传染病流行病学的发展

人类生存发展的历史伴随着同传染病长期不懈的斗争。从 1854 年 John Snow 对伦敦霍乱进行经典性的流行病学调查分析以来,历经一个多世纪,随着科学的进步和流行病学家不懈的努力,传染病流行病学已经取得巨大的进展。具有历史意义的伟大成就是长期以来严重危害人类健康的天花于1977年已经在全球消灭,一些常见的传染病、寄生虫病的发病率和死亡率在世界各国也都有不同程度的下降。但是,从全球卫生状况看,传染病仍然是各国最重要的卫生问题。在各发达国家,性传播疾病、病毒性肝炎及一些由各种病原微生物引起的上呼吸道感染仍然是疾病控制和预防工作中的主要病种;在大多数发展中国家,传染病对人类健康的危害更为严重。近年在世界上出现的一些新传染病如军团菌病、埃博拉出血热、艾滋病、SARS、人高致病性禽流感等也成为很多国家发病与死亡的主要病因。旧传染病死灰复燃,新传染病不断发现,人类受到新、旧传染病的双重威胁,已成为预防医学界专家、学者的基本共识。"全球警惕,采取行动,防范新出现的传染病",这个1996年世界卫生日的主题至今让人们记忆犹新。面对传染病的流行的现状,使人们对传染病的评价有了新的认识,复杂的传染病局面向传染病流行病学家提出了新的挑战。

## 二、我国传染病流行的现状

新中国成立以来,在"预防为主"的卫生方针指引下,传染病防治工作已经取得很大成就。根据我国部分城市前10位主要疾病的死亡专率及死因构成统计,1957年急性传染病和肺结核分别居于第2、第3位;而1975年急性传染病和肺结核的位次已分别降至第8位和第6位;到1986年,传染病(肺结核除外)已退居到第10位以后,肺结核的位次也退居到第7位。但是,由于受主客观诸多因素的影响,进入20世纪90年代,传染病发病率再度上升,其死因位次回升到1995年的第8位(死亡率15.14/10万),虽然到1999年又控制到10位以后,但在农村地区至1998年仍位居第10位(死亡率6.49/10万)。据2000年全国疾病监测资料统计显示,传染病中死亡率最高的是肺结核,病毒性肝炎和败血症,占到传染病死亡率的70%。最近10年,我国传染病发病顺位无明显改变,前10位一直为病毒性肝炎、肺结核、痢疾、淋病、麻疹、伤寒及副伤寒、梅毒、出血热、疟疾、猩红热等,其病例数占全国总报告病例数的95%以上。进入21世纪以来,法定报告传染病的发病率、死亡率均呈逐年上升之势,2005年全国法定报告传染病发病率为338.70/10万,死亡率为1.01/10万,病死率为0.30%,与2004年相比,发病率上升了12.70%,死亡率上升了81.92%。

近年来我国传染性疾病流行现状呈现以下特征。

1. 时间分布　麻疹、流脑等传染病10年一个大流行的周期性已不明显,钩端螺旋体在秋收时节大流行现象也多年没有出现,受人口流动影响,霍乱、登革热、乙脑等时有反季节出现。

2. 人群分布　因儿童预防接种开展,麻疹、乙脑等过去主要发生于儿童的传染病,现在成人中的发病比例有所增加。实验室人员职业暴露风险问题凸显。不安全性行为、注射吸毒人群及医疗卫生工作者等人群患乙肝、丙肝、艾滋病等风险增加。

3. 空间分布　一些大型水利、交通、电力、石油天然气工程,造成自然生态改变,使得鼠疫、出血热等自然疫源性传染病突破了原有的地方性。另外,受一些特殊社会因素影响,艾滋病、丙肝等传染病在一些地方出现了明显的聚集性。

4. 病种变化  最近10年,我国呼吸道传染病占甲、乙类传染病总数比重不断增加,2003年超过了肠道传染病,2005年超过了血液及性传播的性传染病,成为报告病例最多的传染病;肠道传染病呈下降趋势,2003年以后已由第1位的传染病降至第3位;自然疫源性疾病不少病种表现活跃,其中狂犬病、布鲁菌病等人畜共患病上升非常明显;经血、性传播疾病中,乙肝、淋病、梅毒、艾滋病等增加明显。

5. 新的传染性疾病不断出现  新发传染病是指在人群中新出现的或者过去存在于人群中,但是其发病率突然增加或者地域分布突然扩大的传染性疾病。包括两类,一类是过去没有,现在才出现的疾病,如艾滋病、莱姆病、O157:H7出血性肠炎、汉坦热等;第二类是过去基本消灭或控制,现又死灰复燃的传染病,如疟疾、结核病、霍乱、流感等。20世纪70年代以来,世界各地先后发现了40多种新的传染病,我国存在或潜在的约20余种。新发传染病具有如下特点:①新发传染病中有3/4是人畜共患病,动物在新发传染病的发生上起了巨大的作用,如艾滋病原是非洲灵长类动物的疾病,禽流感是家禽传染的疾病。②传播范围广,不易控制。③难以预测和防范,由于缺乏基线资料,对新发传染病进一步流行的趋势很难预测,给预防和治疗带来极大困难。

### 三、传染病流行病学的主要特征

1. 病原体的特性  传染病流行病学还具有一个活跃因素,即病原体(或传染因素)。任何一种传染病均有特异的病原体,病原体从一个宿主侵入到另一个宿主的传播是其生存的基础条件。病原体具有下列特性:①传染力(infectivity):指病原体可在宿主体内定居与繁殖,引起感染的能力,常用二代发病率(SAR)来衡量。②致病力(pathogenicity):为一种病原体侵入人体后能引起疾病的能力。用感染者中患临床疾病者的比重加以衡量。③毒力(virulence):指发生疾病的严重程度,可以用由疾病产生的严重后遗症或者死亡来判断。④病原体的抗原性(antigenicity)或免疫原性(immunogenicity):为病原体引起宿主机体产生特异性免疫的能力。不同病原体的免疫原性各异,如麻疹病毒较流感病毒产生的免疫强而持久。⑤病原体的变异:通常由于周围环境改变而引起,可发生抗原变异、毒力变异、耐药性和适应新宿主等。

2. 人群特征  流行病学研究的最主要特征之一是人群。与非传染病不同的是,传染病在某些个体中的发生依赖于该种疾病在该人群中其他成员的发生数量,有人称这种传染病发生的相依性为"依赖性发生"。在传染病流行病学研究中,用于描述这种由疾病依赖性所致的状况常常要用到一些特有的概念,如:传染性、传播概率、接触方式、传染源、传播途径、易感人群和基本繁殖数量等。尽管多数传统流行病学方法适用于传染病的研究,但由于传染病在人群中的发生、发展不是静止不变的,因而除了需要引入一些特殊的概念外,尚需一些特殊的测量指标及研究方法。

3. 传播机制复杂的特征  传染病传播机制的实现需要在同时具备传染源、传播途径和易感人群的状况下完成。不同的传染病有着相对特异的、主要的传播途径,在有传染源存在的情况下,只有当这些传播途径容易实现时才有可能造成传染病的传播。同样,易感者机体的免疫状况对传染病的传播也起着重要作用。因此,在传染病流行病学研究中,应综合分析传染病发生机制的三要素,对他们之间的相互关系、相互影响有一个清晰的认识。

## 第二节 传染病流行过程及影响因素

### 一、传染过程与流行过程

传染过程(infectious process)是指病原体进入机体后,与机体相互作用的过程。其作用结果可发生各种不同的表现,传染病发病只是其中的一种形式。

传染过程产生的结果可以从隐性感染到严重的临床症状或死亡。宿主对病原体传染过程反应的轻重程度的频率称作感染谱(spectrum of infection)或感染梯度(gradien of infection)。

传染病根据传染结局一般可概括为三大类:

1. 以隐性感染为主的传染病　这类传染病隐性感染者所占比例较大,只有一小部分感染者在感染后有明显的临床征象出现,重症和致死病例罕见。如流行性脑脊髓膜炎、脊髓灰质炎、乙型脑炎等。此种感染状态在流行病学上称为"冰山"现象(iceberg phenomenon, iceberg concept)。隐性感染必须借助实验室方法才能发现。根据近年全球资料分析,确诊为典型艾滋病病例者,仅仅是感染 HIV 者一小部分,即"冰山"的尖顶,艾滋病病例:HIV 感染者的比例大致为 1∶100。

2. 以显性感染为主的传染病　这类传染病绝大多数感染者有明显的症状和体征,隐性感染只有一小部分,极少数患者有严重症状或死亡,如麻疹、水痘等。

3. 以死亡为主要结局的传染病　在这类传染过程中,绝大部分感染者呈现严重临床症状,以死亡为结局,狂犬病为最突出的例子。

不同病原体引起的传染过程中显性与隐性感染的比例不同,同时,由于宿主抵抗力和免疫水平的差异,也可影响临床表现的严重程度,因而其流行病学意义也有差异。从发现传染源来说,显性感染往往只凭临床表现便可确诊,而隐性感染必须借助实验室方法才能发现;从预防措施的实施而言,隔离传染源对以隐性感染为主的传染病作用甚小,而对以显性感染为主的传染病较为有效;就疫情统计来说,对于以隐性感染为主的疾病,即使疫情登记和疫情统计做到一无遗漏,也不可能反映这类疾病在人群中的流行全貌。

传染过程的发生是在个体中进行的,而流行过程则是传染病在人群中发生的群体现象。流行过程是指病原体从已受感染者体内排出,经过一定的传播途径,侵入到易感者机体而形成新的感染,并不断发生、发展的过程。因此,构成流行过程必须具备三个基本环节,即传染源,传播途径和易感人群。任何一个环节缺失,新的传染就不可能发生,也不能引起传染病在人群中的传播和流行。这三个环节是构成传染病流行过程的生物学基础,但流行过程始终受到自然因素和社会因素的影响,使这一过程表现出不同的强度和性质。所以研究流行过程时既要重视其生物学基础,也不可忽视影响流行过程的因素。

## 二、流行过程的基本环节

### (一)传染源

传染源(source of infection)也称感染的储存宿主(reservoir of infection),是指体内有病原体生长、繁殖,并能排出病原体的人或动物。主要包括传染病的患者、病原携带者和受感染的动物。

1. 患者　患者体内存在大量病原体,而且其某些症状有利于病原体的排出,因而,传染病患者是重要的传染源。如霍乱、痢疾等肠道传染病的腹泻,麻疹、白喉等呼吸系统传染病的咳嗽,均可排出大量病原体,增加易感者受感染的机会。某些传染病如麻疹、水痘无病原携带者,患者是唯一的传染源。

传染病病程经过可分为潜伏期、临床症状期、恢复期。各期作为传染源的作用不同,主要取决于是否排出病原体、排出量和频度。

(1) 潜伏期(incubation period)　自病原体侵入机体到临床症状最早出现的这一段时间称为潜伏期。潜伏期的长短主要与病原体进入机体病原体的数量、毒力、繁殖能力以及机体的抵抗力等有关,此外,也受病原体的定位部位及其达到定位器官的途径等因素的影响。有些传染病患者在潜伏期末即可排出病原体而具有传染性,如麻疹、水痘等。

潜伏期的流行病学意义及其应用:①根据潜伏期的长短推断患者受感染的时间,以进一步追查传染源和确定传播途径;②根据潜伏期的长短确定接触者的留验、检疫或医学观察期限,一般以常见潜伏期加1~2 d为宜,危害严重的传染病可按最长潜伏期予以留验或检疫;③根据潜伏期确定免疫接种的时间,如麻疹在潜伏期最初5 d内施行被动免疫才有效;④根据潜伏期可评价预防措施的效果,实施某项预防措施后,如经过一个潜伏期发病数下降则认为该措施可能有效;⑤潜伏期的长短可影响疾病的流行特征,一般潜伏期短的传染病来势凶猛,病例成簇出现,并常形成爆发,潜伏期长的传染病流行持续时间较久。

(2) 临床症状期(clinical stage)　指传染病患者出现特异性临床症状和体征的时期。这一时期具有重要的流行病学意义。因为此期患者体内有大量病原体生长、繁殖,而且又有诸多有利于病原体排出的症状,因而这一时期的传染性最强。但有些疾病在临床症状期开始不久,病原体的排出即告停止,如麻疹、水痘。患者的传染源作用不仅取决于所排出的病原体量的多少,而且也有赖于患者的行为特点。重症患者即使处于隔离条件下,也难以完全根绝向外传播的可能性;轻型或非典型患者往往不加隔离,他们可以自由活动,故流行病学意义较大,个别轻型患者由于从事膳食工作或托幼机构工作,而导致疾病在该单位爆发或流行;具有慢性临床过程的患者,由于持续排出病原体,因而对周围健康人群威胁时间较长,如结核病患者。

(3) 恢复期(convalescent period)　指患者的临床症状已消失,机体所遭受的损伤处于逐渐恢复的时期。此期患者的免疫力开始出现,体内病原体被清除,一般不再起传染源的作用,如水痘、麻疹等。但有些传染病,如痢疾、伤寒、乙型肝炎等在恢复期仍可排出病原体,某些传染病患者排出病原体的时间可很长,甚至可成为终身传染源,如伤寒。

患者排出病原体的整个时期称为传染期(communicable period)。一般需依据病原学检查及流行病学调查加以确定。传染期是决定传染病患者隔离期限的重要依据,其长短在一定程度上影响疾病的流行特征,如传染期短的疾病,续发病例成簇出现;传染期长,续发病例陆续发生,拖延较长时间。

2. 病原携带者(carrier)　是指没有任何临床症状但能排出病原体的人。按携带病原体的不同可将病原携带者分为带菌者、带病毒者、带虫者等。一般依据病程时间的不同将病原携带者分为三类。

(1)潜伏期病原携带者(incubatory carrier)　是指潜伏期内携带病原体并可向体外排出病原体的人。此型携带者多在潜伏期末期排出病原体,如霍乱、痢疾、伤寒、水痘、麻疹和甲型肝炎等。这些疾病的潜伏期比较短,对这类传染病如能及时发现并加以控制,对防止疫情的发展与蔓延具有重要意义。

(2)恢复期病原携带者(convalescent carrier)　是指在临床症状消失后,仍能在一定时间内向外排出病原体的人。恢复期携带状态持续时间较短,但少数患者则持续较久,个别甚至可持续多年,乃至延续终身。如伤寒、痢疾、白喉、流行性脑脊髓膜炎、乙型肝炎等。通常将临床症状消失后3个月内仍可排出病原体的人称为暂时性病原携带者(transitory carrier);超过3个月者称为慢性病原携带者(chronic carrier)。后者常有间隙性排出病原体的现象,因此一般连续3次检查阴性时,才能确定病原携带状态解除。对于这类携带者如果管理不善,往往可引起疾病的爆发或流行。

(3)健康病原携带者(healthy carrier)　整个传染过程均无明显症状而排出病原体者称为健康病原携带者。这种携带者只能由实验室检验方法证实,例如,白喉、猩红热、流行性脑脊髓膜炎、脊髓灰质炎、霍乱、乙型肝炎等。健康携带者可能是隐性感染的结果。此型携带者排出病原体的数量较少,时间较短,因而流行病学意义相对较小。但是,有些疾病如流行性脑脊髓膜炎、脊髓灰质炎等健康病原携带者为数众多,可成为重要传染源。

病原携带者作为传染源意义的大小,不仅取决于携带者的类型、排出病原体的数量和持续时间,更重要的是取决于携带者的职业、卫生习惯、生活环境及社会活动范围等,其中以携带者的职业和卫生习惯最为重要。

3. 受感染的动物作为传染源　人类罹患以动物为传染源的疾病,统称为动物性传染病(zoonosis),又称人畜共患病。这类传染病大多数均能在家畜、家禽或野生动物中自然传播。

人畜共患病可分为以下4类:

(1)以动物为主的人畜共患病　病原体在动物间传播保持延续,在一定条件下传播给人,但在人间不会引起传播。如狂犬病、森林脑炎、旋毛虫病、钩端螺旋体病等。

(2)以人为主的人畜共患病　病原体主要靠人延续世代。如人型结核、阿米巴病等。

(3)人畜并重的人畜共患病　人与动物作为传染源的作用并重,并可互为传染源,如血吸虫病。

(4)真性人畜共患病　病原体必须以人和动物作为终宿主和中间宿主的人畜共患病,即病原体的生活史必须在人与动物体内协同完成,缺一不可。如牛、猪绦虫病。

受感染的动物作为传染源的流行病学意义,取决于人与动物接触的机会、受感染动物的数量,以及是否有适宜的传播条件和传播媒介存在等,此外,也与人们的卫生知识水平和生活习惯等因素有关。

**（二）传播途径**

病原体在长期演化过程中更换宿主的过程，称为传播机制（mechanism of transmission）。各种传染病的传播机制可概括为三个阶段：①病原体自宿主机体排出；②病原体停留在外界环境中；③病原体侵入新的易感宿主体内。

病原体更换宿主在外环境中所经历的全过程，称为传播途径（route of transmission, mode of transmission, mode of spread）。具体地说，是指病原体从传染源排出后，侵入新的易感宿主前，在外界环境中所经历的全部过程。

病原体在外界环境中必须依附于一定的媒介物，即传播因素或传播媒介。根据传播因素（媒介）的不同可将传播途径分为以下几种。

1. 经空气传播（air-borne infection） 是呼吸系统传染病的主要传播方式。传播媒介是空气，包括飞沫、飞沫核与尘埃三种方式。

（1）飞沫传播（droplet infection） 是指患者喷出的飞沫直接被他人吸入而引起感染。对外环境抵抗力较弱的病原体，如脑膜炎双球菌、流感病毒、百日咳杆菌等，常经此方式传播。

（2）飞沫核传播（droplet nucleus infection） 飞沫核是飞沫在空气中失去水分后由剩下的蛋白质和病原体所组成。一般在空气中存留的时间较长，一些耐干燥的病原体如白喉杆菌、结核杆菌等可以此方式长期存在而引起传播。

（3）尘埃传播（dust infection） 较大的飞沫迅速落在地面，干燥后可随尘埃重新悬于空气中，感染易感者。以尘埃作为媒介传播方式的病原体主要是一些对外界抵抗力较强的病原体，如结核杆菌和炭疽杆菌芽孢。

经空气传播传染病的流行特征：①多有季节性升高的特点，常见于冬春季节；②在未经免疫预防的人群中，发病呈现周期性；③居住拥挤和人口密度大的地区高发；④传播途径易于实现。

影响空气传播的因素很多，主要与人口密度、居住条件及易感者在人群中所占的比例三者有关。

2. 经水传播（water-borne infection） 一般肠道传染病经此途径传播。包括经饮用水传播和疫水传播两种方式。

（1）经饮用水传播传染病的流行强度取决于水源类型、供水范围、水受污染的强度及频度、病原体在水中存活时间的长短、饮水卫生管理是否完善及居民卫生习惯等。其流行特征：①患者的分布与供水范围一致，且有饮用同一水源史；②除哺乳婴儿外，无职业、年龄及性别的差异；③如水源持续被污染，病例可连绵不断；④污染源消除或采取消毒、净化措施后，爆发或流行停止。

（2）经疫水传播疾病指经接触疫水（感染水体）传播的疾病，如血吸虫病、钩端螺旋体病等，其病原体主要经皮肤黏膜侵入体内。其流行特征：①患者有接触疫水史；②有地区、季节、职业分布的差异；③大量易感人群进入疫区，可引起爆发或流行；④可通过加强个人防护、对疫水采取措施等控制疾病的发生。

3. 经食物传播（food-borne infection） 主要为肠道传染病、某些寄生虫病、少数呼吸系统疾病的传播方式。作为传播媒介的食物大体可分为两类,即本身存在病原体的食物及被病原体污染的食物。

经食物传播疾病的流行特征:①患者有食用相同食物的历史,不进食者不发病;②患者的潜伏期短,一次大量污染可致爆发和(或)流行;③一旦停止供应污染食物,爆发或流行即可平息。

4. 经接触传播(contact infection)通常分为直接接触传播和间接接触传播两种。

(1)直接接触传播(direct contact infection) 是指没有外界因素参与,易感者与传染源直接接触而导致的传播。如性病、狂犬病等的传播。

(2)间接接触传播(indirect contact infection) 是指易感者间接接触了被病原体污染的物品所造成的传播。通常多由于接触了日常生活用品,如毛巾、餐具、门把手、电话柄等造成传播,故将这种传播方式又称为日常生活接触传播。这类传播多见于引起肠道传染病和在外环境中抵抗力较强的呼吸系统传染病的病原体,如白喉杆菌、结核杆菌等。

经接触传播传染病的流行特征:①病例多呈散发,可形成家庭或同室内成员间的传播;②无明显的季节性;③流行过程缓慢;④卫生条件差、卫生习惯不良的情况下病例较多。

5. 经节肢动物传播(arthropod-borne infection) 又称虫媒传播,指经节肢动物叮咬、吸血或机械携带而传播。传播媒介是节肢动物,如蚊、蝇、蜱、螨等。经此途径传播的疾病可呈现地区、季节、职业、年龄等分布差异,人与人之间一般无直接传染。其中吸血节肢动物感染病原体后,不立即具有传染性,必须经过一个外潜伏期(extrinsic incubation period)后,方有传播能力。将节肢动物自吸入病原体至能够感染易感宿主,需要经过的时间,称为外潜伏期。

吸血节肢动物传播传染病的流行特征:①有一定地区性,病例分布与媒介昆虫的分布一致;②有明显的季节性,病例季节性升高与媒介昆虫繁殖活动的季节一致或稍后;③某些传染病具有职业特点,如森林脑炎多见于伐木工人及野外作业的工人;④发病有年龄特点,老疫区病例多见于儿童,新疫区病例无年龄差异;⑤人与人之间一般不直接传播。

6. 经土壤传播(soil-borne infection) 含有病原体的传染源的排泄物、分泌物等可直接或间接污染土壤。有时,因埋葬死于传染病的患者或动物的方法不当也可引起土壤的污染。某些肠道寄生虫如蛔虫、钩虫、鞭虫等的虫卵经宿主排出体外,在土壤中发育到一定阶段才具有感染力;一些病原体如炭疽、破伤风等可形成芽孢,在土壤中传染力可达数十年。经土壤传播的意义在于病原体的存活力、人与土壤的接触机会以及个人的卫生习惯。

7. 医源性传播(iatrogenic infection) 是指在医疗、预防工作中,人为地造成某些传染病传播,可分为两类:① 易感者在接受治疗、检查时由污染的器械而导致疾病的传播;②由于生物制品或药品受到污染而造成的传播。从广义上说,这两类传播方式均属于间接接触传播,是由于未能严格执行规章制度和操作规程,消毒不严、管理不善所造成。

8. 垂直传播(vertical transmission) 前面所述的七种传播方式是病原体在人与人之间的相互传播,称为水平传播(horizontal transmission)。与水平传播(horizontal

transmission)相对应,垂直传播是指在分娩之前和分娩过程中,病原体通过母体传播给子代的方式,包括经胎盘传播,上行性传播和分娩引起的传播三种类型。

(1)经胎盘传播　指受感染的孕妇通过胎盘使胎儿受到病原体的感染。如风疹、乙型肝炎、艾滋病等均可经胎盘传播引起先天性感染。

(2)上行性传播　指病原体经过阴道通过宫颈口抵达绒毛膜或胎盘引起胎儿感染。如葡萄球菌、单纯疱疹病毒、白色念珠菌等均可通过此方式传播给胎儿。

(3)分娩引起的传播　胎儿从无菌的羊膜腔穿出而暴露于母亲严重污染的产道内,胎儿的皮肤、呼吸道、肠道均存在受病原体感染的机会。如淋球菌、疱疹病毒感染等均可以通过该途径发生传播。

### (三)人群易感性

人群易感性(herd susceptibility)是指一个群体对于传染病容易感受的程度。人群易感性的高低与人群中每个个体的特异性免疫状况有密切关系,通常以人群中非免疫人口占全部人口的百分比表示。人群中非免疫人口占的比例越大,人群易感性越高。与人群易感性相反,人群免疫性(herd immunity)以免疫人口占全部人口的比例衡量。

1. 影响人群易感性升高的主要因素

(1)新生儿增加　新生儿初生6个月以上未经人工免疫者,对许多传染病都易感。个别传染病如百日咳,6个月以内的婴儿也易感。这是由于他们体内缺乏特异性免疫力的原因。

(2)易感人口迁入　久居流行区的居民,因既往患病或隐性感染而获得了特异性免疫力,非流行区居民迁入流行区后,因其缺乏相应免疫力,可致流行区人群易感性升高。

(3)免疫人口免疫力的自然消退　对于多数传染病而言,无论是病后(包括隐性感染)还是人工免疫而获得免疫力的人群,其免疫力逐渐降低,而成为易感人口,使人群易感性升高。

(4)新型病原体的出现或病原体的变异　当新的病原体出现或某些病原体发生变异后,由于人群普遍对其缺乏免疫力,可导致人群易感性升高。

(5)免疫人口死亡　免疫人口死亡,可以相对地使人群易感性升高。

2. 影响人群易感性降低的主要因素

(1)计划免疫　是降低人群对传染病易感性最主要的因素。按规定的免疫程序有计划地对应免疫人群实施预防接种,可有效地提高特异性免疫力,降低人群易感性。

(2)传染病流行　传染病流行后有相当数量的易感者因病后而获得免疫力,其免疫力的大小和持续时间因病种而异,因此在传染病流行后的一段时间内,人群对该病易感性降低。

(3)隐性感染　隐性感染后可获得一定的免疫力,降低人群易感性,但此种免疫力一般较弱而不长久。

人群易感性的高低可直接影响流行过程的性质。当人群免疫人口增加时,可大大减少传染病蔓延的机会,降低传染病的发病率。人群易感性高,为传染病爆发或流行准备了条件。但是仅有人群易感性高尚不足以引起疾病流行,必须有易感性高的人群暴露于该病的传染源,才能引起流行。

## 第三节 疫源地与流行过程

### 一、疫源地

1. 疫源地的概念　在一定条件下,由传染源向外排出的病原体所能波及的范围称为疫源地(epidemic focus)。疫源地是构成传染病流行过程的基本单位。每个传染源可单独构成一个疫源地,但在一个疫源地内也可同时存在着一个以上的传染源。

2. 疫源地的范围及存在时间　通常把范围较小的疫源地或单个传染源所构成的疫源地称为疫点。如同一门户出入的住户,或患者、疑似患者、病原携带者在生活上密切相关的若干户为范围。若干疫源地连成片并且范围较大时称疫区。在农村一般指一个村庄、一个乡或毗邻乡,城市以一个或几个居委会或一条街道为范围。疫源地随病种及时间而变动,其范围的大小取决于三个因素,即传染源的存在时间和活动范围、传播途径的特点和周围人群的免疫状况。不同传染病的疫源地范围大小不同,同种传染病在不同条件下,疫源地范围也不相同。

疫源地存在的时间长短因传染病而异。只有传染源周围人群中的所有易感者经过该病的最长潜伏期没有新的感染者或新病例发生,才可认为该疫源地不再存在。

3. 疫源地的消灭　疫源地消灭必须具备的条件:①传染源被移走(住院、死亡、移至他处)或不再携带病原体(痊愈);②通过各种措施消灭了传染源排于外环境的病原体;③传染源周围所有的易感接触者经过了该病最长潜伏期没有发生新的传染(无新病例或新感染者)。具备了这三个条件时,针对疫源地的各种防疫措施即可结束。

### 二、流行过程

1. 流行过程的概念　每个疫源地都是由前一个疫源地产生,它本身又是形成新的疫源地的基础。一系列相互联系,相继发生的疫源地构成了传染病的流行过程(epidmic process)。疫源地是构成流行过程的基本单位。它一旦被消灭流行过程即告中断。只有传染源、传播途径及易感人群三个构成流行过程的基本环节相互联结,协同作用时才会产生新的疫源地,从而延续流行过程。

2. 影响传染病流行过程的因素　传染病的流行既是生物现象,也是社会现象。只有在一定的社会因素和自然因素的影响下,流行过程才能发生与发展。而传染病的控制、预防和消灭也离不开这两类因素的作用。这两类因素是通过作用于传染源、传播途径及易感人群而影响到流行过程。

(1) 自然因素　自然因素包括地理、气候、土壤、动植物等,它们对传染病流行过程的影响作用较为复杂,其中以地理因素和气候因素的影响较显著。

许多传染病,特别是自然疫源性疾病呈现的地区分布及时间分布特点,主要与气候、地理因素对动物传染源的影响有关。如肾综合征出血热的传染源为黑线姬鼠,喜栖息于潮湿、多草地区;布鲁菌病的季节性与羊的繁殖和哺育时间有关。某些靠媒介昆虫传播的传染病,由于气候、地理等因素对媒介昆虫的季节消长、活动能力以及病原体在媒介昆虫体内生长、发育、繁殖的影响较大,从而影响到传染病的流行特征。如流行性乙型脑炎明显的秋季高发与蚊虫在这个季节繁殖能力强、活动范围广等生活习性紧密相关。

气候等自然因素还可通过影响人们的生活习性、机体抵抗力等而导致传染病呈现时间分布特点。如由于冬季气候寒冷,人们在室内活动的机会增多,使流行性感冒、流行性脑脊髓膜炎等呼吸系统传染病的发病率增高;夏季气候炎热,人们多食瓜果、蔬菜等生冷食品,易发生肠道传染病。环境的污染、自然环境的破坏和自然灾害可造成环境的恶化也可引发传染病的流行。

(2) 社会因素　社会因素包括生产、生活条件,医疗卫生状况,经济、文化、宗教信仰、风俗习惯、生活方式、人口密度、人口移动,职业、社会动荡和社会制度等。社会因素对传染病的影响作用较大,既可以扩大传染病的流行,也可以阻止传染病的发生、蔓延,甚至消灭传染病。

1) 社会制度既是各种社会因素的集中体现,也制约着各种社会因素。我国由计划经济向市场经济体制的转变必然会导致传染病防治体系和运作体制的改变,在新的体制和运作制度完善之前,可能会导致传染病防制中的某些问题的发生。

2) 人口流动是目前引起传染病的发生和流行的主要因素之一。随着国际、国内市场的开放,改革纵向加深,一些输入性传染病如黄热病、非洲睡眠病传入我国。另外,大量的流动人口涌进城市,流行区本地居民由于患病或隐性感染而获得对该病的免疫力,而缺乏相应免疫力的非流行区居民迁入后,人群易感性升高,同时城市人密度急剧增加,大大增加了传染病蔓延和传播的机会,流行范围也很难控制。

3) 旅游、交通等也是导致传染病发生和流行的重要因素。目前,世界上旅游业发展是空前的,旅游人数、速度和范围远远超出了旅游地区生态系统的承受能力。旅游者可将病原体、动物及其他生物带入或带出旅游区,伴随着环境生态、土地开发、人类行为和城市化的变化,旅游将在更大范围导致传染病的发生。此外,人类饮食谱和饮食方式的变化,也给原来没有机会与人类接触的生物提供了进入人体的机会,将影响到某些传染病的流行特征。

4) 医院感染率的上升是近年来导致传染病难以控制的因素之一。尽管我国的医院感染控制水平有了很大提高,但住院患者的医院感染率仍为10%左右,为传染病的流行提供了可乘之机。尤其是抗生素在临床上的大量应用,增加了细菌的耐药性,传染源不能及时控制,导致了传播机会的增加。

5) 人群免疫水平的改变,导致一些传染病又有抬头倾向。例如麻疹发病向小婴儿和成人的发展势头,提示我们目前的计划免疫程序需要改进。

6) 不健康的行为是导致性接触传播性传染病流行的重要因素。吸毒、嫖娼、卖淫导致性病、艾滋病,结核病又因艾滋病的流行正卷土重来,造成传染病流行的恶性循环。因此,在改善物质生活条件的同时,也必须加强群众精神文明教育,注意改变不良生活习惯,讲究个人卫生及公共卫生,增强自我保健意识,以降低性病及其他一些与精神文明密切相关的疾病的发病率及死亡率。

## 第四节 传染病预防控制

### 一、传染病的预防

传染病肆虐人类的历史不下数千年,是对人类危害最大的疾病。随着人类社会的全面发展,医药学科也获得了迅猛的发展。生活卫生条件的改善、抗生素的应用和免疫疫苗的不断问世,使传染病对人类生存和健康的威胁日益减轻,疾病的防制重点由传染病逐渐向非传染性慢性病过渡和转移。然而近年来,全球传染病发病率大幅度回升,流行、爆发事件不断,一些被认为早已得到控制的传染病卷土重来,同时又新发现了数十种传染病。WHO总干事在《1996年世界卫生报告》中振聋发聩地提出:"我们正处于一场传染性疾病全球危机的边缘,没有一个国家可以躲避这场危机。"因此,传染病的预防和控制仍是世界各国乃至全球的一个突出重点。

**(一)传染病的预防策略**

1. 确立坚持不懈,长期斗争的战略思想。
2. 继续实施预防为主,积极防治,采取有主导环节的综合措施。
3. 贯彻传染病防治法,充分发挥各级卫生防疫机构的联合作用,巩固现有的防治成效,严防已控制的传染病再燃,密切监视和防止新发现的传染病发生和传入。
4. 对某些新发现的传染病,如艾滋病要防止从高危人群传播到普通人群。
5. 建立应对各种突发公共卫生事件的快速反应机制和队伍。
6. 建立一支适合新形势的现代传染病流行病学工作队伍。

**(二)传染病的预防措施**

1. 建立和完善疾病监测网络,保证及时识别疫情及预防控制策略迅速实施  监测网络应该对公共卫生相关信息进行连续、系统的收集和分析。从组织体系、人员、设备、技术能力等方面提高监测新传染病的能力,通过监测及时发现新传染源或新的病原体以及影响因素,以便采取有效的应急措施,控制其扩散和蔓延。

2. 改善公共卫生基础设施的建设和加强对相关人员的培训  公共卫生基础设施是支持公共卫生行动计划、进行公共卫生评估的根本。而公共卫生从业人员的素质在控制传染病流行方面更是起到了重要的作用。培养建立现代传染病流行病学工作队伍,培养决策分析能力、现场工作能力,从而使其在面对突发和新发传染病疫情时能有条不紊地采取合理措施控制疫情的发展。

3. 加大依法防治的力度  目前颁布实施的相关法律法规,标志着我国传染病防治从行政管理走上了法制管理的轨道。对公众身体健康和生命安全有了可靠的法律保障。除应贯彻落实这些法律法规外,还应该深入开展流行病学研究,阐明新传染病的流行环节、流行特征及影响因素,为制定防制对策及措施提供依据。

4. 加强对新发传染病的科学研究  改进识别和认识新发传染病的手段,了解传染病的危险因素及其评价,准确进行预测和预警,为制订和评价预防和控制策略而开展研究。

5. 加强健康教育,重视公众教育和信息沟通　开展公共卫生与新闻学、传播学多学科研究,提高全民防病意识和应对能力,以应对传染病爆发时所造成的社会恐慌。

6. 善环境卫生条件,加大卫生管理力度　消除媒介昆虫及其孳生地,抓好水源、食品、生物制品等管理以及"三废"处理。

7. 加强国境卫生检疫　国境卫生检疫属于检疫的一种,是为了防止传染病由国外传入和从国内传出,在一个国家的国际通航口岸、机场、陆地边境和国界江河港口设立的国境卫生检疫机关,对进出国境的人员、交通工具、货物、行李和邮件等实施医学检查和必要的卫生处理,这种综合性的检疫措施称为国境卫生检疫。

国境卫生检疫措施的实施,有效地预防和控制了一些传染病病原体在国家间的传播和某些传染病在国际范围内的流行。我国政府在新中国成立以来,先后颁布了一系列有关国境卫生检疫的条例与法规,目前已设立了海港、航空和陆地边境等三种国境卫生检疫机关,按照我国对外政策和《中华人民共和国国境卫生检疫法》及《中华人民共和国国境检疫条例实施细则》所规定的各项措施与办法实行国境卫生检疫。

WHO 颁布的国际卫生条例规定,国际检疫的传染病为鼠疫、霍乱、黄热病、病毒性流感、麻痹性脊髓灰质炎、斑疹伤寒、回归热、疟疾。我国规定检疫的传染病及其潜伏期为:鼠疫,6 d;霍乱,5 d;黄热病,6 d。

8. 依靠科技进步、加强国际合作　人类能否战胜传染病最终体现在人类能够在多大程度上认识和控制疾病,这必然依靠科技;而要在全球消除、消灭某些传染病必须通过国际卫生项目的合作,增强各国对传染病的控制能力,典型的例子就是全球合作已经消灭了天花和即将消灭脊髓灰质炎。

9. 继续抓好计划免疫　免疫预防是控制具有有效疫苗免疫的传染病发生的重要措施。全球消灭天花、脊髓灰质炎活动的基础是开展全面、有效的人群免疫。实践证明,许多传染病如麻疹、白喉、百日咳、破伤风、乙型肝炎等都可通过人群大规模免疫接种来控制流行,或将发病率降至相当低的水平。

## 二、传染病的控制措施

### (一) 控制传染源的措施

1. 对患者的措施　做到早发现、早诊断、早报告、早隔离、早治疗。

(1) 早发现、早诊断　有利于对患者及时采取医学治疗,控制传染源,防止传染病继续传播。早发现、早诊断的基础是向群众进行卫生宣传教育,普及医学知识,提高医务人员的业务水平,建立特异性检测方法。

(2) 传染病的报告　迅速、全面、准确的传染病报告可使卫生防疫机构及时掌握疫情,做出判断,制订控制和消灭疫情的策略和措施。

1) 报告的病种　新修订的《中华人民共和国传染病防治法》(2004)规定,规定我国管理的传染病分为甲类、乙类和丙类,共 37 个病种。

甲类传染病:鼠疫、霍乱。

乙类传染病:传染性非典型肺炎、艾滋病、病毒性肝炎、脊髓灰质炎、人感染高致病性禽流感、麻疹、流行性出血热、狂犬病、流行性乙型脑炎、登革热、炭疽、细菌性和阿米巴性痢疾、肺结核、伤寒和副伤寒、流行性脑脊髓膜炎、百日咳、白喉、新生儿破伤风、猩红热、布鲁菌病、淋病、梅毒、钩端螺旋体病、血吸虫病、疟疾。

丙类传染病：流行性感冒、流行性腮腺炎、风疹、急性出血性结膜炎、麻风病、流行性和地方性斑疹伤寒、黑热病、包虫病、丝虫病、除霍乱、痢疾、伤寒和副伤寒以外的感染性腹泻病。

2008年国家将手足口病定为丙类传染病；2009年又将甲型H1N1定为乙类传染病。对乙类传染病中传染性非典型肺炎、炭疽中的肺炭疽和人感染高致病性禽流感、甲型H1N1，采取甲类传染病的预防、控制措施。

2）疫情报告　任何人发现传染病患者或者疑似传染病患者时，都应当及时向附近的医疗保健机构或者卫生防疫机构报告。为了加强传染病信息报告管理，提高报告质量，中华人民共和国卫生部于2006年制定了《传染病信息报告管理规范》，规定各级各类医疗机构、疾病预防控制机构、采供血机构均为责任报告单位；其执行职务的人员和乡村医生、个体开业医生均为责任疫情报告人。要求责任报告单位和责任疫情报告人发现甲类传染病和乙类传染病中的肺炭疽、传染性非典型肺炎、脊髓灰质炎、人感染高致病性禽流感的患者或疑似患者时，或发现其他传染病和不明原因疾病爆发时，应于2 h内将传染病报告卡通过网络报告；未实行网络直报的责任报告单位应于2 h内以最快的通讯方式（电话、传真）向当地县级疾病预防控制机构报告，并于2 h内寄送出传染病报告卡。对其他乙、丙类传染病患者、疑似患者和规定报告的传染病病原携带者在诊断后，实行网络直报的责任报告单位应于24 h内进行网络报告；未实行网络直报的责任报告单位应于24 h内寄送出传染病报告卡。

（3）早隔离、早治疗　隔离患者是防止病原体扩散的有效方法。将有传染性的患者及病原携带者与周围易感者分隔开来，不仅便于管理和消毒，而且有利于患者得到及时治疗，起到控制和消灭传染源的作用。

2.对病原携带者的措施　早发现、早治疗，加强教育，定期检查。主要依靠病原学检查，选择灵敏度高，特异性强，操作简便的检测方法及时发现病原携带者，特别是对从事饮食行业、托幼机构等特殊行业的职业人群，应定期体检，一旦发现病原携带者除做好登记、及时治疗外，应进行有针对性的卫生教育，必要时调离岗位。

3.对接触者的措施　主要采取检疫措施。根据传染病潜伏期的长短确定检疫期限，同时根据病种及接触者的免疫状态，采取应急接种、药物预防和医学观察、留验（隔离观察）等检疫措施。如对甲类传染病的接触者应进行留验，即限制其活动范围，不准与他人接触，并要求在指定的场所实施诊断、观察、检验和治疗；对乙类和丙类传染病的接触者应施行医学观察，即在正常工作、学习的情况下，接受体格检查、病原学检查和必要的卫生处理。检疫期限一般从最后一次接触之日算起到该病的最长潜伏期。

4.对动物传染源的措施　视感染动物对人类的危害程度、经济价值和所感染的病种，采取治疗、杀灭、焚烧、深埋等措施。

（二）对传播途径的措施

疫情发生后，首先要估计疫源地的范围。不同传染病因传播途径不同，所采取的主导措施各异。如肠道传染病主要应对垃圾、患者排泄物、污水等进行卫生处理,实行饮水消毒,加强个人卫生等;呼吸道传染病则常采取空气消毒、通风及个人防护(戴口罩)等措施。

具体措施主要有消毒和杀虫。

1. 消毒  指消除或杀灭外界环境中的致病性微生物的一种措施。可采用化学、物理、生物等方法。按其性质可将消毒分为:

(1) 预防性消毒  属预防性措施,指当怀疑有某传染病病原体存在的可能时所采取的措施。如饮水消毒,空气消毒等。消毒方法主要包括物理消毒与化学消毒。

(2) 疫源地消毒  为防疫措施,指对现有或曾有传染源存在的疫源地进行的消毒,目的在于杀灭由传染源排出的病原体。该措施又分为随时消毒和终末消毒。前者是对传染源的排泄物、分泌物或被污染的物品、场所进行的及时消毒;后者指对传染源痊愈、死亡或离开住所后对疫源地所进行的彻底消毒,目的是完全消除传染源所播散在外环境中的病原体。

2. 杀虫  指杀灭有害昆虫,特别是外环境中传递病原体的媒介节肢动物。杀虫与消毒一样可分为预防性杀虫和疫源地杀虫,后者又分随时杀虫和终末杀虫。杀虫方法主要有物理、化学和生物杀虫法。

### (三) 对易感人群的措施

1. 预防接种  是提高机体免疫水平的一种特异性预防措施,可有效地预防相应传染病,是控制和消灭传染病的重要手段之一,是计划免疫的主要内容。

2. 药物预防  对于某些有特效防治药物的传染病,在易感人群和可能的接触者中可采用药物预防,如疟疾流行时给易感者以抗疟药。

3. 防护措施  在某些传染病流行的季节,对易感者可采取一定的防护措施,防止其受到感染,如戴口罩、手套、护腿等。使用避孕套等也可起到个人防护作用。实践证明,使用避孕套不仅可减少淋球菌、衣原体等感染,而且可大大降低艾滋病的发病率。

### (四) 传染病爆发、流行的紧急措施

根据传染病防治法规定,在有传染病爆发、流行时,当地政府需立即组织力量防治,报经上一级政府决定后,可采取下列紧急措施。

(1) 限制或停止集市、集会、影剧院演出或者其他人群聚集活动。

(2) 停工、停业、停课。

(3) 临时征用房屋、交通工具。

(4) 封闭被传染病病原体污染的公共饮用水源。

在采用紧急措施防止传染病传播的同时,政府卫生部门、科研院所的流行病学、传染病学和微生物学家、各级卫生防疫机构的防疫检疫人员、各级医院的临床医务人员和社会各相关部门应立即组织开展传染病的爆发调查,并实施有效的措施控制疫情,包括隔离传染源,治疗患者尤其是抢救危重患者,检验和分离病原体,采取措施消除在爆发调查过程中发现的传播途径和危险因素,如封闭可疑水源、饮水消毒、禁食可疑食物,捕杀动物传染源和应急接种等。

## (五) 计划免疫

建国以后，我国政府十分关心儿童的健康成长，重视预防保健事业发展，确定了"预防为主"的卫生工作方针，加强了生物制品生产机构和防疫机构的建设，各级各类防疫机构逐步建立健全，预防接种工作也逐步走向正规化，并在一些大中城市开始建立预防接种卡，农村地区也建立了接种登记，实施有计划的接种。20世纪70年代中期，在全国范围内开始实行计划免疫。

我国于1981年正式参加EPI(expanded programme on immunization, EPI)活动。1989年3月和1991年3月，经卫生部、UNICEF和WHO联合审评，确认我国按期实现了普及儿童免疫目标，计划免疫针对性疾病的发病率也降至历史最低水平。经过几十年的实践证明，接种疫苗可有效地降低某些传染病的发病。但仅仅依靠单纯的预防接种，是不可能控制和消灭传染病的，必须结合有效的规划和策略，加强疾病检测和预防爆发流行的措施，才能达到计划免疫的目的。

我国的医务工作者早在20世纪50年代便开始了有计划的预防接种，70年代制定了《全国计划免疫工作条例》，将计划免疫纳入了国家卫生工作的计划之中，并不断完善计划免疫工作的内容和方法，使我国计划免疫工作取得了长足的发展。

1. **计划免疫的内容** 计划免疫(planed immunization)是根据某些特定传染病的疫情监测和人群免疫状况分析，按照规定的免疫程序有计划地进行人群预防接种，提高人群免疫水平，达到控制以至最终消灭相应传染病的目的而采取的重要措施。计划免疫使预防接种更具科学性、规范性、计划性和合理性，主要内容包括：

(1) 儿童基础免疫 儿童免疫程序是根据疫苗的特性、免疫学原理、传染病的流行特征和对人群健康的危害程度、接种后的利弊和效益，以及国家或地方疾病控制规划等因素，由国家对不同年(月)龄儿童接种何种疫苗所作的统一规定。免疫程序的内容包括：初种(初服)起始月龄、接种间隔时间、加强免疫时间和年龄范围、联合免疫和几种疫苗同时接种的有关问题等。根据我国现行计划免疫程序，对7周岁及7周岁以下儿童，进行卡介苗，脊髓灰质炎糖丸疫苗，百白破混合疫苗和麻疹疫苗的基础免疫和以后适时的加强免疫，以预防结核，脊髓灰质炎，白喉，百日咳，破伤风和麻疹六种疾病。随着计划免疫工作的深入开展，一些危害儿童健康且有有效疫苗可预防的传染病，也会逐渐纳入计划免疫轨道，如从1992年我国已将乙肝疫苗接种纳入计划免疫管理(表7-4-1)。

表7-4-1 我国现行的儿童基础免疫程序

| 年(月)龄 | 接种疫苗 | |
| --- | --- | --- |
| | 基础免疫 | 加强免疫 |
| 新生儿 | 卡介苗、乙肝① | |
| 1月龄 | 乙肝② | |
| 2月龄 | 脊灰① | |
| 3月龄 | 脊灰②、百白破① | |

续表 7-4-1

| 年(月)龄 | 接种疫苗 | |
| --- | --- | --- |
| | 基础免疫 | 加强免疫 |
| 4月龄 | 脊灰③、百白破② | |
| 5月龄 | 百白破③ | |
| 6月龄 | 乙肝③ | |
| 8月龄 | 麻疹 | |
| 1.5~2岁 | | 百白破 |
| 4岁 | | 脊灰 |
| 7岁 | | 麻疹、百白破 |
| 12岁 | | 卡介苗(农村) |

注:①②③指接种疫苗的次数

中国的计划免疫在控制儿童传染病中发挥了重要作用。2001年,全国1岁儿童的卡介苗接种率已达97.6%,脊髓灰质炎疫苗和百白破混合制剂接种率均达到了98.3%,麻疹疫苗接种率为97.7%。儿童中疫苗可预防传染病的发病急剧减少。1994年10月以来,我国没有发现脊髓灰质炎野病毒病例,2000年以县为单位新生儿破伤风发病率低于1/1 000活产儿。

(2)成人免疫 儿童计划免疫工作的成功实施,使成人中用疫苗可预防的传染病减少,因此,在儿童期未感染、未人工免疫的成人则处于这些疾病的威胁之中,成人发病增多,已成为一个公共卫生问题,对成人进行免疫接种已引起许多国家的关注。目前,成人免疫接种正在美国等发达国家逐渐实施,美国于1988年成立国家成人免疫联合会(NCAI),主张在一般成人和高危人群中推行流感疫苗、肺炎球菌多糖疫苗、HBV、Td(白喉、破伤风类毒素混合疫苗)、MV(麻疹疫苗)、风疹和腮腺炎疫苗的免疫接种。我国北京、上海等地也开始对成人特别是高危人群接种有关疫苗。

2. 预防接种的种类

(1)人工自动免疫 人工自动免疫(active immunity)是指通过人工免疫方法,使宿主自身的免疫系统产生对于相关传染病的保护作用,其作用的大小取决于宿主所产生的免疫反应强度。影响宿主免疫反应的因素包括疫苗所含的抗原量,免疫途径(如肌肉注射、口服等),母体抗体的存在与否,宿主因素如:年龄、免疫抑制、遗传易感性、疫苗自身特点等。免疫时间也是一个重要的因素,大多数疫苗要求在自然感染发生前数周接种,从而使机体有足够的时间产生免疫反应。

1)减毒活疫苗 由无毒或弱毒菌株或病毒株所制成,如麻疹疫苗、卡介苗、脊髓灰质炎疫苗。减毒活疫苗进入机体后,减毒株在宿主体内复制和增殖,引导宿主产生免疫,此时免疫反应往往高于灭活疫苗,且往往由于免疫记忆而维持终身。减毒活疫苗的作用类似于自然感染,可同时导致体液免疫和细胞免疫,在全身和局部产生免疫效果。减毒活疫苗的潜在优势在于它还可导致减毒株在易感者之间的水平传播,这种传播可能会增加人群的实际免疫覆盖率,但问题是水平传播同样可能增加了减毒株恢复毒力的可能性。因此,对于有可能产生水平传播的疫苗减毒株,必须实施严格监测。

减毒活疫苗接种剂量小,接种次数少,免疫效果好,维持时间长,但不易保存,通常需要冷链。

2)灭活疫苗　用加热、化学等方法杀死的病原微生物或提取、纯化的病原微生物组分如复合亚单位、类毒素、多糖聚合物制成。灭活疫苗易保存,有效期长。灭活疫苗所致的免疫通常为体液免疫,产生的免疫力较低,免疫持续时间较短,需反复接种来达到所需的保护性抗体水平,由全菌或病毒制成的灭活疫苗因其组分复杂而不良反应较大。但其中的纯化组分疫苗如类毒素不良反应小,持续时间长,且免疫效果较好,是一种理想的自动免疫制剂。

3)重组疫苗　随着过去20年来遗传学的飞速发展,通过遗传学重组机制来生产疫苗已受到了越来越多的关注。目前研制的重组疫苗主要有三大类。

一是DNA重组疫苗,以这一方式面世的第一种疫苗是乙型肝炎疫苗。该疫苗对乙型肝炎表面抗原HBsAg进行克隆扩增,应用重组DNA技术从酵母菌生产疫苗。

二是通过消除和修饰病原微生物上已知的导致致病性基因来制备疫苗。以此方法研制的针对轮状病毒的第一代重组疫苗已在美国和芬兰进行临床实验,目前的研究结果提示:该疫苗对由轮状病毒所致的儿童腹泻具有很强的保护性。

三是通过在一个非致病性微生物如病毒体内插入病原微生物的某个基因,然后被修饰的病毒作为一个携带者或载体来表达该外来基因,从而诱导免疫反应。目前这一技术正被应用于HIV疫苗的研制。

4)DNA疫苗　不同于传统的疫苗,DNA疫苗旨在将病原微生物的某种专门组分的裸露DNA编码直接注入机体内。尽管此类疫苗尚未面世,但其在技术上的飞速发展有可能开创免疫学的新纪元。目前正在研制的此类疫苗包括疟疾、流感、轮状病毒、HIV等。

(2)人工被动免疫　人工被动免疫(passive immunity)是指将含有抗体的血清或其制剂注入机体,使机体立即获得抗体而受到保护。

1)免疫血清　指抗毒素、抗菌和抗病毒血清的总称。这种血清含大量抗体,进入机体后可及时产生保护作用。但其在体内停留时间短,作用时间短。由于免疫血清为动物血清,含大量异体蛋白,易致过敏反应,只有免疫血清过敏实验阴性者方可使用。

2)丙种球蛋白　是由健康产妇的胎盘与脐带血或健康人血制成的。可用于预防甲型肝炎、麻疹等。

(3)被动自动免疫　被动自动免疫(psssive and active immunity)是指在注射破伤风或白喉抗毒素实施被动免疫的同时,接种破伤风或白喉类毒素疫苗,使机体在迅速获得特异性抗体的同时,产生持久的免疫力。

3.预防接种的实施

(1)组织措施　预防接种方式一般分为定点和分散两种。凡有条件地区均应设立"计划免疫门诊"等定点接种,以保证接种质量,降低疫苗损耗,按期完成儿童基础免疫。

(2) 接种途径与剂量　预防接种途径大体分为口服、气雾、注射(包括皮下、皮内、肌内)和划痕等。不同疫苗接种途径不同。如果接种途径不当,不仅会影响免疫效果,而且发生加重反应,甚至造成接种事故。接种剂量同接种途径一样均是保证免疫成功的关键。适宜接种剂量才能使机体产生相当水平抗体。如果接种剂量过大,超过机体免疫反应能力,将会产生免疫麻痹。如果剂量过少,抗原不足以刺激机体免疫系统应答,也不会产生保护水平抗体。接种剂量因年龄不同而有差异。因此,在进行现场接种前应详细阅读疫苗使用说明书,严格按照要求执行。

(3) 疫苗禁忌证　真正的疫苗禁忌证极少。但对有严重疾病的儿童接种疫苗,可能出现不利后果。因此,WHO 规定具有以下情况可作为常规免疫的禁忌证。

1) 免疫异常　免疫缺陷、恶性疾病(肿瘤、白血病等);应用放射治疗或抗代谢药物等而免疫功能受到抑制者,不使用活疫苗。

2) 急性疾病　如接种对象正患伴有发热或明显全身不适的急性疾病,应推迟接种。

3) 以往接种疫苗有严重不良反应　需连续接种的疫苗,如果前一次接种后出现严重反应,例如过敏反应、虚脱、休克或出现惊厥等,则不应继续接种。

4) 神经系统疾病患儿　如未控制癫痫病、婴儿痉挛等不应接种含有百日咳抗原的疫苗。

(4) 预防接种反应观察与处理

1) 一般反应　接种 24 h 内接种部位有局部红、肿、痛、热等炎症反应,有时附近淋巴结肿痛。

一般反应是正常免疫反应,不需做任何处理,1～2 d 内即可消失。倘若反应强烈也仅需对症治疗。如果接种人群中的强度反应超过 5%,则该批疫苗不宜继续使用,应上报上一级卫生机关检验处理。

2) 异常反应　少数人在接种后出现并发症,如晕厥、过敏性休克、变态反应性脑脊髓膜炎、过敏性皮炎、血管神经性水肿等。虽然异常反应出现概率很低,但其后果常较严重。遇到异常反应时应及时抢救,注意收集材料,进行分析,并向上级卫生机构报告。

3) 偶合疾病　偶合疾病与预防接种无关,只是因为时间上的巧合而被误认为由接种疫苗所引起。冬季常偶合流脑,夏季常偶合肠道传染病,可经诊断加以鉴别。在接种时,应严格按照说明书规定进行接种,注意当时一些传染病的早期症状,尽量避免偶合疾病发生,同时应向患者家属做好解释。

4) 预防接种事故　制品质量不合格或消毒及无菌操作不严密或接种技术(部位、剂量、途径)错误而引起,常误认为接种反应。

(5) 冷链(cold chain)　为了保证疫苗从生产到使用整个过程均在适当的冷藏条件下进行,所需的多环节链式储存、运输设备称为冷链。冷链的配套设备包括储存疫苗的低温冷库、普通冷库、运送疫苗专用冷藏车、冰箱、冷藏包等,是实施计划免疫的重要内容,是保证疫苗质量的主要措施之一。

4. 预防接种的效果评价　预防接种效果的考核多由生物制品研究所或疾病预防控制中心进行。具体内容包括免疫学效果评价和流行病学效果评价。流行病学效果评价包括不良反应观察和实验组与对照组的发病率对比分析。免疫学效果评价系观察接种者免疫指标的变化状况。

(1)免疫学效果评价　通过测定接种后人群抗体转化率(阳转率或阴转率)、抗体几何平均滴度(M)和抗体持续时间来评价。如脊髓灰质炎中和抗体≥1∶4或有4倍及以上增高,麻疹血凝抑制抗体≥1∶2或有4倍及以上增高等。

(2)流行病学效果评价　可用随机对照双盲的现场实验结果来计算疫苗的保护率和效果指数。

1)保护率(protective rate,PR):

$$保护率=\frac{对照组发病(或死亡)率-实验组发病(或死亡)率}{对照组发病(或死亡)率} \qquad (7-4-1)$$

2)效果指数(index of effectiveness,IE)

$$效果指数=\frac{对照组发病(或死亡)率}{实验组发病(或死亡)率} \qquad (7-4-2)$$

(3)计划免疫工作考核　主要考核组织设备和人员配备,计划免疫规划和实施,冷链装备及其运转情况。

(吴成久)

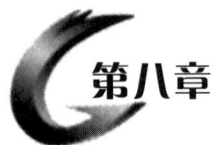

# 第八章 疾病预防与控制

【学习目标】

◆ 掌握　疾病监测和疾病的三级预防内容。
◆ 熟悉　疾病预防的策略和措施。
◆ 了解　我国公共卫生工作的特点。

疾病预防不仅研究疾病未发生前减少危险因素的方法,而且还研究在疾病发生后,如何阻止病情进一步发展和尽量减少疾病带来的严重后果所采取的一系列策略和措施。任何疾病的发生、发展都有其本身的规律,因此,我们必须掌握这些规律,才能达到预防控制疾病,最终消灭疾病,促进健康的目的。疾病的预防和控制工作包括两部分内容:一是制定预防与控制策略和措施,二是疾病监测。两者相辅相成,缺一不可。疾病预防与控制、策略和措施的制定,需要以疾病监测提供的信息为依据,而疾病预防与控制策略和措施是否有效,则需要通过疾病监测来评价。

## 第一节　疾病预防策略与措施

预防控制疾病要同时考虑策略和措施。策略是根据具体情况而制定的指导全面工作的方针,如基本原则、主要策略和组织机构等;措施是实现预期目标所需要采取的具体行动方法、步骤和计划。策略和措施犹如军事上的战略和战术,密切相关。缺乏有效的措施或不考虑措施的可行性,制定的策略无法落实而达不到目的;而缺乏策略思想指导下的措施,在实施后往往事倍功半,收效甚微。只有在正确、合理的策略指导下,采取有效、可行的措施,才能以最少的投入取得最大的防制疾病的效果。全球消灭天花计划就是成功地运用策略和措施的范例。

1958年第11界世界卫生大会通过全球消灭天花计划以后,由于接种疫苗是预防天花最有效的措施,所以把工作重点放在提高人群的疫苗接种率上,欲通过"全民普种"的策略来消灭天花。经过近10年的努力,到1967年时虽然全球的天花发病数大量减少,但在一些呈"地方性"流行的发展中国家,发病率仍居高不下。而大规模种痘带来的不良反应,也给实施全球消灭天花计划带来了困难。在此期间,人们又发现天花的传播相当缓慢,涉及的地区也比较局限,并且只有在感染者和易感者密切接触的条件下才能实现。既往人们已经了解天花仅在人之间传播而无动物宿主,因无隐性感染故病例容易被识别。面对实施计划中出现的问题,以及对天花流行病学特点认识的加深,促使决策者意识到必须改变策略。1967年世界卫生组织在强化天花计划中强调,除了继续提高痘苗接种率外,应该开展监测工作,及时报告疫情,以便迅速在病例周围的人群中接种痘苗,从而彻底地控制传播。由于改用了"环状接种"的策略,在全球消灭天花计划实施20年后,即在1977年终于实现了目标。

一、制定策略和措施的依据

1. **基线研究** 是以国家或地区的社会、经济、文化和居民健康状况为背景来分析疾病的流行特征和流行因素,为制订规划提供背景资料,包括人口学、地理学、自然环境、卫生保健(如疾病的流行资料)、社会环境和行为特点(如宗教、民族、性行为、吸毒等)、政治经济和法律问题、社会服务体系等方面的情况等。基线调查是制定疾病预防策略规划的第一步。

2. **应对分析** 通过应对分析,可以全面地描述一个国家或地区疾病防制工作的整体格局。应对分析主要集中在疾病防制方面,它关注的是一个国家或地区对疾病预防与控制的总的对策,重点放在那些对疾病的流行起重要作用的领域。对这些领域开展的项目或活动进行全面分析与评价,重点回答以下问题:疾病的防制工作是否抓住了重点领域(如在艾滋病的防制中促进安全性行为、控制性病、保证血液供应安全、对HIV感染者/AIDS患者提供关怀等情况);在重点领域已经和正在开展哪些项目和活动;已开展的项目或活动中哪些是成功的、哪些是失败的,以及成功或失败的原因;防制工作是否与当前的形势相适应、防制工作效果如何、防制工作方法是否科学合理,以及能否持续发展等。在应对分析报告中还应明确哪些工作可以继续开展,哪些做法应改进,还应开展哪些新的工作等。

二、制定疾病预防和控制的策略和措施的宏观思想

(一)现代医学模式

医学模式是人们在观察和处理医学问题时的思想和方法的体现。它反映了人们在某个特定历史时期对健康和疾病现象的认识,也是对医学理论的高度概括。随着社会的发展、疾病谱的改变和科学技术的进步,医学的发展方向从研究疾病到研究健康,医学模式已由传统的生物医学模式发展为现代的生物-心理-社会医学模式(bio-psycho-social medical model)。生物-心理-社会医学模式是为了适应医学环境的变化,它要求整合生

物医学、行为医学和社会医学等方面的研究成果,用三维或多维的思维方式去观察和解决人类健康问题。这不是一个简单的整合,而是需要医务人员改变思维方式和服务模式。现代医学模式为宏观决策提供了最佳的思维方式,以预防为导向的服务是符合现代医学模式的最佳服务模式。

### (二)影响健康的因素

健康受到各种因素的影响,可归为以下四大类:

1. 环境因素　包括自然环境、社会环境和心理环境,即除了生物学因素外,同时有物理、化学、经济、政治、文化、教育等因素。
2. 不健康的行为因素和生活方式　包括嗜好(吸烟、饮酒等)、性行为、营养、风俗习惯、体育锻炼、生活节奏以及心理压力等因素。
3. 生物遗传因素　包括生物、遗传、生理、免疫等因素。
4. 现有卫生保健系统的缺陷　包括卫生资源、医疗技术、保健制度等因素。

这4类因素相互依存、相互促进。制定预防控制策略时要全面分析,找出主要因素,以便有的放矢地采取措施,以求事半功倍之效。

### (三)宏观流行病学的思想

长期以来,人们普遍认为流行病学是一门宏观研究的学科。首先,宏观流行病学研究中以群体水平分析为主,来研究特定人群中疾病或健康状况的宏观决定因素与规律,以及预防和控制疾病、增进群体的健康;其次,从预防的角度看,宏观流行病学主要研究针对群体的宏观策略和措施。

## 三、我国预防工作的总策略

我国卫生工作是针对社会主义社会发展的不同历史阶段制定的,但始终把预防为主放在首位。在1997年根据我国社会和经济发展的现状,《中共中央、国务院关于卫生改革与发展的决定》提出了新时期的卫生工作方针为:"以农村为重点,预防为主,中西医结合,依靠科技与教育,动员全社会参与,为人民健康服务,为社会主义现代化建设服务"。这是我国新时期疾病预防与控制工作的基本指导思想。

以农村工作为重点,是我国卫生工作的特点。在2002年10月29日全国农村卫生工作会议制定的《中共中央、国务院关于进一步加强农村卫生工作的决定》中指出,农村卫生工作关系到保护农村生产力、关系到我国经济和社会发展目标的实现,对提高全民族素质具有重大意义。

该《决定》还对加强农村公共卫生工作、推进农村卫生服务体系建设、加大农村卫生投入力度、建立和完善农村合作医疗制度和医疗救助制定、依法加强农村医药卫生监督和加强农村卫生工作的领导等7个方面的25个问题做出了明确的规定和要求。这是指导我国今后农村卫生工作乃至全国的卫生工作的基本方针。

## 第二节 疾病的三级预防

疾病的预防不仅仅是指阻止疾病的发生,还包括疾病发生后阻止其发展或延缓其发展,最大限度地减少疾病造成的危害。因此,疾病的预防工作可以根据疾病自然史的不同阶段,相应地采取不同的措施,来阻止疾病的发生、发展或恶化,即疾病的三级预防措施(图8-2-1)。

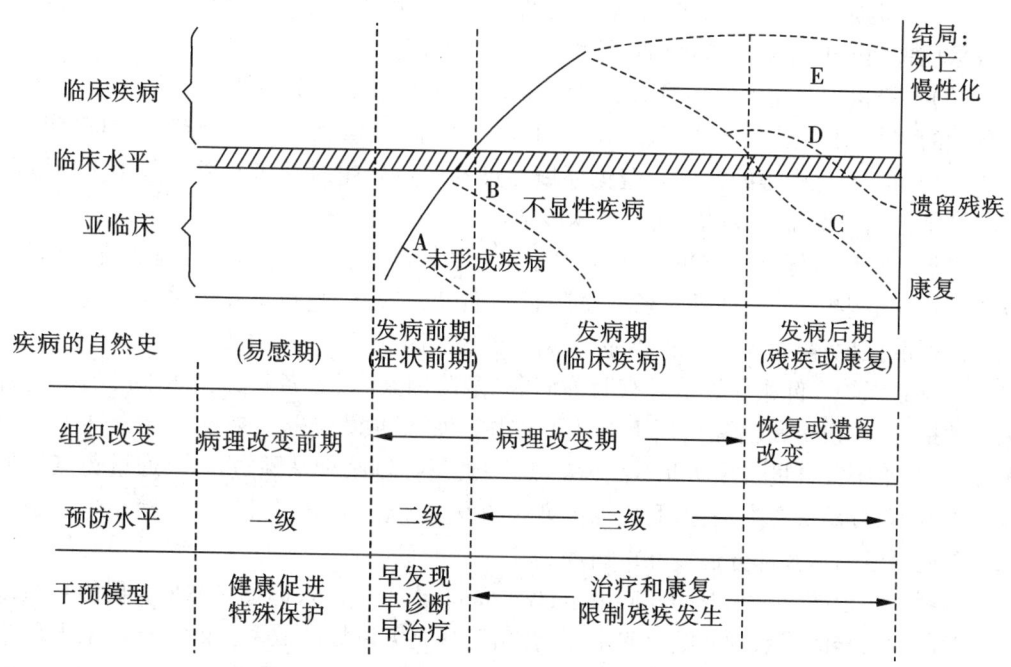

图 8-2-1　三级预防与疾病自然史的关系示意图

### 一、一级预防

一级预防(primary prevention)又称病因预防,是在疾病尚未发生时针对致病因素(或危险因素)采取的措施,也是预防、控制和消灭疾病的根本措施。WHO 提出的人类健康四大基石"合理膳食、适量运动、戒烟限酒、心理平衡"是一级预防的基本原则,从机体的疾病自然史角度而言,它则包括健康促进和健康保护两方面内容。

1. 健康促进　健康促进(health promotion)是通过创造促进健康的环境使人群避免或减少机体对病因的暴露,改变机体的易感性,保护健康人免于发病,降低发病率。可采取以下方式达到健康促进的目的。

(1)健康教育　健康教育是一项通过传播媒介和行为干预,促使人们自愿采取有利于健康的行为和生活方式,避免或减轻影响健康的危险因素,达到促进健康目的。大量资料证明,从心血管疾病、恶性肿瘤到腹泻、呼吸道感染等,都与行为和生活方式密切相关,可以通过改变行为和生活方式而达到预防的目的。例如美国在1963~1980年,对导致心血管疾病的吸烟、饮烈性酒和食用高脂肪饮食等不良嗜好和生活方式采取健康教育和社会干预措施,取得了明显的效果。居民的吸烟率下降了27%,白酒和食用动物油的消费量分别下降了33%和39%,参加体育锻炼的人数增加了25%,而同期的冠心病和脑血管病的死亡率分别下降了近40%和50%。有些疾病,如艾滋病,在目前尚无有效疫苗预防的情况下,健康教育更是唯一有效的预防方法。

(2) 自我保健　自我保健是指个人在发病前就进行干预以促进健康,增强机体的生理、心理素质和社会适应能力。一般说,自我保健是个人为其本人或家庭利益所采取的大量有利于健康的行为,例如体育锻炼、合理营养、利用保健服务、保持心理平衡等;避免或戒除危害健康的行为,例如吸烟、酗酒、性乱、滥用药物等。

(3) 环境保护和监测　环境保护是健康促进的重要措施,旨在保证人们的生活和生产环境的空气、水、土壤不受"工业三废"即废气、废水、废渣和"生活三废"即粪便、污水、垃圾,以及农药、化肥等的污染。避免环境污染和职业暴露对健康造成的危害。环境保护的措施包括环境监测、环境监督、技术改造等。

保护环境应做好环境监测工作,以国家颁布的标准如大气卫生标准、三废排放标准、饮水及饮食卫生标准、农产品农药残留限量标准等为依据,监测有害物质含量是否超过国家的标准,以期作为改善环境、保护人民不受致病因子危害的根本保证。

2. 健康保护　健康保护是对有明确病因(危险因素)或具备特异预防手段的疾病所采取的措施,在预防和消除病因上起主要作用。如长期供应碘盐来预防地方性甲状腺肿;增加饮水中氟含量来预防儿童龋齿的发生;通过控制吸烟来预防肺癌;通过免疫接种来预防麻疹、脊髓灰质炎、乙型肝炎等传染病的发生;通过孕妇保健咨询及禁止近亲婚配来预防先天性畸形及部分遗传性疾病等。

开展一级预防时常采取的双向策略(two pronged strategy),即把对整个人群的普遍预防和对高危人群的重点预防结合起来,二者相互补充可以提高效率。前者称为全人群策略(population strategy),旨在降低整个人群对疾病危险因素的暴露水平,它是通过健康促进实现的;后者称为高危人群策略(high risk strategy),旨在消除具有某些疾病的危险因素人群的特殊暴露,它是通过健康保护实现的。

二、二级预防

二级预防(secondary prevention)又称"三早"预防,即早发现、早诊断、早治疗,是阻止或减缓疾病发展而采取的措施。

目前许多慢性病大多病因不完全清楚,因此,要完全做到一级预防是不可能的。但由于慢性病的发生大都是致病因素长期作用的结果,因此做到早发现、早诊断并给以早治疗是可行的,并可明显改善预后,如高血压、冠心病、宫颈癌、乳腺癌、结核等。

为保证"三早"措施的落实,可根据人力、物力、财力的情况,参照费用-效益或效果分析结果,选用普查、筛检、定期健康检查以及设立专门的防治机构等不同方法实现。普查是早期、全面分析疾病的方法,但普查工作不宜广泛应用,因为在短时期内需要集中大量人力、物力。筛检是早期发现疾病的主要方法,但决定是否对某疾病进行筛检时,要考虑疾病筛检的原则。某些肿瘤也可以通过群众的自我检查达到早期发现的目的,例如,自我检查乳房可以早期发现乳腺癌。

癌前期病变不是癌,但容易发展成癌,及早发现并及时治疗各种癌前期病变,属于肿瘤的二级预防,例如宫颈糜烂容易发展成宫颈癌,黑痣容易发展成黑色素瘤,萎缩性胃炎容易发展成胃癌。产前检查发现胎儿染色体异常和隐性致病基因携带者而早期做出诊断,进而终止妊娠,避免有遗传病的患儿出生,属于遗传病的二级预防措施。

二级预防的核心是早期诊断,早期诊断的基础在于早期发现,早期诊断导致早期治疗,可以改善预后。要达到"三早"做好二级预防就要:①向群众宣传防治知识和有病早治的好处;②提高医务人员的诊断水平;③开发适宜的筛检方法及检测技术。

### 三、三级预防

三级预防(tertiary prevention)又称临床预防,是在疾病的临床期(又称发病期)为了减少疾病的危害而采取的措施。

三级预防可以防止伤残和促进功能恢复,提高生存质量,延长寿命,降低病死率。主要是对症治疗和康复治疗措施。

对症治疗可以改善症状、减少疾病的不良反应、减轻病痛,提高生存质量;防止恶化,减少并发症、后遗症、复发、转移等;防止伤残,就是防止疾病向残损—残疾—残障的不良结局发展,争取病而不残,保护劳动能力。

康复治疗可以促进功能恢复,争取病而不残或残而不废,保存其创造经济价值和社会价值的能力。康复治疗的措施包括功能康复、心理康复、社会康复和职业康复等。

值得一提的是,人们在疾病预防与控制的长期实践中,认为三级预防并不完善,应在一级预防之前增加初始预防,也称为零级预防、即公共卫生应该强调政府负责,而"初始预防"的责任主体就是各级政府。通过政策的干预、政府的行为等,让影响健康的危险因素不发生或少发生。初始预防对预防工作起到关键性的作用,可看成是预防工作的关口前移。

# 第三节 疾病监测

疾病监测(surveillance of disease)是公共卫生监测(public health surveillance)的一部分,它既是预防和控制疾病的重要对策,也是很具体的重要措施。在制定和执行疾病的防制策略与措施的同时,必须进行疾病监测,将监测资料加以科学的分析,以便策略和措施不断地进行恰当的评价,提出修改意见,使疾病的防制措施更加完善,从而提高疾病防制效率和水平。

有系统的疾病监测工作自20世纪40年代末开始于美国CDC。以后,许多国家广泛开展监测,从观察传染病疫情动态扩展到非传染病,而且逐渐从单纯的生物医学角度转向生物-心理-社会方面进行监测。我国在1950年建立全国法定报告传染病疫情报告及反馈系统,这一系统在我国传染病防制工作中发挥了举足轻重的作用。1980年,我国建立了全国疾病监测点监测系统,开展了以传染病为主并逐渐增加非传染病内容的监测工作。

## 一、疾病监测的定义

疾病监测是指长期、连续、系统地收集疾病的动态分布及其影响因素的资料,经过分析将信息及时上报和反馈,传达给所有要知道的人,以便及时采取干预措施并评价其效果。

这个定义反映了疾病监测的3个基本特征:①只有长期、连续、系统地收集资料,才能发现疾病的分布规律和发展趋势;②只有将原始资料整理、分析、解释后,才能转化为有价值的信息;③只有将信息及时反馈给有关部门和人员后,才能在预防疾病时得到完全利用。

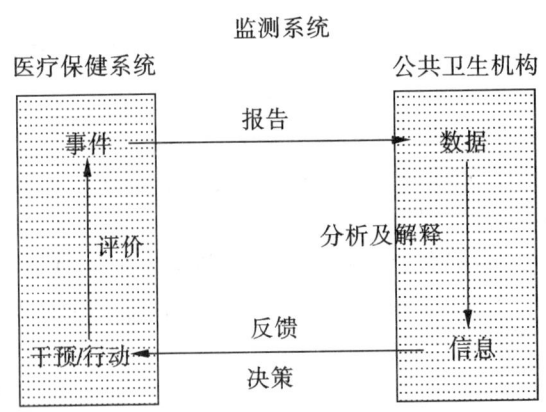

图 8-3-1 监测系统

## 二、疾病监测的几个概念

1. 被动监测与主动监测　下级单位按照常规上报监测资料,而上级单位被动接受,称为被动监测(passive surveillance)。根据特殊需要,上级单位进行专门调查或要求下级单位严格按照规定收集资料,称为主动监测(active surveillance)。各国常规法定传染病报告属于被动监测。我国卫生防疫部门开展的传染病漏报调查,以及按照统一要求对某些疾病进行重点监测,努力提高报告率和报告质量,都属于主动监测。主动监测的质量明显优于被动监测。例如,漏报调查表明,我国大部分地区肠道传染病的实际发病率要比报告发病率高出2~5倍。由此可见,只有通过漏报调查这种主动监测的方式,才有可能掌握疾病的实际发生情况。

2. 常规报告与哨点监测　常规报告指国家和地方的常规报告系统,如我国的法定传染病报告系统。但我国的法定传染病报告系统要求报告的病种多,报告的范围覆盖面广,主要由基层卫生人员开展工作,漏报率和监测质量低不可避免。为了达到特定目的,根据某些疾病的流行特点,由设在全国各地的哨兵医生对高危人群进行定点、定时、定量的监测,称为哨点监测(sentinel surveillance),它具有耗费低、效率高的特点。如我国的艾滋病哨点监测系统。

3. 实际病例与课程病例  在大规模的疾病监测中,为便于开展监测,需要确定一个统一的、可操作性强的临床诊断标准来观察疾病的动态分布,这样确定的病例称为监测病例。如艾滋病诊断标准为患者血清检测 HIV 阳性,发热 38 ℃两个月以上。但发热不足 38 ℃或不到两个月者也可能为患者,而仍报告为 HIV 感染者。因此,在疾病监测中应尽可能提高监测病例中实际病例的比例,而且应当估计这个比例的大小和变化。

4. 直接指标与间接指标  监测得到的发病数、死亡数以及经过分析后得到的发病率、死亡率等,称为监测的直接指标。个别情况下,监测的直接指标不易获得,如很难对每个流行性感冒病例都做出明确诊断,即使仅仅对流行性感冒死亡做出诊断,也会因为涉及死因分类等问题而很难区分患者是因流行性感冒还是因肺炎死亡。这时可以用"流行性感冒和肺炎死亡数"作为监测的间接指标,同样可以达到监测目的。

5. 静态人群与动态人群  监测过程中观察人群如果没有迁出、迁入,或只有少量迁出、迁入,称为静态人群;如果有频繁迁出、迁入,则称为动态人群。在计算疾病频率指标时,静态人群采用平均人口数作分母;动态人群采用人时数作分母。

### 三、疾病监测的种类

1. 传染病监测  WHO 规定的国际监测传染病为流行性感冒、脊髓灰质炎、疟疾、流行性斑疹伤寒和回归热 5 种。我国根据具体情况又增加了登革热,共规定了 6 种国际监测的传染病。随着对外开放政策的实施,为防止艾滋病传播和蔓延,我国卫生部已把该病列为国境检疫监测的传染病。

2. 非传染病监测  随着疾病谱的改变,近年来许多国家已把疾病监测的范围扩大到非传染病,包括出生缺陷、职业病、流产、吸烟与健康;还包括营养监测、婴儿死亡率监测、社区和学校健康教育情况监测、围生期监测以及食品卫生、环境、水质和医学气象监测等,范围广,监测的内容根据监测目的而异。我国部分地区已对恶性肿瘤、心脑血管病、出生缺陷等非传染病开展了监测。

3. 症状监测  为了早期防治新发传染病,近年来开展了症状监测,如建立发热门诊等。

4. 事件监测  为早期发现疾病的发生,在我国部分地区开展了事件监测,如药店药品的销售量,如果在某地区某种药物销售量明显上升,则提示该地区有可能发生某种疾病的流行。这些监测为疾病的早期预警提供了依据。

### 四、疾病监测的过程

开展流行病学监测就是通过常规报告、实验室检测、人群调查和现场实验等方法取得大量有关人群健康与疾病联系的医学和社会信息,从群体生态学角度,用联系的、转换的观点,用概率语言描述、分析、认识疾病,预防和控制疾病的发生。

疾病监测工作包括以下几个基本步骤。

1. 建立健全监测机构，收集资料　建立和健全疾病监测系统，实现科学化、规范化管理是有效控制和防治疾病的重要措施。采用统一标准和方法，制定规范的工作程序，建立完善资料信息系统，长期收集和管理有关疾病的信息资料，包括人口学资料、法定传染病发病资料、医院、诊所、化验室的发病资料、死亡登记资料、个案或专题调查资料、动物宿主及媒介昆虫的分布资料、其他有关社会学、气象学和生物学等各类资料。

2. 整理、分析和评价所收集的资料　综合收集到的资料需进行核对、整理，选择合适的统计指标，采用相应的统计学技术进行全面分析，从中得出有价值的结论，包括确定疾病的自然史；发现疾病变化的趋势和影响疾病分布的因素；确定疾病流行的薄弱环节，揭示不同地区人口构成、出生和死亡频率、婴幼儿及孕产妇的健康指标；描述不同疾病的发病水平和人群图像以及城乡居民的死亡谱；反映重点人群的免疫状况和血清抗体水平并对主要预防措施的经济效益和社会效益进行评价。

3. 监测信息的交流和反馈　疾病监测信息的流通使有关人员能快速获得相关信息，便于及时提出主动监测方案，或对重要疫情做出迅速反应，为制定预防控制疾病的策略和措施提供依据。监测信息可以定期发放或相互交流，如 WHO 的《疫情周报》、美国 CDC 的《发病和死亡周报》、中国疾病预防控制中心的《疾病监测》等。疾病监测信息的流通还可评价所制定的对策是否正确，采取的措施是否有效，通过对比采取对策、措施前后的发病率或死亡率是否有明显下降实现；根据疾病和死亡的直接和间接损失费用，将对策、措施所需费用及其效益进行对比，进行成本效益分析评价经济效益。

### 五、疾病监测的用途

1. 定量估计公共卫生问题的严重性，定量描述或估计传染病的发病强度、分布特征、传播范围以估计对公共卫生的影响程度。

2. 描述疾病自然史，了解疾病的长期变化趋势和自然史。

3. 发现疾病流行和爆发，可以早期识别流行和爆发。

4. 描述疾病或其他公共卫生事件的分布及其播散过程和范围。

5. 对于已消灭（消除）或正在消灭（消除）的传染病，判断疾病或病原体的传播是否阻断。

6. 为流行病学和实验室研究提供帮助，建立和检验传染病流行病学研究假设，进行传染病流行趋势的预测、预报和预警以及发现新发传染病等。

7. 监测病原变化，监测病原微生物的型别、毒力、耐药性及其变异，如流感的监测。

8. 评价干预的绩效，评价预防控制策略和措施的效果以及健康的变化等。

9. 制定公共卫生计划，在监测的基础上，结合当地实际制定新的公共卫生政策。

### 六、疾病监测系统

开展疾病监测工作应建立专门的组织机构，它应具备相应的行政职权及调查研究能力。目前，世界范围的疾病监测任务是由 WHO 承担的，下设专门机构。许多国家都设有专门的组织机构从事疾病监测工作，如美国 CDC、中国 CDC 等。我国的疾病监测系统主要有以下 3 种。

1. 以人群为基础的监测系统　此类系统以人群为现场开展工作,如我国的法定传染病报告系统、综合疾病监测网。法定传染病报告系统是从宏观上监测主要传染病病种的动态变化,并有传染病防治法作为保障,是我国最基本、最主要的疾病监测系统。

2. 以医院为基础的监测系统　该系统以医院为现场开展工作,主要是对医院内感染和病原菌耐药进行监测的系统以及出生缺陷监测系统。

3. 以实验室为基础的监测系统　此类系统主要利用实验室方法对病原体或其他致病因素开展监测,例如我国的流行性感冒监测系统,它不但开展常规的流感病毒的分离工作,而且有信息的上报、流通和反馈制度。

### 七、行为学监测和第二代监测

1. 行为学监测　行为学监测(behavioral surveillance survey,BSS)在国外开展较早,如在美国CDC的青年人危险行为监测系统(youth risk behavior surveillance system,YRBSS)。行为学监测既适用于传染性疾病,也适用于非传染性疾病。传染病监测的指标主要是可能导致传播途径实现的各种行为,如共用注射器、性乱等可能是使艾滋病传播的行为;慢性非传染性疾病监测主要是一些不良的生活习惯等行为,如吸烟、饮酒、营养缺乏或过剩、缺乏体力活动等。

2. 第二代监测　第二代监测(secondary generation surveillance,SGS)是指以血清学监测和行为学监测相结合的综合监测,以达到提高敏感性和监测效率的目的。由于第二代监测提供了全方位的信息,从而真正成为连接公共卫生监测和干预的桥梁。如第二代HIV/AIDS在传统常规监测的内容中加入了BSS是新一代HIV/AIDS监测的里程碑。

### 八、现代信息技术在监测中的应用

传统的各种疾病报告和监测系统信息传递非常缓慢。计算机网络技术的发展使监测信息的传递、反馈、传播和处理更加便捷,与传统疾病监测系统相比具有以下特点。

1. 监测系统数据的网络共享更加便捷。
2. 促进监测系统内部的沟通与交流。网络化使不同参加者能够方便地与其他参与组织联系,并了解其进展状况。
3. 地理信息系统使数据更加形象化。
4. 在线收集数据的应用。在线收集数据具备速度快、简便、无需双录入等优点。
5. 为卫生项目的评估提供依据。监测数据能够及时反馈卫生项目及措施的效果,有利于执行者的决策和调整。
6. 监测系统间的数据交流。网络使监测系统之间的数据交流变得更加简单,不同监测系统的数据共享使得人们获得健康信息更加便捷。
7. 向社区传递数据。社区卫生工作者可以了解影响特定人群生命质量的危险因素并采取相应的措施。
8. 高科技远程通讯使全球卫生网络迅速发展,大大提高了公共卫生监测的效率。

(王　鹏)

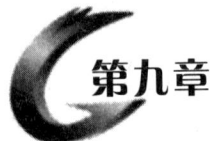

# 第九章

# 医院感染

【学习目标】

◆ 掌握　医院感染的涵义、种类与流行过程的三个环节。
◆ 熟悉　医院感染常见病原体、危险因素；医院感染的分布与流行类型。
◆ 了解　医院感染的流行病学调查方法及医院感染的管理、监测、预防与控制。

随着现代医学科学技术的迅猛发展，各种新的诊断、治疗仪器和抗菌药物的应用越来越广泛，加之新病原体的不断出现，医院感染已成为当今全球性的影响医院人群健康，特别是住院患者康复的重要问题。由于医院感染的发生可导致住院患者病情加重，增加并发症和提高病死率，其结果不仅严重威胁患者的身心健康和造成不良预后，也给国家、社会和个人带来严重的经济负担。因此，必须充分认识到医院感染的危害性，强化预防医院感染的规范管理，全方位地预防和控制医院感染的发生。

2002年，WHO对14个国家55所医院开展的医院感染现患率调查显示，平均8.7%的住院患者存在医院感染。2005年WHO全球患者安全联盟的资料显示，全球每时每刻有140万人罹患医院感染。医院感染已成为影响患者安全、医疗质量和增加医疗费用的重要原因。本章在目前对医院感染认识的基础上，总结了医院感染的主要流行病学特征。

# 第一节 概 述

## 一、医院感染的定义

医院感染(nosocomial infection,或 hospital infection)又称医院获得性感染(hospital acquired infection),是指住院患者、医院职工、就诊患者、探视者或陪护者在医院内获得的感染,包括在住院期间发生的感染和在医院内获得出院后发生的感染,但不包括入院前已开始或者入院时处于潜伏期的感染。

医院感染的涵义如下。

1. 感染发生的地点必须是在医院获得的,包括在医院感染而在院外或转院后发病的患者,不包括在院外感染而在院内发病的患者。

2. 感染的对象除住院患者和医院工作人员外,还包括在医院活动的一切人员(如门诊患者、探视者等),由于后者与医院外接触多,感染因素也多,常难以确定感染是否来自医院,故时间上对医院感染的统计和研究对象主要是住院患者。

3. 感染发生的时间是指患者在住院期间和出院后不久发生的感染,并且是患者出现症状和体征或实验室阳性证据的时间而界定的。不包括患者在入院前已开始或在入院时已处于潜伏期的感染。

因此,根据医院感染的时间界定,下列情况属于医院感染:①无明确潜伏期的感染,患者入院 48 h 后发生的感染为医院感染;有明确潜伏期的感染,自入院时间超过平均潜伏期后而发生的感染为医院感染。但由于潜伏期变动幅度较大,还应参照病原学及流行病学资料来确定。②本次感染直接和上次住院有关。③在原有感染基础上出现其他部位新的感染(除外脓毒血症迁徙灶),或在原感染已知病原体基础上又分离出新的病原体(排除污染和原来的混合感染)感染。④新生儿在分娩过程中和产后获得的感染。⑤由于诊疗等措施激活的潜在性感染,如疱疹病毒、结核杆菌等的感染。⑥医务人员在医院工作期间获得的感染。

下列情况不属于医院感染:①皮肤黏膜开放性伤口只有细菌定植而无炎症表现。②由于创伤或非生物性因子刺激而产生的炎症表现。③新生儿经胎盘获得(出生后 48 h 内发病)的感染,如单纯疱疹、弓形体病、水痘等。④患者原有的慢性感染在医院内急性发作。

除医院感染外,我们在工作中还常常会遇到医源性感染的定义。医源性感染(iatrogenic infection)指在医学服务中,因病原体传播引起的感染。易引起医源性感染的因素包括:①多次进行侵袭性操作;②使用未经完全灭菌的各种医疗器械;③环境污染严重,如医疗用具、空气、医务人员的双手等;④输入已被污染的药品、血液及血液制品等;⑤医务人员的职业暴露等。

医院感染和医源性感染既有相同点,也有不同点。在医院感染中,感染发生的场所局限于有住院患者的医院,而医源性感染中,场所包括了所有从事一些诊疗活动的医疗机构,如:门诊部(所)、社区卫生服务机构等。

## 二、医院感染的分类

### (一)根据患者在医院内获得病原体的来源不同,医院感染可分为内源性感染和外源性感染两大类

1. 内源性感染　内源性感染(endogenous infection)又称自身感染(autogenous infection),是指病原体来自患者自身的感染。由于患者长期使用抗生素、免疫抑制剂或激素等,可使机体自身抵抗力降低,对本身正常菌群的感受性增加而发生感染(如外科手术后造成患者发生伤口感染的葡萄球菌来自自身皮肤,气性坏疽及破伤风杆菌来自肠道)。内源性感染发生机制较复杂,涉及患者基础疾病、诊疗措施等多种因素,因此内源性感染的预防和控制是国内外学者研究的热点。从目前而言,内源性感染是难以预防的。

2. 外源性感染　外源性感染(exogenous infection)又称交叉感染(cross infection),是指从患者到患者、从患者到医院职工和从医院职工到患者的直接感染,或者通过物品对人体的间接感染。其病原体来自患者以外的地方,如其他患者、工作人员和外环境等。外源性感染通过加强消毒、灭菌、隔离和屏障护理等控制措施,可以达到有效的预防和控制。

### (二)根据病原体感染机体部位的不同,医院感染又可分为多种类型

1. 泌尿道感染　有下列情况之一者,即可诊断为泌尿道感染:①出现临床症状或体征;②尿常规出现脓细胞或白细胞数>10/视野;③细菌学定量培养法证明有意义的菌尿(即细菌数>$10^5$/mL)或在多次定量培养中出现大量的同一细菌。

2. 下呼吸道感染　出现咳嗽、发热、脓性痰或阳性体征,或原有呼吸道感染出现明显加重者(细菌学调查或X射线检查不是必需的)。

3. 胃肠道感染　出现临床症状或体征,且粪便培养出沙门菌、痢疾杆菌、耶尔森菌或其他病原菌。如果没有阳性粪便培养结果,只要有很充分的流行病学资料证实有医院交叉感染存在时,也可以认为是医院内感染。

4. 心血管感染　发生于心瓣膜、心包、心肌及血管等部位的感染(细菌性阳性培养不是必需的)。

5. 烧伤感染　伤口中有脓性分泌物排出。

6. 术后伤口感染　在外科伤口中有脓性分泌物排出或出现典型的感染症状(培养不是必需的)。对于原有感染的伤口,如果从临床上或细菌学上证明是一次新的感染,亦可诊断。

7. 皮肤感染　从皮肤病灶、溃疡、肿块或其他损伤部位有脓性物排出,包括有临床症状而皮肤完好者(不一定需要细菌学培养阳性)。

8. 腹腔内感染　腹腔内出现脓肿或腹膜炎。

9. 骨髓感染　有典型的临床症状和体征,或即使没有临床表现而出现有意义的X射

线结果,即可诊断(细菌学检查不是必需的)。

10. 败血症　只有得到有意义的阳性血培养结果,才能诊断。

11. 脑膜感染　有临床症状或阳性脑脊液培养。

12. 针刺部位的感染　在针刺的部位有脓性分泌物排出或出现典型的感染体征。

### 三、医院感染的常见病原体

引起医院感染的病原体有细菌、病毒、真菌、寄生虫、衣原体、支原体、螺旋体、立克次体和原虫等。其中细菌仍是最常见的医院感染病原体。

近年来,由于感染因素的改变,医院感染的病原体也随着感染时期、部位、地区、人群、病程、住院时间、手术种类、医疗机构性质等而有差异。具有如下特点。

(1)大多数为人体正常菌群　皮肤、口腔、呼吸道、消化道和阴道存在的正常菌群,对健康人无致病性,但对免疫力低下宿主,能引起严重感染;对微生态失衡及耐药菌株异常定植的患者,也具有高度感染危险。

(2)常为多重耐药菌感染　常用抗菌药物效果欠佳,成为治疗上的棘手问题,并有较高的病死率。

(3)革兰阴性杆菌仍是医院感染最重要的致病菌　肠杆菌科和非发酵革兰阴性杆菌最为常见。

(4)对外环境的特殊适应性　据估计全美重症监护室每年约发生 8 万例导管相关性血流感染。如包括导尿管、气管导管及其他医用装置并发的感染合计每年超过 25 万例。

(5)病原体因基础病、感染部位而异　恶性肿瘤和其他免疫缺陷病主要是革兰阴性菌,尚可有真菌、原虫和病毒引起,妇科感染及妇科术后盆腔感染,多为革兰阴性菌与厌氧菌混合感染。

(6)主要侵犯免疫功能低下宿主　这是医院感染的另一特点,即感染主要发生在机体抵抗力弱的老年人、新生儿;患有血液病、肝硬化、糖尿病、结缔组织病、恶性肿瘤等慢性病患者;接受尿路插管、气管插管、内镜检查、器官移植、瓣膜置换等医疗措施的患者,易于遭机会致病菌侵袭。

(7)判断病原微生物较难　从送检标本中分离和判定是病原菌、污染菌或正常携带菌,对社区感染来说并非十分困难,但从免疫力低下的患者或医院高危区患者中检出的细菌,鉴别以上三种情况常很困难。

(8)真菌感染　近 10 余年来,深部真菌感染呈持续增多趋势。

(9)其他病原微生物　伊氏肺孢菌(以前称卡氏肺孢菌或卡氏肺孢子虫)、隐孢子虫、弓形虫、巨细胞病毒、肝炎病毒、结核分枝杆菌等已成为骨髓移植、器官移植、艾滋病、恶性肿瘤等免疫缺陷患者常见的医院感染病原微生物。

### 四、医院感染的现状与面临的问题

医院感染现已成为一个众人瞩目的非常严重的世界性公共卫生问题。多方面的因素使现代医院感染发生率仍在一定水平上,某些地方且有上升的趋势。不同国家医院感染的发生率不同,美国为 5%,英国为 7.5%,日本为 5.8%,我国为 9.7%,相关的调查结果表明国外医院感染发生率波动在3%~17%之间(表9-1-1)。医院感染严重威胁到患者的身心健康和预后,给社会安定带来了一定的影响,也在一定程度上造成了卫生资源的浪费。医院感染不能根除,只能采取措施使其减少和避免其爆发。

表9-1-1　国外不同国家医院感染的发生率

| 年代 | 医院感染发生率(%) | | | | | |
|---|---|---|---|---|---|---|
| | 美国 | 比利时 | 英国 | 瑞典 | 西班牙 | 日本 |
| 20世纪80年代 | 5.0 | 10.3 | 9.2 | 17.0 | 4.5 | 5.8 |
| 20世纪90年代 | 5.0 | — | 9.0 | 3.0~5.0 | 9.9 | — |

(刘振声,2000)

随着医学科学的进步与发展,医院感染问题愈发突出,医院感染的特点也在不断发生改变。如日新月异的精密仪器的不断涌现,大量介入性诊断、治疗方法的开展,化疗、放疗及抗菌药物的广泛应用,以及器官移植等项目的开展均使医院感染面临许多新的问题。主要表现为:

1. 医院感染病原学的变化　耐药菌株尤其是多重耐药菌株的感染呈上升趋势;真菌感染增加;大量新病原体的出现。

2. 易感人群的变化　机体抵抗力受损患者成为医院感染的主要人群;内源性感染人群增加;侵袭性操作产生医院感染高危人群。

# 第二节　医院感染的流行病学

## 一、医院感染的分布

### (一)时间分布

1. 季节分布　由于医院属于特殊环境,因此医院感染可常年发生,季节变化不明显,且无明显的周期性。但也有报道提示医院感染发生的季节性随病原体不同而有差异。如医院内呼吸道疾病的爆发多在冬春季节,一般与社会人群的流行季节相一致,如流感;克雷白菌、肠杆菌、铜绿假单胞菌等感染则多发生在夏秋季节;而大肠杆菌、厌氧性细菌、化脓性链球菌、金黄色葡萄球菌等的感染与季节性关系不明显。

2. 长期趋势　医院感染的长期趋势是指从一个较长时期来考察医院感染的演变情况,包括感染率、病原体及其耐药性等方面的变化趋势。长期趋势分析,有利于观察疾病的动态变化、评价预防和控制措施的效果等。国内外医院感染发生率均呈上升趋势,其高低主要受医院感染管理的规范化程度及新的诊断及治疗技术应用的程度等因素影响。院内感染的病原菌长期以来也发生了菌谱的演变,耐药菌的感染比例不断增加,由酵母样真菌引起的全身性感染呈上升趋势,已成为各种疾病患者发病率和死亡率升高的重要病原菌。从近年国内外资料看,除白色念珠菌外,热带念珠菌、平滑念珠菌、高力念珠菌、伪热带念珠菌、克柔念珠菌等已明显上升。从腹膜透析液、血液、深部静脉导管中,热带念珠菌分离率最高,占总标本的64.7%。

医院感染的病原体20世纪30年代初主要以革兰阳性球菌为主,如B群溶血性链球菌和葡萄球菌;20世纪50年代以后,医院感染的病原体又转变为以耐药金黄色葡萄球菌多见,且致病性较强,常可引起医院感染的流行与爆发。然而自20世纪60年代初起,医院感染的病原菌中革兰阳性球菌的比例不断下降,取而代之的是革兰阴性杆菌和真菌的比例不断上升。20世纪90年代以来,革兰阳性球菌尤其是耐药性甚至多重耐药性的革兰阳性球菌所占比例在回升,还有一些新的病原体如艾滋病病毒、SARS病毒等也成为医院感染不容忽视的病原体之一。此外一些条件致病菌如肺炎克雷白菌、大肠埃希菌、铜绿假单胞菌等条件致病菌引起的医院感染比例也有上升趋势,值得关注。

(二)地区分布

医院感染的分布不仅可表现出国家间的差别,且在同一国家不同等级医院里发生的频率也有所不同。一般呈现出级别愈高的医院,其医院感染的发生率愈高:教学医院发生率高于非教学医院,大医院(>1 000张病床)高于小医院(<500张病床)的分布特点。这种特点的出现可能是因为级别高的医院或教学医院收治的患者往往病情较重,又有较多的危险因素和侵袭性操作等,均有助于医院感染的发生。据某市一所三甲医院的调查结果显示,1996~2000年该院各科室的医院感染发生情况以内科最高,外科次之,妇科最低(表9-2-1)。此外,即使同一科室也可因收治不同系统疾病的患者而表现出医院感染发生率的差别。如同为内科,但却以患血液系统疾病及肾病疾病的患者医院感染的发生率高。通常医院感染多易发生在各种类型的重症监护室、新生儿病房、危重患者抢救室、神经外科、心胸外科、呼吸病房、血液病房和肾病病房等。

表9-2-1 某市三甲医院1996~2000年各科室医院感染发生情况

| 科别 | 出院患者数 | 感染人数 | 感染率(%) |
| --- | --- | --- | --- |
| 内科 | 37 887 | 1 388 | 3.66 |
| 外科 | 18 472 | 513 | 2.78 |
| 产科 | 6 332 | 166 | 2.62 |
| 儿科 | 7 759 | 133 | 1.71 |
| 妇科 | 2 066 | 33 | 1.60 |
| 五官科 | 75 910 | 2 252 | 2.97 |

(三)人群分布

医院感染的人群分布特点为:①不同年龄人群医院感染的发生率存在很大差别,其中以婴幼儿及老年人的感染率最高;②医院感染在不同性别人群中的分布没有明显差别,但某些部位的感染可表现出性别上的差异,如泌尿道感染女性较男性高;③在不同疾病的住院患者中,医院感染的发生率有明显差别。据1996年全国医院感染监测系统的监测报告显示:恶性肿瘤患者的医院感染发生率最高(9.5%),其次为血液造血系统疾病患者及内分泌、营养代谢障碍和免疫系统疾病患者,发生率在9.9%~7.1%之间波动,而良性肿瘤、妊娠及产褥期并发症患者、未定性肿瘤及精神病患者中医院感染的发生率较低,均在3.0%以下;④具有某些危险因素的患者群体的医院感染发生率高,如心脏外科术后行气管插管的患者,插管时间>4 d者为≤4 d者的20.1倍,手术时间>5 h者为≤5 h者的3.7倍;⑤医务人员高感染率也是医院感染人群分布的特点之一。在2003年SARS流行初期,一些地区尤其是我国的台湾、广州、北京、香港等地在医务人员中均发生了严重的医院感染事件,使国家和人民的生命财产遭受了严重的损失。

(四)感染部位分布

根据我国医院感染监控网统计结果,我国常见的医院感染依次是下呼吸道、手术部位、泌尿道、胃肠道、败血症等,如某市一所医院1992~1998年医院感染发生部位分布调查显示,呼吸道是发生医院感染的主要部位,占64.20%,其次是胃肠道(14.90%)和术后切口(8.45%)(表9-2-2)。以下简要叙述其临床流行病学特点。

表9-2-2 某市4 330例医院感染病例感染发生部位分布

| 年份 | 下呼吸道 | 上呼吸道 | 胃肠炎 | 术后切口 | 皮肤皮下 | 泌尿道 | 血液 |
| --- | --- | --- | --- | --- | --- | --- | --- |
| 1992 | 128 | 260 | 131 | 54 | 47 | 58 | 4 |
| 1993 | 163 | 285 | 129 | 45 | 74 | 55 | 15 |
| 1994 | 154 | 377 | 92 | 51 | 41 | 24 | 11 |
| 1995 | 136 | 225 | 105 | 80 | 54 | 21 | 6 |
| 1996 | 83 | 208 | 67 | 34 | 59 | 15 | 8 |
| 1997 | 105 | 331 | 51 | 16 | 52 | 13 | 8 |
| 1998 | 87 | 238 | 35 | 24 | 39 | 23 | 8 |

(周虹,中华医院感染学杂志,2002)

1. 下呼吸道感染 包括气管支气管炎、肺脓肿和脓胸。发病率为1.3%~3.5%,占医院感染23.3%~42.0%。特别是重症监护室病房使用呼吸机的患者,每天肺炎的发生率为3%,病死率很高。除了呼吸机相关性肺炎外,患者即使不插管,癫痫的发作或意识水平的下降也是医院感染的危险因素。病毒性支气管炎(呼吸道合胞病毒)在儿科病房很常见,流感和继发细菌性肺炎在老年病房也常出现。免疫力极低的患者还会发生军团菌和曲菌肺炎。特别是在多重耐药菌株流行的国家,结核在医疗机构中的传播也是非常重要的问题。

2. 手术部位感染 美国一项协作研究结果表明清洁伤口、清洁—污染伤口、污染伤口、污秽或感染伤口的感染率分别为3.7%~4%、10.8%、16.3%、28.6%。如以感染造成总费用增加比率的多少来判定感染的相对重要性,在常见医院感染中,手术部位感染最重要,1986年后,美国大多数医院从事感染控制人员,用一半的精力和时间放在对手术部位感染的监测上。

3. 泌尿道感染　国内统计,泌尿道感染占20.8%~31.7%,其中66%~88%与导尿有关,是主要危险因素。在采用密闭式导尿技术前,单次导尿后感染率为1%~5%,留置导尿5 d,100%受感染;近年采用密闭式留置导尿管的感染率,1 d 39%,2 d 10.84%,5 d 54.5%,14 d 100%发生菌尿症。与导管相关的泌尿道感染,以导管外逆行感染为主,占80%,多为自身菌丛引起;导管腔内逆行感染占20%,病原菌来自泌尿系统,属外源性感染。

4. 败血症　发病率为0.5%~1.5%,占医院感染5%左右,病死率20%~40%,伴有休克时病死率达60%~80%,是医院感染中最严重的一种。近年来某些病原菌如多重耐药的凝固酶阴性葡萄球菌和念珠菌通过血管内装置插入部位的皮肤或导管路径的皮下通道而造成感染的问题日益突出。皮肤的常驻菌或暂居菌是感染的主要来源。最主要的危险因素是导管插入的持续时间、插管时的无菌水平和持续的导管护理。

5. 胃肠道感染　发病率为0.3%~0.7%,占医院感染的12%~21%。儿科发病率最高,占全部胃肠道感染的72%~83%,内科病例占9%~14%。致病菌主要有沙门菌、志贺菌、致病性大肠杆菌。近10余年对侵袭性大肠杆菌、产肠毒素性大肠杆菌、耶尔森菌及病毒等感染的认识有很大进展。

6. 柯萨奇病毒B组引起人类疾病　近几年我国相继发生数起该病毒引起的新生儿医院感染爆发流行,应引起高度重视。

7. 输血后肝炎　我国在控制乙型肝炎方面做了许多工作,部分人群进行了乙肝疫苗免疫接种,尤其在输血方面,已用敏感度、准确度均较高的实验方法,对献血员进行乙肝检测,同时加强了行政、技术管理。输血后乙型肝炎发生率明显下降,但因输血和使用血浆制品造成丙型肝炎血源性传播的情况日益突出,但近年来由于对献血员严格进行丙肝检测,丙肝发病率已明显下降。

## 二、医院感染的传播过程

对于外源性感染而言,医院感染的传播过程包括了感染源、传播途径和易感人群三个环节,它是导致医院感染发生发展的根本原因,三个环节同时存在,并有机会联结,感染就可能发生,如阻断任一环节,感染就能得以预防和控制。内源性感染传播过程则和上述不同,需从微生态学角度进行描述,它包括感染源(自身菌群)、病原体易位途径和易感微生态环境,其预防原则是积极治疗原发病、增强人体免疫功能、保护生理屏障、切断易位途径、改善易感生态环境。下面仅讨论外源性感染的传播过程。

### (一)感染源

感染源或病原微生物储源,是指病原微生物自然生存、繁殖并排出的场所或宿主(人或动物)。

人体内有病原微生物生长、繁殖及发生病变,称为感染,感染后可表现为有临床症状的患者及无症状的病原携带者(或称带菌者)。动物感染后也可出现同样的表现。这些不同类型的感染者是医院中的病原微生物的主要宿主及病原体的播散者。

有些病原微生物兼有腐生菌特性,能在环境中生存繁殖,这类环境场所称为病原微生物的环境储源,或非生物性储源。

1. 已感染的患者作为感染源　已感染的各种类型的患者是医院感染最重要的感染源。患者体内有大量病原体在生长繁殖,且又有促进病原体传播的症状和行为,同时由于从感染患者体内排出的病原体较其他来源的病原体具有更强的毒力,而抗生素的应用又使得这些微生物有更多的机会产生耐药性。这些都是患者成为重要感染源的重要条件。

患者成为医院感染的感染源可有以下几种情形。

(1) 已感染的患者在接受各种诊断和治疗过程中,含有病原体的血液、体液、分泌物、排泄物等将随时污染诊疗器械及周围的环境和物品。

(2) 入院时被误诊为其他传染病或正处于另一种传染病的潜伏期。

(3) 当医院发现有感染症状的患者时,若未及时采取适当的隔离和消毒措施,可起到促进医院感染传播的作用。值得注意的是来自患者的病原体,其致病性往往较强、数量也较多,而且多具有耐药性甚至多重耐药性。这类病原体经过一定的传播途径易在另一易感宿主体内定植或引起感染。

2. 病原携带者作为感染源　病原携带者因本身无临床症状,却能向外界排出、播散病原体,因此其临床意义往往较显性感染者更大,也是医院感染的重要感染源。临床上由患者或医院人员作为慢性病原携带者所引起的医院感染事件屡见不鲜。

对于条件致病菌,因大多属于人体的正常菌群,可在肠道、呼吸道、皮肤、泌尿生殖道、口腔黏膜等部位寄居,有的是从环境中进入人体后而在这些相应部位暂时寄居,并不引起临床症状,也多无体液免疫反应的改变,这种现象称为微生物的定植或定居,一旦条件具备,便可导致自身感染的发生,并具有传播他人的能力,这是医院感染的特点之一。

在人体定植的微生物,在机体抵抗力低下时,可引起自身感染,尤其在机体疾病状况下,更易出现自身感染,出现临床症状、体征,并可将病原体播散出去而成为感染源。

医院内医护人员及患者陪护中,也有条件致病微生物的病原携带者,尤其是金黄色葡萄球菌、B族链球菌及肠杆菌科细菌等。在一定条件下,如在新生儿室、特护病房、免疫功能严重受损患者病室中,他们也可成为重要的感染源。

3. 环境储源　医院环境中常有微生物污染,可通过一定的方式将微生物传播给易感患者。

革兰阴性杆菌,如绿脓杆菌、某些假单胞菌(荧光假单胞菌及洋葱假单胞菌)、克雷白菌、肠杆菌、沙雷菌、不动杆菌等,在医院的"湿环境"或某些液体中可存活很长时间(数月以上),在很少的营养物质存在的情况下也能进行繁殖。此外,某些真菌及革兰阳性厌氧芽孢杆菌可在空气、尘土或土壤中长久存活,但不能繁殖,这种污染的环境被称为环境储源。

一些革兰阳性球菌(葡萄球菌及链球菌)常可在医院内空气、尘埃及物体表面检出,并且可在干燥环境物体表面存活多日,但不能繁殖,其致病力也随时间延长而降低,大部分从这种来源获得的感染,其环境均是最近被微生物污染的,这种污染的环境不属于环境储源。

上述病原体大多是借助于医院中的医疗器械、敷料、被服、病房设备如橱柜、便器、地毯、拖把等消毒灭菌不严而引起医院感染的发生。资料表明美国估计有45%的医院感染是由医疗器械引起的,指针尖、导尿管及其他导管等。也可由药物、制剂、血液及其制品被污染而引起,这些被病原体污染的物体,通称为带菌污染物。

4. 动物感染源　在动物感染源中,以鼠类的意义最大,鼠类在医院的密度很高,是沙门菌尤其是鼠伤寒沙门菌的重要宿主,由其粪便污染器械导致医院感染已有很多报道。鼠类还可导致鼠疫、流行性出血热的医院感染发生。

### (二)传播途径

医院感染的病原体从感染源排出,到其在新的易感者体内定植或感染之前在外界环境中所经历的全部过程称为传播途径。传播途径可由单因素构成(如仅经饮水或食物),也可由多因素构成(如既经饮水又经食物)。病原体从传染源体内排出后,除少数几种病原体可以直接传播给新的宿主外,大多数都需要依赖外界环境中一些传播媒介的帮助才能实现传播。病原体污染的医院中的环境物品如医疗器械、患者的日常用品等则称为传播因素。

1. 接触传播　这是医院感染最常见的传播方式之一。可分为直接接触传播和间接接触传播。

(1) 直接接触传播　病原体从感染源直接传播给接触者,不需外界环境中的传播因素参与。

患者与患者之间、医护人员与患者之间、医护人员与医护人员之间,不经外界任何因素,都可通过相互直接接触而感染。如金黄色葡萄球菌、巨细胞病毒感染等。

母婴之间可由直接接触而传播疱疹病毒、沙眼衣原体、淋球菌及链球菌等病原体。

患者的自身感染也可认为是自身直接接触传播,如病原体从已感染的伤口传递至身体其他部位的伤口,粪便中的革兰阴性杆菌传递到鼻咽部或伤口处等。

(2) 间接接触传播　医院感染的病原体污染了医疗用品、日常生活用品等,再通过接触这些物品所造成的感染。如链球菌、金黄色葡萄球菌、绿脓杆菌、沙眼衣原体、真菌等。

在间接接触传播中,医护人员的手在传播病原体上起着重要的作用,因为手经常接触各种患者的感染性物质及其污染物品,很容易再经手接触将病原体传播给其他医务人员和患者。如某市医院妇产科婴儿室发生了一起鼠伤寒沙门菌的爆发流行,经调查,医护人员和陪护家长的手、医护人员粪便、医疗用具和母亲乳头均检出鼠伤寒沙门菌。这起事件相继持续了3个月,期间虽然已采用隔离消毒等措施,但由于只注意了患者本身的隔离,而医护人员及医疗用具均未与其他病室分开,故通过医护人员的手及医疗用具导致其他病室儿童受到感染而发病。

2. 空气传播　经空气传播是指以空气为媒介而实现医院感染的。该传播的实现取决于患者的行为及病原体的抵抗力。此种传播方式在结核分枝杆菌感染等呼吸道传播疾病和手术切口部位感染中起重要作用。某些呼吸治疗装置(如湿化器或雾化器)、微生物实验室操作及空调系统等也可产生微生物气溶胶,引起某些呼吸道传染病的医院感染。

3.经水传播 医院的水源同样可因各种原因受到不同程度的污染（如粪便、污水及管道破裂等），或使用了未经严格净化消毒的水（包括直接饮用或洗涤食品及瓜果等），可导致医院感染的发生，其发生发展的过程及流行病学特征与社会人群感染类似。

4.经食物传播 多见于肠道传染病。主要因为医院中供应的食物被病原体污染所致。由医院供应的食物受污染的原因有两种情况：一是食物在生产、加工、运输、贮藏、烹调及供应过程中被患者、病原携带者或鼠类污染，有时也可被不洁的水、容器、炊具、食具等污染；二是食物本身带有病原微生物，在加工过程中未能被杀死，使患者食用后导致医院感染的发生。经食物传播的疾病常见的有鼠伤寒沙门菌病、细菌性痢疾、病毒性肝炎及食物中毒等。

5.医源性传播 通过各种药品、药液或诊疗器械的使用所造成的医院感染的传播称为医源性传播。经医源性传播是医院感染传播的特点之一。常见的传播方式主要有以下几种。

(1)血液及血液制品 血液及其制品含有病原体，在使用的患者中可引起医院感染的发生，经此传播的常见病原体有乙型肝炎病毒、丙型肝炎病毒、巨细胞病毒、弓形虫、艾滋病毒等，其中以输血后肝炎和输血后引起的艾滋病传播为预防的重点。如近年来国内外大量流行病学和分子生物学研究表明，输血（含血液制品）是丙型病毒性肝炎的主要感染方式。

(2)医疗器械和设备 医院为达到诊断及治疗疾病的目的，常需要借助于各种诊疗器械，如纤维内镜、血液透析装置、呼吸治疗装置、麻醉机以及各种导管、插管等，而这些器械及设备多结构复杂，如管道细长，不耐热力灭菌，管道内的污染物（血液、黏液等）不易机械清除，常规化学消毒方法达不到灭菌要求；有的在使用过程中常被各种溶液污染，如冲洗液、雾化液、透析用液、器械浸泡液等，加之这些介入性诊疗操作常损伤人体皮肤、黏膜的防御屏障，因此使用这些医疗器械和设备时，增加了患者的感染机会。

(3)药品及药液 各种输液制品在生产或使用过程中受到病原微生物（尤其是各种条件致病微生物）的污染，多数微生物能在溶液中生长。在口服药物及各种外用药液中，常可检出绿脓杆菌、克雷白菌、肠杆菌、沙雷菌、不动杆菌等条件致病菌。近年来，静脉高能营养液在临床上应用日益广泛，这种液体易受微生物的污染，常导致患者产生菌血症甚至败血症，导致医院感染的发生。有些动物性药品还带有鼠伤寒沙门菌，如曾有因甲状腺粉剂受沙门菌污染，而引起237人罹患沙门菌感染的报告。

6.生物媒介传播 常见的媒介昆虫及其可能传播的医院感染病原体如下。

(1)蚊 原虫、乙型脑炎病毒、登革热病毒、血丝虫等。

(2)蚤 鼠疫杆菌、莫氏立克次体等。

(3)虱 普氏立克次体、回归热螺旋体等。

(4)螨 流行性出血热病毒。

(5)蝇及蟑螂 肠道传染病病原体。

在虫媒传染病流行的医院，当缺乏环境卫生措施包括杀虫、灭鼠等基本设施及病区卫生条件较差时，在医院内上述几种媒介昆虫可广泛存在。在流行区的医院内已有疟疾、乙型脑炎、登革热、流行性出血热或流行性斑疹伤寒等医院感染的报道。

苍蝇及蟑螂在医院中的密度很高时,可机械携带病原体,污染食品、伤口、注射器械或药液,引起医院感染的发生。

**(三)易感人群**

病原体侵入机体后是否引起感染主要取决于病原体的毒力和宿主的易感性。

宿主的易感性由病原体的定植部位和宿主的防御功能所决定。

某一微生物定植在机体的某一部位时可导致感染,而定植于另一部位时则不能引起感染,如大肠杆菌通常定植在人体肠道内,并不引起感染,但它侵入尿道时则引起感染。

宿主的防御功能由特异性和非特异性免疫功能所构成,前者是机体同抗原物质相互作用的结果,具有特异性,对传染病病原体的预防具有重要意义;后者主要为人体的屏障结构,如体液中的多种非特异性杀菌或抑菌物质(补体、溶菌酶、乙型溶素、干扰素等),机体吞噬细胞系统(组织巨噬细胞、血液中的中性粒细胞及大吞噬细胞等)对微生物的吞噬或杀灭,人体皮肤、黏膜正常菌群对侵入微生物的拮抗作用等,非特异性免疫功能对各种条件致病微生物的侵袭或感染的防御具有重要意义。因此,宿主的免疫功能在医院感染的防御中起着非常重要的作用。

医院感染的常见易感人群主要有以下几种。

(1)机体免疫功能严重受损者　此类易感人群常常是指那些患有各种恶性肿瘤、糖尿病、造血系统疾病、慢性肾病及肝病等的患者;接受各种免疫抑制剂治疗(如化疗、放疗、皮质激素及抗癌药等治疗)的患者;以及婴幼儿、老年人和营养不良者。这些患者均可由于疾病、治疗、年龄及营养状况而使其自身的非特异性免疫功能遭受极大的破坏,使之处于对病原体的易感状态。

(2)接受各种介入性操作的患者　介入性操作,易使机体的皮肤、黏膜遭受损伤,使人体的天然屏障遭到破坏,为病原体的侵入提供了有利的条件。

(3)长期使用广谱抗菌药物者　长期使用广谱高效抗菌药物,可使患者产生菌群失调,细菌产生耐药性,从而导致耐药性细菌及真菌感染,增加了消化道及泌尿道感染的易感性。

(4)手术时间或住院时间长的患者　手术时间的长短与手术部位感染的危险性成正比,即时间越长,感染的机会越大。因为时间越长,切口组织受损越重,易致患者局部及全身抵抗力下降,加之时间越长,手术操作准确性越难以保证,这些因素均易造成患者对病原体的易感状态。此外,医院感染的发生与患者的住院时间长短关系较为密切,表现为患者住院时间越长,病原微生物在患者体内定植的机会就越大,患者发生医院感染的危险性就越大。

**三、医院感染的流行类型**

1. 散发型　主要危害受感染的个体,但却是医院感染长年不断的主要原因。多由病原携带者及媒介物污染所引起。

2. 爆发型　多由一次共同暴露而引起,发生比较突然,且危害较大,若采取有效措施后感染可迅速平息,流行曲线常表现为单峰。如果医院感染为同一来源而多次暴露则出现多批成簇的患者,流行曲线可呈多峰。超过最长潜伏期还可出现因接触传播的散发病例。

### 四、医院感染的危险因素

医院感染是由于微生物的感染所致,但除微生物感染外,还有很多因素促使医院感染的发生,如管理不当、引起医院感染的病原体自身特性的改变、医院感染对象的复杂性、诊疗操作的失误等,这些因素称为医院感染的危险因素(risk factor),或称为流行因素、易感因素,这些因素是否存在及其强度的变化,影响了医院感染发生的危险性或可能性。利用分析流行病学的研究方法(病例对照研究或队列研究),可筛选出医院感染的危险因素,探讨与感染发生的关系,为医院感染的控制、监测工作提供科学的依据。

归纳起来医院感染的危险因素主要有以下几方面。

1. 对医院感染预防控制的重要性缺乏足够重视　表现为没有建立、健全预防医院感染的专门机构、严格的管理制度及设置专职人员、未能切实实行分诊制度,未设肝炎及肠道门诊,缺少隔离观察室,对医护人员未进行培训,使得不少医护人员对医院感染的预防观念淡薄,不能严格执行各项规章制度等,这些都是医院感染发生的危险因素。

2. 医院内交叉感染　由于患者入院时的诊断错误,可将一种传染病误诊为另一种传染病或把传染病误诊为非传染病等组成交叉感染。如鼠伤寒沙门菌误诊为单纯性婴儿腹泻等。此外若患者入院时正处于某种传染病的潜伏期,如麻疹、风疹、流感、猩红热等,患者在潜伏期末即有传染性,入院后同样易引起医院内的交叉感染发生。

3. 不合理使用抗生素及抗菌制剂　用药无明确用药指证,不按适应证用药甚至带有一定盲目性,例如普通感冒或其他病毒感染的早期即使用多种广谱抗生素。将不适于局部用药的抗生素用于局部,配伍不当或用于实验治疗及预防性给药均极易引起耐药菌株的产生,增加了医院感染的发生机会。

4. 医院消毒隔离和灭菌操作不严格　消毒不符合规范要求,对于消毒及灭菌的重要性缺乏足够的认识。一些医院内消毒设备比较陈旧,对操作规程不够熟悉,且有些医院的压力蒸汽灭菌器达不到规定的压力与温度,物品装放过程器皿留有无效腔,紫外线灯管消毒未达到单位空间内的有效剂量。化学消毒剂的使用问题也较多,如配制未达到有效浓度,药液不能定期更换,甚至消毒液内检出病原体,对消毒灭菌效果缺少监督与评价等。如1998年深圳市某医院发生的一起龟形分枝杆菌脓肿亚型为主的混合感染爆发事件就是由于消毒液配制错误,使之对手术器械达不到有效的消毒浓度,造成56.85%的手术患者罹患医院感染。

5. 临床治疗方式的改变及社会人口老龄化　临床激素用量过大,可致患者的抵抗力下降;此外,随手术方式的转变,不少原来需要住院实施的手术,现在都在门诊进行,因此,也表现出随门诊手术量的增加,医院感染率也增加的现象。另外,人口老龄化也是发生医院感染的重要原因之一。老年人口的增加,使社会人群慢性病的患病率增加,而这些患有慢性病的患者大多具有机体抵抗力低下的特点,因此在医院就医的过程中很容易发生院内感染。

6. 其他因素　除上述危险因素外,还有很多因素与医院感染有关。在小儿重症监护病房中,2岁以内患者特别是7~30 d的患者有最高的医院感染率。肥胖、血清白蛋白水平低及贫血也增加医院感染的危险性,吸烟、慢性肺疾病史和呼吸道医院感染发病率高也有联系。

## 五、医院感染的流行病学调查

### (一)全面的流行病学调查

又称综合性调查。大致有以下内容。

1. 调查一个医院或一个地区的医院感染率、各个科室的医院感染率、各个部位的医院感染率,以明确预防和控制医院感染的目标和重点,降低医院感染率。

在医院等级评审中要求医院感染率三级医院<10%,二级医院<8%,一级医院<7%,达到这一要求必须经过认真努力。由于每个医院的科室设置不同,医院感染发生率也不同。医院感染发生率高的科室和部位是预防和控制的重点。

2. **危险因素调查**

(1)研究医院感染危险因素一般用病例对照研究,即采用1:2或1:4的医院感染病例与非医院感染病例进行病例对照研究,以同时间、同病室、同性别为匹配条件进行单因素与多因素分析。

(2)医院感染危险因素单因素分析具有一定的局限性,不能控制混杂因子和各种因素间的相互干扰作用。影响医院感染的因素很多,因此单因素分析只能做筛选实验,其结果还需进行多因素分析以进一步验证。

(3)医院感染危险因素的多因素 Logistic 回归模型分析克服了单因素分析的种种不足,能同时分析几个甚至几十个因素,这在计算机及软件包比较普及的今天是不难做到的;也不必强迫将一些研究因素做干扰因素处理,以求得干扰因素的齐同;同时它能从整体的角度出发研究多个因素对结果的作用,既可研究各因素的单独作用,又可研究因素间的交互作用,还可避免单因素分析的片面性,分析较全面,得出的结论也科学可靠。去除非危险因素,就能集中精力控制真正的危险因素。

3. **医院感染致病菌和细菌耐药性的调查** 医院感染致病菌大多数为条件致病菌。近几年的调查结果表明,革兰阴性杆菌占57.66%,革兰阳性球菌占26.62%,真菌类占15.70%。随着抗生素工业的发展,不断有新的抗生素投入临床,医院感染的致病菌也不断变化,耐药性也不断增加。因此,调查医院感染致病菌及耐药性变迁对于指导临床治疗和合理应用抗生素具有指导性意义。

4. **抗生素合理应用的调查** 随着抗生素的广泛应用,临床上滥用抗生素的情况也越来越多。Frieden 等总结近20年美国各医院应用抗生素不合理的占24%~66%。应用不合理的主要原因是适应证掌握不严,包括术前术后用药时间过长。

抗生素应用是否合理,必须根据患者的具体情况和具体给药方案来判定。判定标准具体分解为以下几条:适应证、预防用药、应用疗程、配伍、剂量及给药途径、药物不良反应等。

医院感染发生机制的研究、致病菌对抗菌药物耐药性的研究和抗菌药物对致病菌作用机制的研究对抗生素合理应用具有变革性意义。

5. **医院感染的经济损失研究** 目前调查主要针对延长住院天数和增加住院费用两

个指标。实际上并不止这些指标,还有医院感染病死率、给患者造成痛苦和丧失工作能力所损失的财富和效益、给家庭及医院工作人员所造成的损失及损耗等,但这些指标调查起来难度大。

6. 医院感染漏报率调查　医院感染漏报率为同一时期内漏报的医院感染率(实际医院感染率与上报医院感染率之差)与实际医院感染率的百分比,亦即漏报的医院感染例数(实际医院感染例数与上报医院感染例数之差)与实际医院感染例数的百分比。医院感染漏报率是等级医院评审中医院感染 6 个控制指标之一,三级甲等医院要求低于 20%。漏报率能准确反映一个医院对医院感染的管理、控制和监测的质量水平。计算漏报率要注意,实际医院感染率必须是通过流行病学调查所取得的可靠数据,要与同一时期、同一批患者的科室自报率进行比较才能准确。除了计算一个医院漏报率外,还要计算出每个科室的漏报率。漏报率高于 20% 就提示医院感染管理、控制和监测质量不高,某些环节存在严重缺陷,对此千万不能掉以轻心,必须抓紧限期解决。

7. 其他　专为提供医院本底感染率为目的的调查;判断医院或某个科室是否有医院感染的流行;为评价某种感染控制措施和效果而进行调查;为卫生行政领导机构制定或修改某种政策条例提供依据的调查;为研究某个医院感染问题而进行专题调查等。

### (二) 目标性调查

上述全面性调查仍不可能每次调查把所有问题都调查清楚,只能调查其中几个问题;而目标性调查,也称重点调查,每次可以集中人力、物力只调查一两个问题,如专门调查医院或科室的医院感染率,或者专门调查各科室的感染部位分布等。

## 第三节　医院感染的预防控制

### 一、医院感染的监测

医院感染监测是指长期、系统地观察一定人群中的医院感染发生和分布及影响感染发生的各种因素,对监测资料定期进行分析,并向有关人员反馈,以便及时采取预防和控制措施,并对预防和控制的效果和经济效益进行评价,不断改进,以期达到控制和消除医院感染的目的。

因此,医院感染监测包括资料收集、分析和解释、实施干预、反馈、效果评价,是个长期、系统、连续的循环过程。良好的监测系统应符合及时、简单、灵活、易于接受、成本合理的特征。监测资料应具有良好的敏感性、一致性和实用性。

美国医院感染控制效果研究发现通过有效的监测可以使医院感染降低 32%。因此医院感染监测的目的包括:

(1) 充分利用监测过程,降低医院感染率,减少获得医院感染的危险因素。

(2) 监测医院感染的趋势,了解医院感染的发生率、分布和流行,以及早期发现医院感染爆发。比较医院内部或医院之间经危险性调整后的感染发生率。

(3) 发现需要改进或加强的干预措施,评价干预措施的效果。

(4) 增强临床医师及相关医务人员、管理人员医院感染和抗菌药物耐药性的意识,使他们理解预防措施的必要性,从而易于理解并接受推荐的干预措施。

1. 医院感染监测的常用指标

(1) 医院感染发生率 是指一定时期内,在所有入院患者中发生医院感染新病例数的频率。其计算公式:

$$医院感染发生率(\%) = \frac{同期住院患者发生医院感染新病例数}{同期住院患者总数} \times 100\% \tag{9-3-1}$$

此公式也适合应用于医院内各科室及各部门。期间可为一年或一个月。

医院感染常有一个患者发生多次或多种感染,此时可用感染例次发生率来表示。即指在一定时期内,同期住院患者中新发生医院感染例次的频率,其计算公式:

$$感染例次发生率(\%) = \frac{新发生医院感染的例次数}{同期住院患者总数} \times 100\% \tag{9-3-2}$$

(2) 医院感染罹患率 罹患率是用来衡量处于危险的人群中新发生医院感染的频率,多用于小范围或短时间的爆发或流行,观察时间可是 1 日、几日、1 周或 1 个月等,分母必须是易感人群数。

$$医院感染罹患率(\%) = \frac{同期医院感染新发病例数}{观察期处于危险中的人群人数} \times 100\% \tag{9-3-3}$$

(3) 医院感染患病率 患病率又称现患率,是指在观察期内医院感染的总病例数占同期住院患者总数的比例。其计算公式:

$$医院感染患病率(\%) = \frac{观察期内医院感染的总病例数}{同期住院患者总数} \times 100\% \tag{9-3-4}$$

(4) 医院感染续发率 是指与指示病例有效接触后一个最长潜伏期内,在接触者续发病例与接触者总数的比值。其计算公式:

$$医院感染续发率(\%) = \frac{续发病例数}{原发病例接触者人数} \times 100\% \tag{9-3-5}$$

医院感染续发率在医院感染的调查中很有用处,可用来分析传染源、流行因素和评价防制措施的效果。

(5) 医院感染漏报率 为确保医院感染监测资料的准确性,可以定期或不定期进行漏报率调查。医院感染漏报率调查一般以一年为期,也可以日为单位,其计算公式为:

$$医院感染漏报率(\%) = \frac{医院感染漏报病例数}{已报病例数 + 漏报病例数} \times 100\% \tag{9-3-6}$$

医院感染漏报率的高低是评价一所医院感染监测质量好坏的重要指标。一般要求漏报率不应超过 20%。

2. 医院感染监测的类型　根据医院感染监测范围将医院感染监测分为全面综合监测和目标性监测。

(1) 全面综合性监测　全面综合性监测是从多方面对全院所有住院患者和工作人员的医院感染及其有关危险因素进行综合性的监测,目的是了解全院医院感染的发生情况以及各科室的感染发生率、部位发病率、各种危险因素、病原体及其耐药情况、抗生素使用情况、消毒灭菌效果和医护人员的不良习惯等。通过全面综合性监测不仅可以提供一所医院的医院感染的总体情况,而且可以早期鉴别潜在的医院感染的可能性。这种方法的不足是费用成本高、劳动强度大,收集数据和分析数据所需要的时间长,没有调整危险因素,获得的感染率没有可比性,在监测方面没有更多的改进。全面综合性监测主要有现患调查和发病率调查两种监测方法。

(2) 目标性监测　目标性监测是指为研究某项正发生的医院感染而进行有关数据的收集、制表、分析和信息反馈,以达到医院感染控制和预防的目的。目标性监测是近年来发展的一种医院感染监测和控制的方法,应在全面综合性监测基础上才能进行此项监测。目标监测的优点是:①将有限的资料集中用于高感染危险病区;②重点放在已知的感染控制措施上;③教育灵活性,能够和其他控制措施结合起来;④增加监测的有效性;⑤使感染控制专业人员能够开展其他工作。缺点是仅能收集目标患者或危险数据,可能遗漏未监测病区的感染流行。随着我国医院感染综合性监测工作的开展和完善,现已逐步转向目标性监测。目标性监测方法主要有优先监测、目标性病房监测、感染部位监测、轮转监测。

## 二、加强医院感染管理

医院感染的预防与控制,是医疗机构及其所有工作人员共同的责任,医疗机构的各个部门和全体工作人员都必须为降低患者以及自身发生感染的危险性而通力合作。由于医院感染的预防与控制具有涉及多环节、多领域、多学科的特点,因此,医疗机构必须加强管理,有目标、有组织、有计划地针对导致医院感染的危险因素,科学实施控制活动,以达到减少医院感染和降低医院感染危险性的目的。

医院感染管理分为行政管理和业务管理,行政管理包括建立健全医院感染管理组织并明确岗位职责、完善相关的管理制度,制定相关的工作规范和工作标准;业务管理包括医院感染监测、消毒灭菌与隔离、抗菌药物合理使用、重点部门的医院感染预防与控制、医疗废物的安全管理等业务内容。

## 三、建立健全医院感染的制度

加强医院感染管理的制度建设是有效开展工作的保证。一般而言,医院感染的管理制度应包括以下几个方面。

1. 医院感染管理制度　是根据国家相关的法规及规范,结合医院的具体情况,在医院感染管理方面建立制度。如医院感染管理委员会的例会制度、医院感染管理质量考核制度、医院感染管理三级网络制度、医院感染管理监控制度等。

2. 医院感染管理工作制度　是根据医院感染管理制度结合临床科室的具体情况就

工作内容制定的制度。如医院消毒隔离制度、无菌技术操作制度、门诊急诊的医院感染控制措施、病房的感染控制措施、口腔科的医院感染控制措施等。

3．医院感染工作流程　是根据预防与控制医院感染的原则及医院感染管理制度结合具体的工作过程，制定的程序化的规则。如：气管插管操作程序、留置导尿管的操作程序、医院感染爆发调查流程、医务人员血液暴露处理流程、医院感染突发事件处理流程等。

4．医院感染管理评价方法　根据医院感染管理的制度结合医院的质量管理体系，对医院管理的实效进行考核的规定。如医院感染管理质量考核标准、消毒灭菌效果考核评价标准、消毒隔离效果考核评价标准等。

5．质量持续改进　医院感染管理的最终目的是有效预防和控制医院感染的发生。医院感染是医学发展的必然产物，只要有医疗活动，医院感染就不可能完全避免，医院感染管理就是要将人为因素或者医源性因素降低到可以接受的水平或是最大限度地控制它的发生。为此，需要我们通过有效的监测，不断寻找易感因素、易感环节，易感染部位，采取有效的干预措施，评价干预措施的效果，再进行持续改进。在医院感染管理中应该将此方法作为制度，避免医院感染控制工作缺乏连续性和过于表面化的状况。

### 四、加强医务人员医院感染知识的培训

医院感染发生和发展是错综复杂的，涉及许多环节，与临床、医技、后勤和行政等多个部门有关，因此医院感染管理知识的培训必须普及医疗机构每一个工作人员。要做好这项工作，医院内每一个工作人员应当尽力合作，共同参与完成。医疗机构应当定期对各类人员采取有针对性培训，并不断强化。对进修、实习、新上岗人员进行岗前培训，考试合格后方可上岗，使广大医务人员充分认识到医院感染管理工作的重要性，掌握医院感染管理的基本知识和技能。对工作人员进行有针对性培训，保证医院感染管理各个环节的质量，将预防和控制医院感染知识宣教作为医疗质量的重要内容之一，使大家认识到预防与控制医院感染的必要性，自觉遵守规章制度，有效预防与控制医院感染。

### 五、严格执行消毒隔离制度

在医院感染中，外源性感染占了较大部分，在外源性感染的控制中，医院的清洁、消毒与灭菌隔离和无菌操作技术有着举足轻重的作用，医院感染管理人员应当掌握医院感染控制的新进展与新理念，为医院的环境、物品、设施的清洁、医用卫生用品及无菌医疗器具的消毒与灭菌、医务人员的手卫生及无菌操作技术的实施以及医疗废物的管理等方面进行适时的指导。有效切断外源性感染的传播途径，最大限度地降低外源性病原微生物的传播引起的医院感染。

### 六、规范侵入性操作的应用

尽管患者的内在因素是获得感染的决定因素，但是侵袭性器械的应用，如静脉导管、动脉导管、导尿管、气管内导管及其他许多医用装置增加住院患者发生医院感染的危险性。这些器械为微生物侵入机体提供了路径，或作为无生命的物体表面，使病原菌得不

到免疫系统的保护。因此,在临床工作中,应加强侵入性操作的规范管理。最有效减少侵入性操作相关感染的办法是减少侵入性器械的使用。导管仅限于必要时应用,而不能为了方便,更不能作为常规。正确的导管插入与良好的护理可减少污染及感染的危险。导管插入后的第二天均需评估是否需要留置导管,以便及时拔除。

### 七、合理使用抗菌药物

2004年,卫生部颁布了《抗菌药物临床应用指导原则》,要求医疗机构应结合实际情况制定抗菌药物临床应用实施细则,建立健全本机构促进、指导、监督抗菌药物临床合理应用的管理制度,并将抗菌药物合理使用纳入医疗质量和综合目标管理考核体系。建立和完善药事管理专业委员会,定期与不定期进行监督检查,内容包括:抗菌药物使用情况调查分析,医师、药师及护士抗菌药物知识调查以及本机构细菌耐药趋势分析等;对不合理用药情况提出纠正与改进意见。加强合理用药管理,杜绝不适当的经济激励。医疗机构不准以任何形式将开处方者开出的药品处方与个人或科室经济利益挂钩。抗菌药物临床应用是否正确、合理,基于两个方面:①有无指征应用抗菌药物;②选用的品种及给药方案是否正确、合理。在医院抗菌药物合理应用的管理中,医院感染管理专(兼)职人员承担参与职责,特别是应当结合本院耐药菌的流行趋势,限制或指导临床抗菌药物的合理使用,其中也可视医院感染管理专职人员的业务背景和水平,参与临床抗菌药物的会诊工作。

### 八、加强病原微生物检测和耐药性监测

医院感染控制工作与微生物实验的支持和参与息息相关,它在医院感染的诊断、诊疗、监控和管理方面具有重要作用。①正确鉴定医院感染微生物及进行药敏实验:除及时准确为临床诊断和治疗提供信息外,每半年至一年要向上级主管部门和各科室报告临床病原菌种类、分布和动态变化及常见分离菌的药敏结果;②对重点科室和重要环节的消毒和环境卫生学进行监测,特别是在某些情况下,医院感染可能来源于环境或医务人员,在评价这种感染时,从医护人员、环境和医疗器械上采取标本作为医院感染调查的手段;③当怀疑某群医院感染微生物来源是共同的,调查这群菌株的来源,通常应用耐药谱分型、血清分型、噬菌体分型、细菌素分型等表型特征的分型,如增加质粒图谱、核酸内切酶图谱及核酸探针等基因分型方法,在流行病学分析上具有非常重要的意义。④开展临床微生物学教育:医院感染管理人员和临床医生应具备必要的微生物学知识,必须加强这方面的培训,虽不要求进行临床微生物实验的实际操作技术,必须知道医院感染所涉及的各种微生物,用于鉴定致病菌的基本方法和实验室资料的可信度,这对于医院感染诊断和治疗,分析感染原因,研究流行情况,制定感染管理措施是很重要的。

由于抗菌药物在临床的广泛应用,耐药菌造成的医院感染是医院感染控制的难点之一,在抗菌药物的选择性的压力下,导致了微生物的耐药基因毒力不断增加,在医院中进行传播。目前,肺炎球菌、葡萄球菌、肠球菌和结核杆菌对许多曾经有效的抗菌药物产生耐药,耐甲氧西林金葡萄球菌、耐万古霉素金葡萄球菌及多重耐药菌株不断增加。特别是难治的、二重感染增加了住院患者的病死率,可以说耐药病原微生物在医院的流行,是

影响医疗质量的一大障碍。医院感染管理委员会应配合药事管理委员会针对医院病原微生物的特点和流行趋势,提出医院合理使用抗菌药物的建议,并根据医院感染的监测数据及耐药菌的变化趋势进行调整。

### 九、加强医务人员职业安全防护指导

2003年传染性非典型肺炎的爆发,导致许多医务人员在救治SARS患者的工作中发生感染,甚至付出了宝贵的生命,使全社会充分认识到医务人员职业防护工作的重要性,卫生部在2004年颁布了《医务人员艾滋病病毒职业暴露防护指导原则》,为预防医务人员的医院感染及职业卫生防护提供了科学依据。为此医疗机构应做到:

(1)为保护医务人员的职业安全与身体健康,有效预防和控制医务人员因职业暴露而引发的各种感染性疾病,医疗机构应根据国家的相关法规,制定医院医务人员的职业卫生防护制度,并认真落实;定期进行培训,使医务人员充分掌握其相关知识与防范措施,有效预防自身感染。

(2)医务人员应掌握医院感染"标准预防"的基本原则和具体措施,并能根据情况,在必要时采取适当的额外预防措施。

(3)医疗机构应为医务人员提供合格和充足的防护用品,以备需要时使用。

(4)医务人员发生职业暴露时,应有登记、报告、追踪制度及处理流程与措施等。

(王　鹏　吴成久)

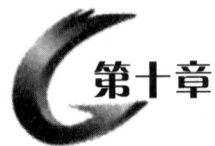

# 第十章 药物不良反应

【学习目标】

- ◆ **掌握** 药物不良反应的基本概念。
- ◆ **熟悉** 药物不良反应的流行特征及其影响因素。
- ◆ **了解** 药物不良反应的预防策略和措施。

药物不仅对人类起到防病治病的作用,同时也带来了一些危害,即可发生药物不良反应。据世界卫生组织(WHO)统计,全球范围内 10% ~ 20% 的住院患者会发生药物不良反应,其中,5% 的患者死于严重的药物不良反应。药物不良反应发生的普遍性及其危害性,越来越引起药品监督管理部门和医药工作者的密切关注。从 20 世纪 60 年代开始,世界各国纷纷建立了上市后药品的安全监管制度及机构。截止到 2003 年,全世界有 84 个国家参加了 WHO 国际药物监测合作计划,我国于 1998 年成为该计划的正式成员国。2000 年底,我国 31 个省、自治区、直辖市已全部成立了药品不良反应监测中心,到 2003 年底,全国 21 个省级中心建立了下一级药品不良反应监测机制。

## 第一节 概　述

### 一、基本概念

药物不良反应(adverse drug reaction,ADR)是指合格药品在正常用法用量下出现的与用药目的无关的或意外的有害反应。药物不良反应定义排除了意向性和意外性过量用药与用药不当所致的不良反应。《药品不良反应报告和监测管理办法》已于 2010 年 12

月13日经卫生部部务会议审议通过,自2011年7月1日起施行。内容规定如下:

严重药品不良反应,是指因使用药品引起以下损害情形之一的反应:①导致死亡;②危及生命;③致癌、致畸、致出生缺陷;④导致显著的或者永久的人体伤残或者器官功能的损伤;⑤导致住院或者住院时间延长;⑥导致其他重要医学事件,如不进行治疗可能出现上述所列情况。新的药品不良反应,是指药品说明书中未载明的不良反应。说明书中已有描述,但不良反应发生的性质、程度、后果或者频率与说明书描述不一致或者更严重的,按照新的药品不良反应处理。药品群体不良事件,是指同一药品在使用过程中,在相对集中的时间、区域内,对一定数量人群的身体健康或者生命安全造成损害或者威胁,需要予以紧急处置的事件。药物不良事件和药物不良反应含义不同。药物不良事件(adverse drug event,ADE)是指在药物治疗过程中出现的不利的临床事件,该事件未必与药物有因果关系。它包含临床新出现的偶然事件及不良反应,如在使用某种药物期间出现的病情的恶化、并发症、化验结果异常及各种原因的死亡等,以及可疑的药物不良反应。由此可以看出,药物不良反应和药物不良事件在药品质量、用药行为、用法用量、反应性质、与药物的因果关系以及风险责任等方面有本质上的差异(表10-1-1)。

表10-1-1 药物不良反应和药物不良事件的比较

| | 药物不良反应 | 药物不良事件 |
| --- | --- | --- |
| 反应性质 | 有害、非期望的反应,不可避免 | 不利的临床条件,部分可避免 |
| 用法用量 | 正常用法、用量 | 不强调与用法、剂量的关系 |
| 因果关系 | 有因果关系 | 未必有因果关系 |
| 用药行为 | 不包括药物滥用和治疗错误 | 包括常规使用、滥用、无用、药物相互作用等引起的各种不良后果 |
| 药品质量 | 合格药品 | 合格或不合格药品 |
| 风险责任 | 不属医疗纠纷,不承担赔偿责任 | 其中一部分属医疗纠纷 |

目前,WHO将药物不良反应分为A、B、C三种类型。

1. A型不良反应(type A adverse drug reactions) A型不良反应是由于药品的药理作用增强所致。其特点为:①一般发生率高、病死率低;②可以预测,并与常规的药理作用有关;③反应的发生与剂量相关,停药或减量后症状减轻或消失。A型不良反应的表现通常包括过度作用、不良反应、毒性反应、继发反应、后遗效应、首剂效应和撤药反应。

(1)过度作用(over effect) 过度作用指使用推荐剂量时出现的过强的药理作用。如使用降压药引起的血压过低、镇静药引起的嗜睡、降血糖药引起的低血糖等。过度作用可能和机体对药物的敏感性高有关。

(2)不良反应(side effect) 不良反应指在药物正常治疗剂量内伴随着治疗作用同时出现的与治疗目的无关的不适反应。某些药物因为作用的选择性低以及作用范围广,所以在治疗时利用其中的一个作用,则其他作用就成了不良反应。如阿托品在作为解痉药服用时,抑制腺体分泌引起的口干、眼压升高等为不良反应;当阿托品用于治疗流涎症或严重盗汗时,其抑制腺体分泌的作用就成了治疗作用,而松弛胃肠平滑肌作用引起的便秘则成了副作用。

(3)毒性作用(toxic reaction) 毒性作用指可造成人体某种功能或器质性损害的反应。如氨基糖苷类所致的耳毒性、氯霉素引起的骨髓抑制等。一般毒性反应多在剂量过大或用药时间过长,使体内药物蓄积过多时才出现。但对于老人、儿童以及肝、肾功能受损的人,在常规治疗剂量范围内就可以出现毒性反应。

(4)继发反应(secondary reaction) 继发反应又称治疗矛盾,指反应不是药物本身的药理作用,而是由于药物的治疗作用所引起的不良后果。如服用广谱抗生素,使体内对抗生素敏感的细菌被杀死,而一些不敏感的细菌大量繁殖引起机体的二重感染。

(5)后遗效应(after effect) 后遗效应指在停药后血药浓度已降至最低有效浓度以下时,仍残留的药理效应。如长期服用肾上腺皮质激素后引起的肾上腺皮质萎缩。

(6)首剂效应(first-dose response) 首剂效应又称不耐受性,特指只发生在用药最初阶段,多为一过性的。如应用哌唑嗪开始治疗时,常可发生血压骤降。首剂效应是由于开始服用药物时,机体对药物的作用尚未适应所引起的反应。

(7)撤药反应(withdrawal syndrome) 撤药反应又称停药综合征,指由于骤然停药而引起的,与原来药物本身作用相反的效应。如长期应用皮质激素类药物,当突然停药时,可发生急性肾上腺皮质功能不全综合征。

2. B型不良反应(type B adverse drug reactions) B型不良反应指与药品本身药理作用完全无关的一种异常反应,其特点是一般难以预测,发生率低,但病死率高。B型不良反应可分为特异质反应和变态反应两种。

(1)特异质反应(idiosyncratic reaction) 特异质反应一般是由于生化过程异常所导致的,往往与遗传因素有关。如乙酰化酶缺乏患者服用肼屈嗪时,易引起红斑狼疮样反应;伯氨喹、氯喹引起的溶血性贫血易在葡萄糖-6-磷酸脱氢酶缺陷者中发生。

(2)变态反应(allergic reaction) 变态反应又称过敏反应,是指机体对某种药物的病理性免疫反应。变态反应常见于过敏体质者。如青霉素引起的过敏反应。

3. C型不良反应(type C adverse drug reactions) C型不良反应是指与药品本身药理作用无关的异常反应,一般在长期用药后发生。其特点是背景发生率高,药物和不良反应之间没有明确的时间关系,用药史复杂,潜伏期较长,难以预测。如长期服用某种药物所致的人类某种疾病患病率的增加。

## 二、药物不良反应流行病学研究方法

通常运用流行病学原理和方法对药物上市后的不良反应进行监测并判断药物与不良反应之间是否存在因果关系。

1. 横断面研究 在特定时间内研究特定范围人群中药物不良反应发生的分布特征,并描述服用某种(些)药物与发生不良反应之间的关系,为进一步研究提供线索。1982年,英国开始实施的处方事件监测(prescription-event monitoring, PEM)就是采用横断面研究方法对上市药品进行不良反应监测的具体实例之一。

2. 生态学研究 生态学研究主要是以群体为观察、分析单位,通过描述不同人群中某种(些)药物的服用状况与药物不良反应的频率,分析服用该种(些)药物与不良反应之间的关系。

3. 病例对照研究　根据描述性研究所得出的病因假说,选择已发生某种药物不良反应的人作为病例组,未发生该不良反应的人作为对照组,调查其在发生药物不良反应前服用某种(些)药物的情况,比较两组服药率的差异,以研究不良反应与服用这种(些)药物间的关系。例如Shapiro(1979)对口服避孕药与女性心肌梗死关系的研究就是用病例对照研究阐明的(表10-1-2)。

表10-1-2　口服避孕药与心肌梗死的关系

| 口服避孕药 | 心肌梗死 | | 合计 |
| --- | --- | --- | --- |
| | 有 | 无 | |
| 用 | 29 | 135 | 164 |
| 未用 | 205 | 1 607 | 1 812 |
| 合计 | 234 | 1 742 | 1 976 |

$\chi^2 = 5.25, OR = 1.68, P < 0.05$

从上面资料可以看出:口服避孕药与心肌梗死之间有一定的联系($OR > 1$)。

病例对照研究在临床上应用广泛,有很多优点,但本方法最大缺点是容易产生各种偏倚,因此在进行研究时设计要严密,观察要细致,分析时注意控制偏倚。

4. 队列研究　将特定人群按是否服用某种药物分为服药组和未服药组,追踪观察一定时间后,比较两组某种药物不良反应的发生情况,以检验该药物与不良反应之间是否存在关联性。用回顾性队列研究方法研究了非甾体类抗炎药物和上消化道出血的关系(表10-1-3)。该研究结果发现,在4 713例服药者中有15例出现了上消化道出血,而在4 463例未服药者中只有10例出现了上消化道出血,$RR$值为2.6。

表10-1-3　服用非甾体类抗炎药与上消化道出血的关系

| 分组 | 上消化道出血例数 | 未出血例数 | 发病率(1/万) |
| --- | --- | --- | --- |
| 服用 | 15 | 4 698 | 32 |
| 未用 | 10 | 4 453 | 22 |

$\chi^2 = 10.76, RR = 2.60, P < 0.001$

结果提示服用NSAID组上消化道出血的发生率显著高于未服药组,差异有统计学意义,说明服用非甾体类抗炎药有导致上消化道出血的危险。

5. 实验性研究　将受试人群按随机化的原则分为实验组和对照组,对实验组给予实验药物,对照组不给予实验药物或使用安慰剂,随访观察一段时间,比较两组人群药物不良反应的发生率,从而验证实验药物与不良反应之间的因果联系。该研究方法在理论上是成立的,但从伦理学角度,开展这种研究是不道德的。这就大大地限制了实验性研究方法的实际应用。一般可在药物疗效的临床实验中,观察药物疗效的同时观察药物不良反应的情况。

## 第二节 药物不良反应的流行特征及其影响因素

### 一、药物不良反应的三间分布

#### (一)地区分布

药物不良反应的发生率存在明显的地区差异。据世界卫生组织统计,在全球范围内有10%~20%的住院患者会发生药物不良反应,其中5%的患者甚至死于严重的药物不良反应。Lazarou J等人的一项系统综述表明,在美国住院患者中严重药物不良反应的发生率为6.7%,致命性不良反应发生率则为0.32%。在英国的两个大医院进行的一项前瞻性研究得出,有6.5%的患者是由于发生了药物不良反应而住院的。而在我国,每年住院的5 000多万人次中,发生药物不良反应的有500万~1 000万人次(10%~20%),而且每年约有20万人次(0.4%)因药物不良反应而死亡。

我国各地区药物不良反应的发生率也不尽相同。根据2007年1月23日,国家食品药品监督管理局发出的《关于2006年全国药品不良反应病例报告情况的通报》:2006年国家药品不良反应监测中心共收到药品不良病例报告369 392份,按照各省药品不良反应病例报告数量排序,前5位的省份依次是山东省(46 688份,12.6%)、安徽省(40 408份,10.9%)、湖南省(37 199份,10.1%)、河南省(37 023份,10%)、江苏省(28 948份,7.8%),后两位的省份分别是青海省(206份,0.06%)和西藏自治区(85份,0.02%)。即使在同一省内不同地区间也存在着差异。

2010年国家药品不良反应监测中心共收到药品不良反应事件报告692 904份,其中,新的和严重的药品不良反应事件报告109 991份。从来源看,来自医疗机构的占84.7%、来自药品生产经营企业的占12.7%、来自个人的占2.5%,医疗机构仍是报告的主要来源,企业报告的比例较上年略有增长。截至2010年12月31日,全国药品不良反应监测网络在线基层用户40 826个,比2009年新增网络基层用户7 170个。

#### (二)时间分布

随着药物的广泛应用、药品种类的日益繁多、联合用药组合和疗程的不断改变,药物不良反应发生率和死亡率呈上升趋势。美国食品药品管理局对1990~2001年药物不良反应报告数量进行了统计,结果表明,在1990年药物不良反应报告数为83 310,1995年为1 544 558,2000年为245 650,到2001年为286 755,1990年到2001年的平均增长速度为11.9%。2003年就死亡了1 100多人。据我国1998年到2002年药物不良反应报表数量统计结果,1988~1997年报表总数为2 913份,而到了2002年,仅一年上报数就达17 000份,呈迅速增长趋势(图10-2-1)。

第十章 药物不良反应　197

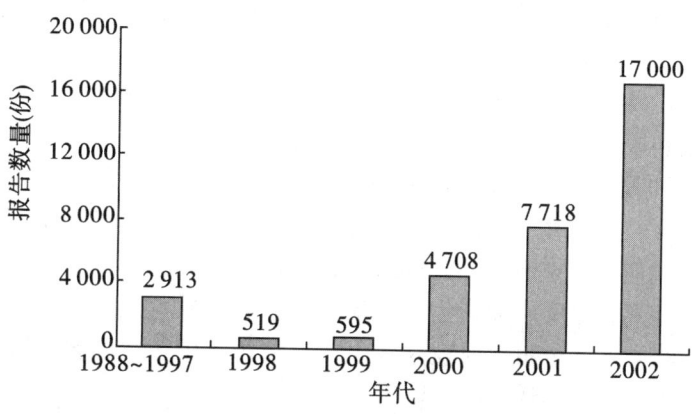

图10-2-1　中国1988~2002年ADR报表数量

### (三)人群分布

易发生药物不良反应的人群为老年人、孕妇、儿童以及肝脏、肾脏功能低下的人。据北京地区1993~1999年ADR报表分析结果显示,药物不良反应的年龄分布共有3个高峰,第1个高峰出现在1岁以下的婴儿中,到40岁左右出现了第2个高峰,40~60岁发病率略有下降,但到了60岁以后又出现了第3个高峰,且持续10年左右(图10-2-2)。

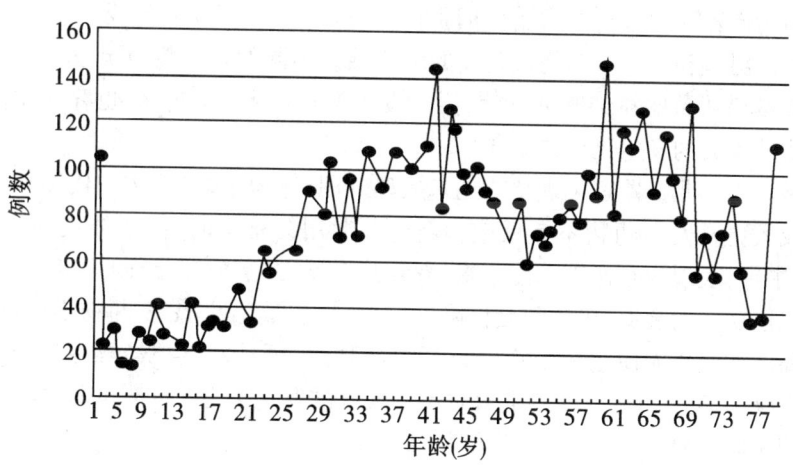

图10-2-2　北京地区ADR报表年龄的分布(1993~1999)

## 二、药物发生不良反应的影响因素

### (一)药物因素

1. 药物的理化性质和化学结构　药物的理化性质是影响药物不良反应发生的重要因素。如阿司匹林对胃黏膜具有刺激作用;口服药的脂溶性越强,在消化道越易吸收,越易出现不良反应。有些药物在化学结构上非常相似,故可表现出类似的不良反应。但也有一些药物,它们的化学结构只发生了轻微的改变,不良反应的发生率却发生了较大的变化。如酮洛芬和氟比洛芬的化学结构只差了一个酮基和氟离子,酮洛芬的不良反应发生率为 16.2%,而后者可达 52.5%。

2. 药理作用　具有相同治疗效果的药物,由于药理作用的不同,可表现出不同的不良反应。如运用利尿剂降压,可出现低血钾等不良反应;若服用直接作用于血管平滑肌的降压药物,由于扩张血管作用,可产生头痛、血压过度下降等不良反应。

3. 药物的杂质　药物的杂质包括:①药物在生产过程中加入的稳定剂、防腐剂、着色剂、抗氧化剂、赋形剂及调味剂等;②在储存和运输过程中混进的杂质;③药物本身发生氧化、还原、分解和聚合等反应而产生的杂质。药物的杂质可能会成为药物发生不良反应的原因。如青霉素发生过敏反应就是在生产发酵过程中产生的青霉噻唑酸以及在酸性环境中分解而产生的青霉烯酸所致。

4. 药物的质量　同一种药物因生产企业不同,采用的生产工艺和技术不同,可使药物存在不同的溶出速度和生物利用度,从而影响药物的疗效以及可成为导致不良反应发生的因素。例如,不同厂家生产的氯丙嗪其疗效和不良反应均有明显的差异。

(二) 机体因素

1. 种族　不同种族的人由于其遗传特征等方面的差异,可使体内各种酶的构成和比例不同,对同一种药物可表现出不同的不良反应。如药物在体内需要经过乙酰化过程才被代谢,而乙酰化过程有快型和慢型两种。爱斯基摩人及日本人多为快乙酰化型,而欧美白种人多为慢乙酰化型。故服用异烟肼在白种人中更易发生神经炎。

2. 性别　男性和女性对药物表现出的敏感性是不同的。一般情况下,女性对药物更敏感。如保泰松所致的粒细胞缺乏症,男女发生率之比为 1∶4。但也存在相反的情况,如男女药物性皮炎的发生比例约为 3∶2。

3. 年龄　由于儿童器官生理功能还未成熟,肝脏体积小,对药物的代谢解毒能力弱,使儿童比成人更易发生药物不良反应。新生儿服用氯霉素时,由于体内缺乏葡萄糖醛酶,易发生中毒,表现为心血管功能衰竭、青紫甚至死亡(灰婴综合征)。老年人由于各器官功能及代偿功能的衰退,机体耐受性降低,对药物的敏感性增高,药物不良反应发生率也随之增高。如老年人使用大剂量青霉素类药物时,更易发生神经毒性反应。据报道,60 岁以下的人用庆大霉素或卡那霉素时不良反应的发生率为 4.8% 和 2.5%,而 60 岁以上老年人使用时,不良反应发生率上升为 12.5%。

4. 病理状态　服药者的病理状态可影响药物不良反应的发生。如氨苄西林在一般人群中,皮疹的发生率仅为 3.1%~3.8%,但对于患有单核细胞增多症的患者,皮疹的发生率可达 42%~100%。

5. 营养状态及饮食习惯　当机体营养不良时,可增加对药物的敏感性。如维生素 $B_6$ 缺乏时,可加重异烟肼对神经系统的损害。长期饮酒可通过损害肝功能而影响肝脏对药物的代谢,从而增加药物不良反应的发生机会。

(三) 其他因素

1. 药物的剂量、剂型和给药途径　药物的剂量掌握不当常常是不良反应发生的原因。据美国食品药品管理局(FDA)关于药物不良反应的信息,每日服用吲达帕胺 2.5 mg

及 5.0 mg 的患者,出现不良反应的种类和频数明显高于每日服用 1.25 mg 者。即使是同种药物也可因剂型的不同,存在着不同的不良反应发生率,如沙丁胺醇气雾剂较片剂副作用小。不同的给药途径可影响药物在体内的吸收、分布、作用的快慢、作用强弱以及持续时间等,从而产生不同的疗效及不良反应。郑玉英对 1998～2005 年国内发行的主要医药期刊上关于氟喹诺酮类药物的不良反应进行统计,结果表明局部用药,如鼻滴、眼滴,以及口服用药所致的不良反应发生率明显低于肌肉注射和静脉注射。

2. 给药时间和间隔时间　给药时间可影响到某些药物的疗效和不良反应的发生。如皮质激素类药物长期在夜间服用,会出现肾上腺功能不足,甚至会危及生命。给药间隔时间过短,可使药物在体内蓄积,发生蓄积中毒。

3. 持续用药的时间　长时间持续用某种(些)药物易发生不良反应。如服用螺内酯 1～8 周内未出现男性乳房增大现象,但是在连续服用 24 周后,男性乳房增大的发生率明显增加达 66%。

4. 药物的相互作用　当同时或相隔一段时间服用两种及两种以上药物时,某种(些)药物通过影响另一种(些)药物的吸收、分布、代谢、排泄或与血浆蛋白的结合,可产生药物疗效或毒性上的协同、相加和拮抗作用。如庆大霉素与红霉素配伍使用可增加耳神经毒性。一般情况下同时服用的药物种类越多,药物不良反应发生的机会也越大。据统计,合用 5 重药物的不良反应发生率为 4.2%,合用 6～10 种时为 7.4%,合用 11～15 种时为 24.2%,16～20 种时为 40.0%,合用 21 种及以上时为 45.0%。

### 三、药物不良反应的危害

药物是一种具有生理活性的化学物质,具有两重性。一方面可以用来防治疾病,促进患者生理、生化功能的恢复;另一方面也可以引起人生理和生化功能的紊乱或结构变化等危害机体健康的不良反应。

#### (一)对机体的危害

ADR 一般发生在用药者本身。对于每个用药者本身来说,只要用药都有可能发生不良反应。药物不良反应可发生在机体的某个器官或某个系统,也可以累及机体的各个系统并造成不同程度的损害。如,三苯乙醇在临床上是一种用来降低胆固醇的药物,与 20 世纪 50 年代后期上市。上市后不久人们便发现该药能引起视力下降及白内障。在美国曾有几十万人服用过此药,其中引起白内障的有 1 000 余人。再如,1922～1934 年,氨基比林作为一种新型的解热镇痛药被广泛用于欧美国家临床治疗中。后来发现在服用氨基比林患者的血象中,粒细胞数明显减少。在短短的 3～4 年时间里,仅在美国就有 1 981 人死于氨基比林引起的白细胞减少症。

药物不良反应对机体的危害还可能会诱发新的疾病或加重患者的病情,延长恢复期,甚至导致患者发生残疾或死亡。如长期使用四环素、头孢菌素、氯霉素等抗生素,可使服药者发生鹅口疮或念珠菌阴道炎等二重感染。患有慢性消化系统疾病特别是患有溃疡病的患者,如果长期使用糖皮质激素,易诱发或加剧溃疡病,甚至引起胃出血或穿孔。据 WHO 的资料,全世界约有 1/3 的患者死于不合理用药而非疾病本身。

ADR 在极少数情况下可累及下一代。如曾用来治疗孕妇妊娠反应的反应停,在欧洲、亚洲(以日本为主)、拉丁美洲、北美等地的多个国家,先后引起了上万例的四肢短小的新生儿出生,由于酷似"海豹状",故称之为"海豹肢畸形"。后经大量的流行病学调查和动物实验证明"海豹肢畸形"是由于患儿母亲在妊娠早期服用反应停所致。再如,1950年美国霍普金斯大学医院的医生曾发现一些女婴(约有600名)的外生殖器表现为男性化,但化验尿样时却未发现尿样中有男性激素。手术排查时,发现腹腔内却是女性生殖器官。经流行病学调查证明,这种女婴生殖器表现为男性化的畸形与母亲在孕期服用孕激素有关。

### (二)对社会的危害

常用药物的常见不良反应多具有复发性和流行性特点,不仅对个体能造成机体损害,而且还会造成不同程度的社会危害。据全国聋哑学校的调查,我国聋哑儿童人数以每年新增2万~4万人的速度上升,在致聋哑因素中60%~80%与使用氨基糖苷类抗生素有关,致使国家每年要拿出相当大的财力和人力投入到聋哑儿童的教育培养。在英国有人做过估算,1995年由药物不良反应发生的相关费用为全年医院费用的6.8%,约需26亿英镑。我国的住院患者中约有500万人发生药物不良反应,因药物不良反应延长住院日为6.6 d,每年总共可延长3 300万个住院日。为救助这些患者的ADR所花费的医疗费用将近15亿元。

## 第三节 药物不良反应的报告和监测

1970年世界卫生组织在日内瓦设立了WHO药物监测中心,1978年迁至瑞典的乌普沙拉,到1997年更名为乌普沙拉监测中心(简称UMC),作为具体执行WHO药品不良反应监测合作计划的常设机构。截止到2003年,全世界有84个国家参加了WHO国际药物监测合作计划。该项计划要求每个参加国将本国内的药品不良反应病例报告按季度上报至WHO。目前,WHO病例报告数据中共有20多万份病例报告。

我国卫生部药政局1988年组织部分省市的若干医疗单位开展了药物不良反应报告的试点工作,1989年卫生部成立了药品不良反应监察中心。我国于1988年正式加入WHO国际药品检测合作中心,成为第68个成员国。1999年将药品不良反应监察中心改名为国家药品不良反应监测中心,并将其设在国家药品监督管理局药品评价中心。目前我国大部分地区均已建立起药品不良反应监测中心。

### 一、药物不良反应报告和监测管理的相关法律法规

2010年12月31日,《药品不良反应报告和监测管理办法》经卫生部部务会议审议通过,予以发布,自2011年7月1日起施行。依据该办法应重点掌握和了解以下问题。

**第四条** 国家食品药品监督管理局主管全国药品不良反应报告和监测工作,地方各级药品监督管理部门主管本行政区域内的药品不良反应报告和监测工作。各级卫生行政部门负责本行政区域内医疗机构与实施药品不良反应报告制度有关的管理工作。

地方各级药品监督管理部门应当建立健全药品不良反应监测机构,负责本行政区域内药品不良反应报告和监测的技术工作。

第二十四条　设区的市级、县级药品不良反应监测机构应当对收到的药品不良反应报告的真实性、完整性和准确性进行审核。严重药品不良反应报告的审核和评价应当自收到报告之日起3个工作日内完成,其他报告的审核和评价应当在15个工作日内完成。

设区的市级、县级药品不良反应监测机构应当对死亡病例进行调查,详细了解死亡病例的基本信息、药品使用情况、不良反应发生及诊治情况等,自收到报告之日起15个工作日内完成调查报告,报同级药品监督管理部门和卫生行政部门,以及上一级药品不良反应监测机构。

第二十九条　药品生产企业获知药品群体不良事件后应当立即开展调查,详细了解药品群体不良事件的发生、药品使用、患者诊治以及药品生产、储存、流通、既往类似不良事件等情况,在7日内完成调查报告,报所在地省级药品监督管理部门和药品不良反应监测机构;同时迅速开展自查,分析事件发生的原因,必要时应当暂停生产、销售、使用和召回相关药品,并报所在地省级药品监督管理部门。

第三十条　药品经营企业发现药品群体不良事件应当立即告知药品生产企业,同时迅速开展自查,必要时应当暂停药品的销售,并协助药品生产企业采取相关控制措施。

第三十一条　医疗机构发现药品群体不良事件后应当积极救治患者,迅速开展临床调查,分析事件发生的原因,必要时可采取暂停药品的使用等紧急措施。

第三十二条　药品监督管理部门可以采取暂停生产、销售、使用或者召回药品等控制措施。卫生行政部门应当采取措施积极组织救治患者。

## 二、药物不良反应监测的意义

对药物不良反应的监测是国家加强药品管理的一项重要措施。因为药物批准上市前经历过药物质量检查、动物及临床实验,已经证明药物的安全性、有效性,可以用于临床,并取得了批准文号。但是由于药物上市前的研究工作可能会受到一些因素的影响,如:①动物与人在许多方面存在着较大的差异,使得一些ADR很难在动物中被发现;②药物在上市前的研究时间比较有限,只有数月时间,而某些药物则需要较长时间的应用或需经较长的潜伏期后,才能出现ADR。因此,ADR难于在药物上市前和上市后的短期内被发现;③临床实验中由于病例较少,使发生概率低的不良反应很难被发现;④临床实验中,用药单一,通常在研究某一种药物的疗效时,尽量避免患者患有其他疾病而合并用药,但是上市后的药物在临床应用中不可能仅限于此种情况;⑤临床实验中的病例经过了严格的筛选,一般不包括老人、幼儿、孕妇、哺乳期妇女以及危险患者等,然而试剂应用中并不排除这些人群。由于存在上述种种原因,因此不可避免地在用药过程中会发生ADR。所以,开展ADR检测工作,及时发现药物在法定用量下所发生的药物不良反应,及时采取适当的措施,避免ADR在其他患者身上重复发生,对提高合理用药、安全用药的水平具有重要意义。

因此,包括我国在内的许多国家都明确规定,监测药物疗效并及时向药品监督管理部门报告药物不良反应是所有医疗卫生工作者的责任。近年来的研究表明,遗传基因和环境因素也与某些药物不良反应甚至严重的不良事件有关。预计不久的将来，可能实现通过对遗传基因和环境因素的全面监测，进一步改善药物治疗的安全性。

### 三、药物不良反应监测的方法

#### （一）自发呈报系统

自发呈报系统（spontaneous reporting system）。自发呈报是指义务人员在医疗实践中，对某种药物所引起的药物不良反应通过医药学文献杂志进行报道，或直接呈报给药品不良反应监测专业机构和制药厂商等。自发呈报是药物上市后 ADR 监测的最简单及最常用的形式。该系统也是发现罕见药物不良反应的唯一方式，同时也是最经济的方式。其优点是监测范围广，包括上市后所有药物，参与人员多，不受时间和空间的限制；缺点是存在漏报现象，不能计算 ADR 的发生率。另外由于报告本身的随意性，报告信息不够完善，会导致报告偏倚，从而影响因果关系的确定。主要表现为归因过度，即过高地估计了药物与不良反应之间的关联性，以及归因不足即过低地估计了药物和不良反应之间的关联性。

#### （二）医院集中监测

医院集中监测（hospital intensive monitoring）是指在一定的时间（数月、数年）、一定的范围内对某一医院或某一地区内所发生的 ADR 及药物利用情况进行详细记录，以探讨 ADR 的发生规律。包括药物源性、患者源性和专科性的集中监测，可以计算相应的 ADR 发生率并探讨其危险因素。优点是资料详尽，数据准确可靠。由于医院集中监测是在一定的时间、一定的范围内进行的，所以具有得出的数据代表性较差，缺乏连续性，应用受到一定限制，且费用较高等缺点。

#### （三）处方事件监测

处方事件监测（prescription-event monitoring，PEM）最初是在反应停事件后，由英国统计学家 David Finney 首先提出并正式开始在英国实施的。实施步骤为：①选定可疑药物的品种；②列出开此品种处方的医生名单；③向名单中的医生发出调查表；④回收填写完整的调查表；⑤分析相关资料并形成研究结果。其优点是：①迅速从所有开过监测药物的医生处获得报告；②可探测潜伏期较长的不良反应；③基于人群资料，不存在选择偏倚；④相对于前瞻性队列研究费用较少。缺点是 PEM 研究的可信性取决于医生调查表的回收率。

#### （四）流行病学研究

在药物不良反应监测中，通过运用病例对照研究和队列研究，可以判断出药物与不良反应之间的关联强度，且可以开展重点药物监测。实践显示，运用流行病学研究方法开展重点药物监测是深层次进行药物不良反应监测的有效方法，同时也是必须要采取的措施。

#### （五）自动记录数据库

由于潜在发生率较低的 ADR 很难从小样本人群中观察到，所以若想验证药物与

ADR的因果假设,常常需要依靠大型的记录数据库。借助相关记录数据库记录联结(recorded linkage)技术将患者分散的诊断、用药及其剂量、不良反应、实验室检查、收费记录以及其他信息如性别、年龄、民族等,通过患者唯一的确认号码联结起来,从而进行各种形式的流行病学研究,以发现药物不良反应。其优点是:①代表了高效率进行药物流行病研究的方向;②充分利用计算机技术和现有的医疗信息资源,高效率地获取ADR监测所需的数据,缩短了研究周期;③不干扰正常的医疗活动,能进行大样本、长时间、各种设计类型的研究。缺点是受医疗计算机化程度等诸多因素的限制,且前期工作量大、需要多部门协作、组织实施较复杂。

## 第四节 药物不良反应的预防策略与措施

### 一、合理用药

临床医生应根据患者的机体状态特点选择不同的药物,严格遵守用药原则,可预防或减少药物不良反应的发生。

对儿童患者:①应选择适合患儿服用的剂型,严格计算给药剂量及间隔时间;②需要联合用药时,应考虑药物间的相互作用,了解复方制剂的组成,避免重复用药造成超剂量;③不宜长时间服用同种药物,应定期更换用药。

对老年患者:①开始用药应从小剂量开始,如以推荐成人剂量的1/3~1/2为起始剂量,并逐渐增加剂量;②应尽量减少用药种类,需要联合用药时,也应尽量减少种类,以不超过4种为宜;③选用适合老年人服用方便的药物剂型;④长期服用药物的老年人应定期检查肝肾功能,以便及时减量或停用药物。

对孕妇患者,妊娠期用药应特别慎重,尽量不用药,若确实需要使用时,应注意选择已证明对人类或灵长目动物无害,且分布和代谢均比较清楚的药物。

对肝、肾功能低下的患者;选用对肝肾功能无不良影响的药物,并适当减少用药剂量。

### 二、加强药物不良反应的报告和监测

药物不良反应的监测包括新药研究阶段的监测和临床阶段的监测两种,后者尤为重要。新药在上市前的研究阶段虽然已经过动物实验和临床实验,但这些实验不足以保证药物在临床使用阶段的安全性。因此,加强药物上市后临床阶段的安全性监测,不仅是减少药物不良反应发生的重要手段,而且对防止严重药物不良反应再次发生、促进临床合理用药、保障公众用药安全及促进新药的研发也具有重要意义。

### 三、加强药品包装管理

2001年2月28日,第九届全国人大常委会第二十次会议审议通过了《中华人民共和

国药品管理法(修订草案)》。修改后的《中华人民共和国药品管理法》第五十四条中明确规定,药品包装必须按照规定印有或者贴有标签并附有说明书。标签或者说明书上必须注明药品的通用名称、成分、规格、生产企业、批准文号、产品批号、生产日期、有效期、适应证或者功能主治、用法、用量、禁忌、不良反应和注意事项。随着医药科技的迅速发展,新药不断出现,经典药物学已不能提供完整的有关新药的信息,因此医生开处方以及患者用药时,有关药品的基本信息均来自药品说明书。所以为了保证用药安全有效,必须加强药品包装管理,要求药品说明书提供安全用药的全部信息。

### 四、加强宣传教育

通过健康教育,在人群中普及药物不良反应相关知识及常见药物不良反应特点,并提高社会对药物不良反应危害的认识。提倡在用药前应仔细阅读药品说明书,了解用药禁忌及注意事项,提倡不服用过期药物及加强医生对患者用药的指导作用。

(李玉春　王　鹏)

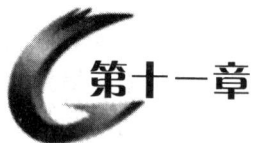

# 第十一章

# 循 证 医 学

【学习目标】

◆ **掌握** 循证医学的基本概念。
◆ **熟悉** 循证医学的临床实践及卫生决策。

## 第一节 概 述

### 一、循证医学定义

循证医学是从 20 世纪 90 年代以来在临床医学领域迅速发展起来的一门新兴学科，是国际临床医学领域的一种新模式。循证医学(evidence-based medicine,EBM)即遵循证据的医学,将现代最佳医学研究的证据(成果)应用于临床对患者进行科学诊治决策的一门学问,其目的在于不断地提高临床医疗质量和医学人才的素质并促进临床医学的发展,从而更有效地为患者服务并保障人民的健康。

循证医学的核心思想是:任何医疗决策的确定都应基于客观的临床科学研究依据;任何临床的诊治决策,必须建立在当前最好的研究证据与临床专业知识和患者的价值相结合的基础上,从而制订出科学的预防对策和措施,以达到预防疾病、促进健康和提高生命质量的目的。这是循证医学的主要创始人、国际著名临床流行病学家 David Sackett 对循证医学的最新定义,这句话定义了临床医学的新模式,强调最佳证据、专业知识和经验、患者需求三者的结合,并且指出三者缺一不可,相辅相成,共同构成循证思维的主体。医学的循证化要求临床医生从更多方面来把握疾病,把握医患关系,其结果是医生和患者形成诊治联盟,使患者获得最好的临床结果和生命质量。

循证医学的基本特征:

1. 将最佳临床证据、熟练的临床经验和患者的具体情况这三大要素紧密结合在一起寻找和收集最佳临床证据,旨在得到更敏感和更可靠的诊断方法,以及更有效和更安全的治疗方案,力争使患者获得最佳治疗结果。循证医学的"三要素"即:①参考当前所能得到的最好的临床研究证据;②参照医师自己的临床经验和在检查患者过程中所得到的第一手临床资料。临床医学是一个高度实践的科学,医师的经验和技能在任何时候都必不可少,掌握熟练的临床经验旨在能够识别和采用那些最好的证据,能够迅速对患者状况做出准确和恰当的分析与评价;③尊重患者的选择,将患者的意愿提到很高的程度上。考虑到患者的具体情况,要求根据患者对疾病的担心程度、对治疗方法的期望程度,设身处地地为患者着想,并真诚地尊重患者自己的选择。只有将这三大要素密切结合,临床医师和患者才能在医疗上取得共识,相互理解,互相信任,从而达到最佳的治疗效果。

2. 重视确凿的临床证据,这是和传统医学有所不同的。传统医学主要根据个人的临床经验,遵从上级或高年资医师的意见,参考来自教科书和医学刊物的资料等为患者制订治疗方案。显然,传统医学处理患者的最主要依据是个人或他人的实践经验。

## 二、循证医学的产生与发展

20世纪70年代,以著名英国流行病学家、内科医师Archie Cochrane(1901～1988)为代表的一批流行病学家经过大量的工作,提出只有不足20%的临床诊治措施被证明有效而非有害,并疾呼临床实践需要证据。1972年Cochrane在其著作《疗效与效益:医疗保健中的随机对照实验》中明确指出:"由于资源终将有限,因此应该使用已被恰当证明有明显效果的医疗保健措施"。他还特别强调:"应用随机对照实验证据之所以重要,是因为它比其他任何证据来源更为可靠"。1979年Cochrane还进一步提出"应根据特定病种/疗效将所有相关的随机对照联合起来进行综合分析,并随着新临床实验的出现不断更新,从而得出更为可靠的结论"。Cochrane的这些观点很快得到了临床医生的认可、支持并付诸实践。Cochrane开创性讨论了医疗保健如何才能做到疗效与效益的统一和共同发展,提出各临床专业应对所有的随机对照实验结果进行整理、分析和评价,并不断收集新的数据以更新这些评价结果,从而为临床治疗实践提供可靠依据。

到了20世纪80年代,许多人群大样本随机对照实验结果发现,一些过去认为有效的疗法,实际上是无效或者利小于害,而另一些似乎无效的治疗方案却被证实利大于害,应该推广。如心血管领域的临床实验证实,利多卡因虽纠正了心肌梗死后心律失常但增加了死亡率,而β阻滞剂在理论上纠正心律失常不及利多卡因,但实际上却能显著降低心肌梗死的死亡和再发。80年代初期,临床流行病学发源地之一的McMaster University,以David L. Sackett为首的一批临床流行病学家、在该医学中心的临床流行病学系和内科系率先对年轻的住院医师进行循证医学培训,取得很好效果。1987年Cochrane根据长达20年以上对妊娠和分娩后随访的大样本随机对照实验结果进行系统评价研究,获得了令人信服的证据,向世人揭示了循证医学的实质。他认为这些研究"成为临床研究和医疗保健评估方面的一个真正的里程碑",并指出其他专业也应该遵循这种方法。1992年起在JAMA等杂志上发表一系列循证医学的文献,受到广泛关注。并由BrianHaynes和David L. Sackett发起,在美国内科医师学院组织了一个杂志俱乐部(ACPJC),开始对国际上30余种著名杂志发表的论著进行系统评价,并以专家述评的形式在Annals of Internal Medicine上发表。1992年,David Sackett教授及其同事正式提出了循证医学的概念,同年成立了以已故Archie Cochrane博士姓氏命名的英国Cochrane中心。1993年国际上正式成立了Cochrane协作网(Cochrane Collaboration),旨在收集世界范围的临床随机对照实验(randomized controlled trial, RCT)的研究结果,在严格的质量评价的基础上,进行系统评价(systematic review, SR)以及荟萃分析(Meta-analysis),将有价值的研究结果推荐给临床医生以及相关专业的实践者,以帮助实践循证医学。1996年,Sackett教授在《英国医学杂志》上发表专论,将循证医学明确定义为"明确、明智、审慎地应用最佳证据做出临床决策的方法"。2000年David Sackett教授在新版《怎样实践和讲授循证医学》中,再次定义循证医学为"慎重、准确和明智地应用当前所能获得的最好的研究依据,同时结合临床医师的个人专业技能和多年临床经验、考虑患者的价值和愿望,将三者完美地结合制定出患者的治疗措施"。

图11-1-1为Cochrane协作网的图标,此图显示用氢化可的松治疗早产孕妇降低早产儿死亡率疗效的系统综述结果。1972~1991年共有7项RCT报道,均显示该治疗使早产婴儿死亡率下降30%~50%,但在1989年前未见过该实验的系统性综述,大多数产科医师不知道该治疗有效,结果10‰早产儿没有得到相应治疗而死亡。1987年,Cochrane指出对这项实验进行系统综述。该图标显示了7个RCT数据的系统性综述结果,每条横线代表一个实验结果,纵线为1,如治疗无效,横线分布在纵线

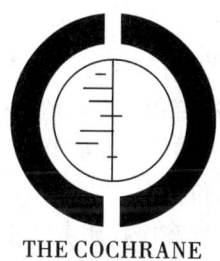

图11-1-1 Cochrane协作网图标

右侧,如与纵线交叉,则显示差异无显著性,如在纵线左侧,表明治疗有效。该系统综述是评价疗效及随机对照实验历史上的里程碑。

我国从20世纪80年代起连续派出数批临床医师到加拿大、美国、澳大利亚学习临床流行病学,有多名医师跟随Dr. Sackett查房学习如何用流行病观点解决临床问题(循证医学的雏形),并在上海医科大学和华西医科大学分别建立了临床流行病培训中心,开展这方面的工作。1996年,上海医科大学中山医院王吉耀教授将evidence-based medicine翻译为"循证医学",并在《临床》杂志上发表了我国第一篇关于循证医学的文章"循证医学的临床实践"。1997年,四川大学华西医院神经内科医生刘鸣教授在Cochrane图书馆发表第一篇Cochrane系统评价"循证医学最好的证据"。1996年在四川大学华西医院(原华西医科大学附属第一医院)引进循证医学和Cochrane系统评价,创建了中国循证医学/Cochrane中心(网址 http://www.chinacochrane.org)。1997年7月获卫生部正式批准,1999年3月正式注册成为国际Cochrane协作网的第14个成员国之一,也是中国和亚洲的第一个中心,作为国际Cochrane协作网的成员之一和中国与国际协作网的唯一接口。目前,国内外越来越多的临床决策开始从基于专家意见,转向基于临床证据。

### 三、实施循证医学的意义

目前,世界卫生组织已开始运用循证医学的方法制定基本药物目录和基本医疗措施;澳大利亚每年根据循证医学的证据制定外科领域的治疗指南,其医疗服务咨询委员会通过卫生技术评估,为国家的医疗决策提供依据;英国卫生技术协调评估中心负责全英卫生技术评估的总体规划,指导国家卫生研究的质量和方向。循证医学正影响着这些国家的医疗实践、医学教育和临床科研,促使其完成从经验医学向循证医学的转变。循证医学在我国实施的意义主要是:

1. 有利于我国卫生决策的科学化　卫生部已借鉴循证医学的原理和方法,成立了卫生技术准入管理处,颁布卫生技术准入管理办法,对费用高、影响大、有争议的重要卫生技术实行准入管理。国家中医药管理局、国家食品药品监督管理局、国家计划生育委员会等卫生行政管理部门也积极学习和引进循证医学,探索用其提高国家药品政策、计划生育政策的科学性,促进中医药现代化建设。同时,循证医学对于帮助建立并完善标准化国家卫生资源数据库,实现基础数据实时采集、深度挖掘与二次开发,亦有重大现实和历史意义。

2. 提高医药行业的市场竞争力　循证医学以其凡事以证据说话、不断更新和后效评价的科学态度,为管理者提供清晰的管理思路和方法,用证据指导实践,对新药研发、生产、评价和不良反应监测,尤其对推动中医药现代化研究、走出国门、创出品牌有着极高的参考价值。

3. 提高医疗服务的水平和质量　我国幅员辽阔,医疗服务地域性差异明显,卫生资源配置不均衡,各地疾病谱构成不同,医务工作者素质和水平存在差异。普及循证医学知识可在基本不增加医疗费用的前提下,通过不断更新和提高医生的临床知识和专业技能来改善医疗服务质量,使政府、公众最终受益。

4. 有利于普及医学知识　随着循证医学最佳证据的普及,一方面使患者和公众可方便获得浅显易懂的医学研究结论,减少"有病乱投医"现象,保证其知情选择权;另一方面,提高国民健康意识,将有助于政府和医院实现从以治病为主到以防病为主的战略转变,保障患者的知情选择权,促进医患相互理解。

5. 促进医生自律维权　全球医学文献的信息爆炸,使得医学知识的淘汰和更新速度加快,何处寻证、以何为证使繁忙的临床医生无所适从。循证医学不仅教会临床医生如何鉴别和评价文献质量,而且帮助他们参与Cochrane协作网工作,制作系统评价,并将其结论传播给更多的临床医生,为其临床实践及高效率使用证据提供支持。这已在许多发达国家成功实现,如今正在通过中国循证医学中心与中国医师协会的战略合作变成现实。

## 第二节 循证医学临床实践

近几十年来,有关医疗实践的信息在快速增长,文献资料、杂志数量和各种研究论文都在呈直线上升,这些信息量的增加应该给临床医学带来两方面的变化,即医生的医学知识越来越丰富及医疗实践应该越来越有效。然而,随着这些信息量增加的同时,临床医生也面临着来自患者的更大需求和由于医疗改革所带来的医疗系统前所未有的变化,当今医生的责任和压力是前所未有的。长期以来,临床医生总是根据个人的经验和医学院校所获得的知识对患者进行疾病的诊治决策,很难有时间去深刻地思考传统实践的正确性,但是又越来越感觉到在许多问题上自己站不住脚。随着临床医学、临床研究方法学的发展,人们对许多传统的医疗实践的科学性产生了怀疑,那么,什么样的方法能使临床医生在有限的时间内,最有效地对患者进行临床决策呢?

### 一、循证医学对临床实践活动的指导作用

1. 指导制定重大疾病的诊断和治疗防治指南,以规范科学防治疾病 调脂治疗是循证医学应用的最佳典范。自 1998 年以来,美国国家胆固醇教育计划成人治疗组 3 次制定血脂异常治疗指南,特别是 20 世纪 90 年代以来完成的 4S、CARE、LIPID、WOSCOPS 和 AFCAPS/TexCAPS 等里程碑式的大规模临床实验结果,为血脂异常治疗指南的制定和完善奠定了基础。美国国家胆固醇教育计划成人治疗组(ATP)第 2 次制定的目标值(ATP Ⅱ)建议,对于无冠心病但有少于 2 个冠心病危险因素者,调脂治疗的目标值 LDL-C<160 mg/dL,已有 2 个或 2 个以上危险因素的非冠心病患者 LDL-C<130 mg/dL,冠心病患者药物调脂治疗应使 TC<180 mg/dL、LDL-C<100 mg/dL,这一标准被许多国家借鉴并采纳。据此我国于 1997 年制订了血脂异常的防治建议。2001 年发表的 ATP Ⅲ 关于冠心病防治的分层治疗中 LDL-C 的标准仍沿用 ATP Ⅱ 的建议,并且提出理想的 HDL-C 水平应>40 mg/dL。在 ATP Ⅲ 中,除再次明确规定冠心病患者调脂治疗的 LDL-C 目标值外,还提出对冠心病等危症的强化降脂治疗原则,包括:有其他临床表现的动脉粥样硬化,包括周围动脉疾病、腹主动脉瘤和症状性颈动脉疾病等;糖尿病;存在多项危险因素且预计 10 年冠心病危险性>20%。

2. 帮助澄清某些困惑的问题,统一认识 业已明确治疗高血压可降低心血管疾病的发生率和病死率,但血压应降低多少或降至多少可获得最佳疗效,即最大限度降低心血管疾病发生率和病残率,且高血压降压治疗中是否存在"J"形曲线现象,即过剧的降低血压可能会增加心血管病的危险。HOT 研究结果表明:平均舒张压由 105 mmHg 降到 82.6 mmHg,可使心血管事件的危险性降低 30%;收缩压由 170 mmHg 降到 138.5 mmHg,心血管危险性降低 22%,血压进一步下降未见心血管事件增多。因此血压控制能带来最大益处的血压值为 139/83 mmHg。在 3 080 例伴有缺血性心脏病的患者中舒张压降至 70~90 mmHg 范围内未见"J"形曲线现象。以长效钙拮抗剂(波依定)为基础的单一或联

合降压安全有效,未见增加心肌梗死或死亡的风险。以上结果的公布确立了高血压降压目标,打破了高血压"J"曲线假说,确立了长效钙拮抗剂的临床地位,对于更合理治疗高血压具有重要意义,是高血压治疗史上的一个里程碑。

3. 评价疾病治疗实验或诊断实验　评价一项新的治疗疾病的临床研究,循证医学要求应考虑以下几个问题:该研究的结果是否正确(真实性评价)？研究的结果是什么(疗效评价)？该结果是否有助于治疗患者或应用于临床实践(实用性评价)？在评价疾病诊断实验的临床研究中,通过下面的问题检查研究结果是否真实:是否同参照标准(金标准)进行独立的盲法比较？研究人群是否包括临床上参与该实验的各种患者？所评价的实验结果有没有影响参照标准的实施？诊断实验的方法描述是否详细,能否重复？确定了证据的真实可信之后,第二步是检查研究结果,包括验前概率、似然比、灵敏度、特异度等。

4. 选择合理的价格-效益比　循证医学要求合理的治疗方案应在取得满意的疗效的同时,尽量节省治疗成本,即价格-效益(cost effectiveness ratio)的概念,以达到合理的利用卫生、经济资源的目的,为政府的医疗卫生主管部门制定政策法规提供重要的参考。

## 二、循证临床实践的基本内容

循证临床实践(evidence-based clinical practice,EBCP)的基本内容涉及5个步骤:①针对具体患者提出临床问题(ask a question);②全面收集相关研究证据(acquire evidence);③严格评价这些证据(appraise evidence);④将研究结果用于具体患者(apply evidence);⑤进行后效评价(after-effect evaluation)。循证实践的每一步都需要一定的技能培训,才能达到充分掌握和正确运用。

1. 发现和提出临床问题　善于在临床中发现问题是循证临床实践的基本技能之一。研究者常常误以为在医学院学到的知识和已有的临床经验足以回答和解决所有的临床问题,但是要知道对一个问题的答案不是永恒不变的,随着医学研究的进展,新的研究结果常常会否定以前的结论,而使研究者对一个临床问题的认识不断升华并不断接近真实。如果研究者随时保持好奇心、善于在临床实践中认真观察、反复思考,就不难发现许多自认为正确的决策,实际上是没有任何证据的。经验与知识的积累,需要不断地思考、不断地提出问题,不断地循证和解决问题。循证医学的临床问题主要是围绕着临床决策的需要,涉及临床的各个决策。归纳起来包括10个方面的内容:

(1)临床发现(clinical finding)　全面地收集从病史和体格检查中发现的合理的疑点,从而提出问题。例如,一例32岁女性,以关节肿痛为主诉的患者,在病史和体格检查中发现患者伴有严重的龋齿,如何解释这关节肿痛与严重的龋齿的关系,提示什么？

(2)病因学(etiology)　如何确定疾病的原因(包括医源性的因素)。例如,一例32岁女性的类风湿关节炎患者,治疗中出现闭经,我们需要分析是什么原因导致闭经,疾病本身还是药物,哪些药物可能导致闭经？

(3)疾病的临床表现(clinical manifestations of diseases)　一种疾病,有多大的机会和什么时候出现其临床表现。例如,强直性脊柱炎的患者,有多大的机会累及髋关节,以及起病多长时间累及髋关节。

(4) 鉴别诊断(differential diagnosis)  当患者出现一些临床问题时,需要分析判断可能的原因、严重性和对治疗的反应。例如,一活动期红斑狼疮的患者,出现发热,究竟是狼疮活动的发热,还是感染所致的发热。

(5) 诊断实验(diagnostic tests)  为了确定或排除某一疾病,应根据诊断实验的精确性、准确性、患者的可接受性、费用和安全性等方面因素,选择合适的检查,并能解释其诊断实验的结果。例如,一个 18 岁的男性,腰痛 3 个月,有晨僵,临床疑诊"强直性脊柱炎",但 X 射线平片检查显示骶髂关节阴性,下一步该做什么检查(CT,MRI,还是 HLA-B27)?

(6) 预后判断(prognosis)  如何估计患者经过一段时间后的病情怎么样,可能出现什么并发症等。例如,病房收治一例女性 26 岁的狼疮性肾炎肾功能不全患者,血肌酐 460 μmol/L,在确定治疗之前,你可能需要判断其肾功能不全是否有可能逆转,你需要进一步收集哪些临床指标,做哪些实验室检查和辅助检查作为判断依据,在所需的资料均报告以后,根据这些指标,你有多大的把握认为其肾功能可以逆转。

(7) 治疗学(therapy)  如何为我们的患者选择利大于弊、效果好而成本低的治疗方案。例如,上述这个狼疮性肾炎的病例:如果采用环磷酰胺冲击治疗,肾功能不全逆转的概率有多少;不采用这种治疗,肾功能不全逆转的概率又有多少;治疗多少例这种患者可以逆转一例的肾功能。环磷酰胺是一个毒性药物,治疗风险也较大,药物治疗者死亡的几率是多少;不用该药者死亡的几率又有多少;治疗多少例可能会导致 1 例死亡。在做治疗决策时,医生往往需要围绕着这样一些问题去循证。

(8) 预防(prevention)  如何通过识别和消除危险因素,减少发生疾病的机会,以及如何通过筛查,早期诊断疾病。例如,合并高血压的狼疮性肾炎,控制和稳定血压能否减少患者发展为终末期肾病的概率。又如,红斑狼疮患者在进行免疫治疗之前,均做 PPD 皮试,能否早期发现潜在的结核感染,降低红斑狼疮患者合并结核感染的死亡率。

(9) 患者的体验与意图(experience and meaning)  如何领会患者的具体情况,评估患者来自于自身体验的意图,并且了解这意图如何影响到他们的治疗,因为临床决策的目的是为了患者的健康幸福。例如,一位 34 岁 WHO-Ⅳ型伴有新月体形成的狼疮性肾炎患者,用环磷酰胺治疗中,出现月经紊乱和减少,进一步治疗可能会导致卵巢功能衰竭。此时,患者面临两种选择:继续用免疫治疗,可能保住肾功能而患者迅速进入更年期;或停止免疫治疗保住性腺,但患者不久将很可能出现终末期肾病,需要靠透析或肾移植维持生命。在性腺和肾功能之间,不同的患者可能会有各自的选择。此时我们需要围绕着这样一些问题去循证:如何确定患者的卵巢功能已受到伤害?环磷酰胺导致的卵巢功能衰竭,停药后恢复的概率有多大?目前有无措施防止环磷酰胺损害卵巢功能?如果继续用环磷酰胺,有多大程度能够保住肾功能,如果不用,患者又有多大程度会出现终末期肾病?还有没有其他药物可以替代环磷酰胺的疗效而避免伤害卵巢功能?

(10) 自身提高(self-improvement)  如何保持知识更新,提高临床和相关的技能,进行更好的和更有效的临床实践。

问题提出后,往往需要对初始问题进行进一步的构建。这是因为研究者提出的临床问题可能非常通俗或模糊,难以确定属于哪一类问题,临床医生难以据此查找证据。这就需要研究者将这些初始问题进行构建,转变成易于检索到证据的问题,其构建方式可以按照 PICO 原则(四要素):①P(patient / problem):什么患者、何种疾病?②I(intervention or prognostic factor or exposure):采用什么干预措施(针对治疗问题)/或预后因素(针对预后问题)/或暴露因素(针对不良反应问题)?③C(comparison):干预措施与什么比较才显示有效(对预后或病因问题则此项缺如)?④O(outcome):希望疾病有什么样的改变?

由此可以轻松地得出该临床问题的类型是关于"干预性的治疗问题",针对该问题的最佳研究证据设计方案当然应当是"系统评价或随机对照实验",关键词已经出现在表中。

2. 检索相关研究证据

(1) 首先了解证据的分类与分级　证据文献的分类:

1) 同行会议共识　即针对存在争议的科学技术问题,由公众的代表组成团体向专家提出疑问,通过双方的交流和讨论,达成共识,把最终意见公开发表。

2) 临床指南　指针对特定的临床问题,收集、综合和概括各种临床研究证据,经专家讨论后由专业学会制定的可帮助临床医生和患者做出恰当处理的指导意见。实践指南具有权威性,并有实践指导的意义。例如美国的国立指南库(National Guideline Clearinghouse,NGC)和英国的指南(Guidelines)都是经过严格评价筛选的临床实践指南数据库。

3) Cochrane 系统评价　Cochrane 协作网成员在 Cochrane 统一工作手册指导下完成的系统评价,其结果发表在 Cochrane 数据库中。Cochrane 是目前最好的循证医学数据库,其收录的文献也是质量最高的。康健 FEBM 收录了 Cochrane 中 93% 的证据文献。

4) META 分析　指用统计合并的方法对具有相同研究目的的多个独立研究结果进行比较和综合分析的研究方法。

5) 系统评价　被公认为客观地评价和综合针对某一特定问题的研究证据的最佳手段。基于临床问题系统全面地收集全世界已发表或未发表的临床研究,并从中筛选出符合标准的文献,运用统计学的原理和方法对这些文献进行全新的综合和研究而产生的新文献。系统评价和 Meta 分析属于二次证据,其重要性按级别划分则属于一级证据,临床参考价值最大,很多都收录在 Cochrane Library 当中。

6) 随机对照实验　指采用随机分配的方法,将符合要求的研究对象分别分配到实验组或对照组接受相应的实验措施。在完全一致的条件或环境下同步进行研究和观察,并用客观的指标对结果进行测量或评价。主要用于临床治疗或预防性研究,用于探讨某一新药或治疗措施与传统、有效的治疗或安慰剂比较是否提高或有效。结果都经统计学处理,因此说服力强、真实度高,是国际上公认的最有效、最安全、最可靠的原始研究结果。

7) 对照研究　指确定有某种特定疾病的患者并与对照组进行匹配,收集其暴露于某种可疑致病因子的资料。对照研究所关注的是病因而非疾病治疗,对于罕见病研究则可能是唯一的选择。对照研究的缺点是容易发生病例或对照选择性偏倚和回忆性偏倚,难以确定暴露因素与疾病时间的先后,无法统计发病率和相对危险度,只能计算近似的比值比。

8)综述及病例报告 指以叙事方式描述单一患者病史。可综合形成病例系列,以描述一个以上患有某一特殊情况患者的病史,阐述此种情况的某个方面、治疗情况或对治疗之不良反应等。

证据的分级:2001年,美国纽约州立大学推出证据金字塔,首次将动物研究和体外研究纳入证据分级系统,拓展了证据范畴,加之简洁明了、形象直观,得到了非常广泛的传播。其列出了关于防治性研究证据的级别(即证据强度),分别是系统评价/Meta分析、随机对照研究、对列研究、病例对照研究、病例系列、病例报告、理论研究、动物研究、体外研究。在证据金字塔里,越往塔尖走,证据越强。检索证据的基本原则就是首先查找最强的证据,如果没有,才依次降低级别查找(图11-2-1)。

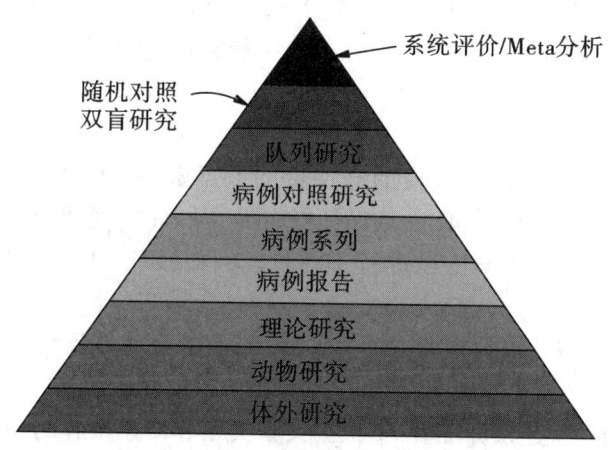

图11-2-1 证据的分级(新9级)

(2)确定最佳检索资源(information resources) 循证医学文献的主要资源有:原始研究证据、二次研究数据库、临床指南或会议共识、进行中的研究和会议论文(灰色文献)。

原始证据资源获取途径:美国的PubMed数据库、荷兰的Embase数据库(Embase Database)、英国的国立研究注册部(The National Research Register,NRR),NRR是一个由英国国立卫生服务部(National Health Service,NHS)资助或关注的在研或新近完成的临床实验的数据库;中国生物医学文献数据库(Chinese Biomedical Literature Database,CBM)、中国循证医学/Cochrane中心数据库(Chinese Evidence-Based Medicine/Cochrane Center Database,CEBM/CCD)。

二次研究数据库有:Cochrane图书馆(Cochrane Library)、Ovid循证医学数据库、BMJ的Best Practice、美国国立卫生研究院卫生技术评估与导向发布数据库。

通常根据不同的研究类型来选择不同的数据库。例如,系统评价证据可以检索Cochrane图书馆或Clinical Evidence等;如果需要RCT证据,可以选择Pubmed、Embase和CENTRAL等。如果研究人员不按证据级别首先查找能提供最高级别的数据库,而采用传统的检索方法,可能会浪费研究人员的时间。

(3)制定检索策略 基于PICO所构建的临床问题来制定检索策略,初学者可以采取低级检索,熟练后采取高级检索。但是要注意最初的检索策略不一定最恰当,应该根据检索结果进行适当的调整和不断修正,直至达到满意的检索结果为止,有时,我们需要查找多个数据库,才能找到需要的证据。

3. 评价证据的科学性和实用性　循证医学的核心是要求任何医疗措施的实施都应建立在最新、最好的医学科学研究信息的基础上。对于"最新信息",易于理解也便于掌握,但什么样的信息是"最好"的呢? 这就需要我们利用医院流行病学方法学对收集到的医学文献(包括系统综述)进行评价,如在评价有关治疗和预防措施的效果时,主要考虑两个方面。

(1) 研究结果是否正确　临床研究不同于基础研究,有其特殊性一面,临床研究的论文由于临床医师掌握医疗技术的差别,观察对象的随心所欲(如退出观察和更换观察组等),各种因素的影响等导致质量不一,在应用到自己的临床实践之前就需要对研究的证据进行科学评价,尤其对研究原著进行评价。一般来说,文献质量评价有两种方式:其一,对受过严格临床流行病学训练的医生或医学生可以按照国际临床流行病学证据评价标准,对所获得的证据的真实性逐一进行评价。其二,对那些没有经过临床流行病学训练,或没有时间的医生来说,可以借助已评价的证据资源,诸如 Best Evidence、Clinical Evidence、Cochrane Library、UpToDate 或循证指南等,因为这些数据库是经过较为严格的筛选,或相关专家对其方法学已经进行了评价。例如,BMJ(British Medical Journal)数据库。

对研究文献的质量评价包括两方面:①文献结果的真实性评价;②结果的临床意义和统计学意义。

EBM 文献情报评价建议标准有:①根据文献类型和专家推荐的循证级别:根据临床问题的类型所需文献的类型是否为系统评价、RCTs 或者队列研究及横断面研究等,判断文献类型可参照 Pubmed 的相关提示;也可根据数据库提供的证据级别等来客观判断。②了解检索文献的出处:例如国外文献是否来自 SCI、Pubmed、Embase 或 Cochrane Library 等重要循证库,其他专家推荐的数据库例如《ACP Journal Club》,国内文献是否来自两大核心期刊(北大核心刊和科技部统计源刊);以及文章发表期刊的权威度、是否核心刊以及作者(或作者单位)的知名度等指标来判断。③文献引用频次:文献的引用率如何? 可从 SCI 引用和中国科学引文数据库(CSCD)或者 Google Scholar 的引用频次来客观判断。④文献的新颖度:国外提出最新的证据是最好的证据的观点,应该尽量引用近 3~5 年的文献,因此新近的文献较老文献更有价值。⑤文献发表期刊的影响因子等量化指标排序(IF 等)。⑥文献被同行评议审议的结果,例如是否为 F1000 推荐文章。

对此,你可能需要查看文献的实验设计,结果的阐述等各方面,确定研究的有效性。仔细阅读文献的结论部分,看证据的结果是什么。

(2) 结果是什么　评价治疗作用的大小有如下几个指标。

$$\text{绝对危险度差}(ARR) = \text{对照组的病死率} - \text{实验组的病死率}$$

$ARR$ 表示治疗后发生某一结局的绝对危险度的减少。如某治疗性研究得出 $ARR = 10\%$,就说明采用实验措施可减少该病 $10\%$ 的死亡。由此可见,$ARR$ 越大,实验措施越有效。

$$\text{相对危险度}(RR) = \text{实验组的病死(死亡)率}/\text{对照组的病死(死亡)率}$$

$RR$ 表示实验组的病死率(死亡)相对于对照组的病死(死亡)率的倍数,如某治疗性研究,得出 $RR=0.75$,就说明实验组的病死率是对照组的病死率的 0.75 倍,此时 $RR$ 越小,表示实验措施越有效,反之,则表示实验措施越无效,如果 $RR>1$,说明实验措施是有害的。

$$相对危险度的减少(RRR)=(1-RR)\times 100\%$$

$RRR$ 表示实验组与对照组相比可减少患者多少死亡危险。如某研究得出 $RRR=40\%$,说明实验组与对照组相比可减少患者 40% 的死亡危险。

4. 将证据用于具体的患者  在评价了文献的真实性和科学性之后,研究的目标就是将这些研究的结果用于具体患者。通过文献评价,确定了证据的真实性和重要性,如何将其与自己的临床专业知识相结合以指导临床决策,确定证据是否可用于治疗具体的患者时,应掌握以下原则。

(1)面对的患者是否与研究证据中纳入的患者差异很大?研究结果能不能用于这个患者?

(2)研究的干预措施可行性如何?患者对某种疗法的费用能否承受?包括治疗、监测和随访的费用。本医院是否有相应的药物或能否开展相应的技术?

(3)是否已排除了可能影响疗效的生物学因素?如患者的性别(sex)、合并症(complications)、种族(race)、年龄(age)和病理类型(pathology)等。

(4)患者能依从治疗要求吗?由于实验招募的患者通常依从性都出乎寻常的高,因此实验受试者很可能与普通人群截然不同。不同类型的人群对治疗的依从性也存在差异,临床医生应意识到疗效可能会有所不同。

(5)医护人员能依从治疗要求吗?医护人员的"依从性"是指确保治疗安全性和疗效所需的一系列诊断性实验、监测设备、干预能力、技能及其他技术要求。医护人员依从这些要求的能力可能影响治疗效果。尤其在侵入性治疗实验中,临床医生的技能是衡量其是否能参与临床实验的一个重要条件。当普通医生的技能达不到参与实验的医生标准时,就必须慎重考虑该实验结果的适用性。

(6)治疗措施对患者是否利大于弊?如果不治疗,会有什么后果发生?应该推广利大于害的疗法而不是只考虑药物的效果而忽略其导致不良反应的一面。

(7)考虑患者的价值观及对疗效的期望。患者或亲属应被告知所查到的有关研究结果和各种疗法的利弊,尤其那些疗效不肯定,风险又大的疗法应征求患者或亲属的意见。

总之循证医学就是在提出问题基础上寻找证据,对这些证据进行评价说明,最后用这些证据指导临床实践。

5. 后效评价  对应用证据后的结果进行再评价。

尽管循证医学的发展至今不过短短十多年的历史,而"循证医学"这一术语在医学文献中出现的频率已达到了令人难以置信的程度。关于循证医学的文章每年还在呈几何级数的增长。《柳叶刀》把循证医学比作医学实践中的人类基因组计划,美国《纽约时报》将它称为 80 个震荡世界的伟大思想之一,《华盛顿邮报》称之为医学史上又一最杰出成就,这将会彻底改变 21 世纪的医学实践模式。当然,循证医学并非完美无缺,像所有新生事物一样,它也在不断发展和完善之中,希望我们在未来的临床决策中,以循证医学的思维方法不断实践,使循证医学的方法更加完善。

### 三、循证医学在临床实践中的应用举例

【例11-1-1】 心律失常抑制实验(cardiac arrhythmia suppression trial,CAST)研究的结果改变了对心肌梗死后发生复杂室性早搏治疗的态度和措施。这是一项随机化、安慰剂对照、国际性多中心临床实验,其本意是验证如下假说:心肌梗死后长期用抗心律失常药物可降低心律失常死亡30%或以上。结果却出人意料,CAST-Ⅰ药物治疗组(恩卡尼、氟卡尼)的心律失常死亡率和总死亡率均高于安慰剂对照组;CAST-Ⅱ显示最初2周的莫雷西嗪治疗也有害处。CAST研究说明,Ⅰ类抗心律失常药物可能明显减少心肌梗死后左室功能不良患者的室性早搏,但却显著增加猝死和总死亡率。由于这一实验的设计是严密的且严格地执行了随机的原则,故这一结果的科学性和真实性是毋庸置疑的,因而惊动了心血管界。CAST研究证明了大规模临床实验的重要性,其意义远远超出了实验本身。

【例11-1-2】 在20世纪,糖尿病患者在世界范围内迅速增长,至今已达1.6亿。Ⅱ型糖尿病占90%以上,其慢性并发症诸如大小血管的病变是糖尿病患者死亡的主要原因。既往有关糖尿病控制与并发症的研究(DCCT)以及斯德哥尔摩糖尿病干预研究(SDIS)已充分显示,降低血糖可以延缓Ⅰ型糖尿病患者血管并发症的发生和发展,并且可使血管并发症的危险性降低35%~70%。但有关降低血糖对Ⅱ型糖尿病并发症的影响随机对照研究为数有限且意见不一。大学组糖尿病计划(UGDP)的结果显示,强化血糖控制对新诊断的糖尿病患者没有好处,而且磺脲类和双胍类降糖药可增加心血管病死亡率;而来自日本的Kumdmoto研究结果显示以胰岛素注射控制血糖能明显减少Ⅱ型糖尿病非肥胖患者的微血管病变的危险性。

该两项研究由于设计上的某些不足,而使其可靠性不足,由此产生了UKPDS。UKPDS即英国前瞻性糖尿病研究,是一项多中心、前瞻性、长时间、大样本随机化的对照研究,其设计更合理、更科学、更全面,于1998年发表,结果显示:①强化控制组与常规治疗组相比,其HbAlC降低0.9%,可使微血管病变下降25%,白内障摘除下降24%,视网膜病变下降21%,白蛋白尿下降33%,从而使并发症的危险度减少;②UKPDS所涉及的各种降糖药物的治疗效果相当,随着病程延长,常常需要多种药物联合应用,对超重者,二甲双胍显示优点多,可考虑首选;③强化血糖和严格血压控制能减少Ⅱ型糖尿病并发症的危险性,从成本-效益的角度分析,强化血糖和严格血压控制,每例患者每年可节省26英镑。这些结论使人们对糖尿病并发症与强化治疗的关系有了全面的把握,增加了对糖尿病患者具有更高的心血管危险性的认识,使人们对糖尿病治疗上的认识有了一次飞跃。

从上述循证医学的例证中,可以看出循证医学与临床实践的密切关系,实践中遇到的问题,要通过循证医学来解决,循证医学的结论指导临床实践,并通过实践认证。当然,在大力提倡生物-心理-社会医学模式的今天,临床医学的许多问题还很难用随机双盲实验取得证据。同时,注重医疗方案的个体化也是临床实践的原则。因此循证医学并不排斥临床经验和基础医学知识,而是要把它们与最可靠的临床医学证据结合起来指导

临床。应当把 EBM 研究的重大成果转变为广大专科医生和全科医生的医疗实践,转化为广大患者预后的改善和生活质量的提高,提倡合理使用有效药物。

## 第三节 循证医疗卫生决策

循证卫生决策(Evidence-informed health decision-making)是指在处理和解决群体的公共卫生问题时,慎重、准确和明智地应用现有的最佳研究证据,同时结合当地实际情况,考虑经济水平、资源状况和群众的服务需求,将三者完美地结合以制定出有效可行的卫生政策,减少甚至消除无效的、不恰当的、昂贵的和可能有害的卫生实践。遵循现有最好的证据制定关于一组患者、一个医院、一个社区或一个国家的医疗卫生服务管理、公共卫生措施和宏观医疗卫生政策的决策模式。如果说以最低的成本、最高的工作效率和最优的质量,提供有效有用的服务项目,是 21 世纪医疗卫生管理的最高原则,实施循证医疗卫生决策则是实现这个目标必不可缺的手段。

2005 年 3 月 WHO 总部与西太区办事处发起了建立全球第一个循证卫生决策网络——亚洲循证卫生决策网络(EVIPNet-Asia)的活动,有 7 个国家和地区参与了该网络的建设(我国的北京市、山东省、四川省;柬埔寨、越南、马来西亚、老挝)。该网络的主要任务是通过提高决策者获取和利用高质量循证信息的水平,改善卫生质量,减少不公平现象;获取、评估和利用信息加强研究者和使用者之间的联系。

循证卫生决策可分为两类,一类是关于群体的宏观决策,包括卫生政策和法规,循证公共卫生与卫生管理;另一类是针对个体(人)的微观决策,如临床决策,治疗方案的制定和循证临床实践。二者相辅相成,相得益彰,共同提高医疗卫生服务整体质量和效益。

循证医学强调临床实践和一切医疗卫生活动都应基于现有最好的科学研究证据。20 世纪末,这一概念提出后席卷整个医学界,彻底改变了医学实践的模式。现代医疗实践中许多重要决策和变革都是应用循证医学的结果。循证医学的实施加速了有效医疗方法的推广和无效干预措施的淘汰,提高了医疗服务质量和效率,在世界范围内推动了医疗实践的改革和卫生管理的重新定位。获取医疗实践证据有多种途径。临床随机对照研究(RCT)是评估干预效果最严谨的方法。许多临床实践中被广泛采用的治疗方法,如他汀类降脂药降低冠心病风险,都是根据高质量 RCT 研究证据做出的干预决策。

循证卫生决策包含三个环节,首先是生产证据,其次是总结和传播证据,第三是利用证据进行决策。实施循证决策可以提高决策者收集、评估和利用证据的能力;营造一个有利于循证决策的文化和环境,在实践中可以根据新出现的现象和"证据",修订现行的卫生政策,使卫生改革与发展走上良性、可持续发展的道路。传统的卫生决策很多是主观臆断决策,而非循证决策。因此,至少有三个要素影响循证卫生决策的效果:一是要有研究证据,二是要有可利用的卫生资源,三是政策的价值取向。

循证卫生决策研究方法(pragmatic evidence-based approaches)是一种实用的卫生政策研究的工具,常用于政策的制定。它包含多种方法,如系统评价(systematic review)、决策分析(decision analysis)、应用社区信息与流行病学技术方法循环(community information and epidemiological technologies,CIET)和以需要为基础的卫生评价(needs-based health assessment)等。梁万年等采用文献法、专家会议法、现场考察等循证方法,研究制定中国城市社区人群的高血压临床路径、城市社区人群Ⅱ型糖尿病诊治的临床路径,最后建立了高血压的社区照顾路径、单纯高血压专科诊疗路径、高血压社区-专科双向转诊技术路径和社区-专科双向转诊管理路径,以及Ⅱ型糖尿病的社区照顾路径、酮症酸中毒专科诊疗路径、低血糖症患者专科诊疗路径、Ⅱ型糖尿病患者社区-专科双向转诊技术路径和管理路径、单纯Ⅱ型糖尿病患者专科诊疗路径等,并加以应用。结果显示,将这些临床路径应用于临床诊疗实践并使之标准化和规范化,不仅可以改善患者预后,而且还有利于控制医疗费用的增长。

循证医学的应用与发展不断给医学带来新的启示和挑战,临床医生和宏观决策人员必须不断学习新的知识与理念。循证医学对知识管理也提出了新的要求,医疗卫生的组织系统不但应具备促进证据生产、传播和利用的机制,还应具有激励与监督证据使用的机制。

(王凯娟　高三有)

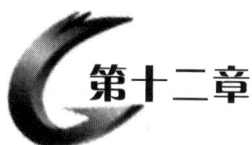

# 第十二章

# 临床科研设计

【学习目标】

◆ **掌握** 临床科研设计的基本要素及原则。
◆ **熟悉** 临床科研设计的选题原则及立题依据。
◆ **了解** 临床科研设计的重要性。

临床流行病学通过严格的科研设计、正确地收集数据和分析数据、排除各种干扰因素的影响,使临床医学研究结果获得可靠的结论。要达到研究的目的,就必须有一个严格的研究设计,以提高临床流行病学研究的精确性和真实性,保证其可行性。熟悉和正确掌握临床医学科研设计、临床医学科研的选题原则、科研设计报告的撰写等,不但能提高临床科研的效率,更重要的是能保证临床科研的质量。

## 第一节 临床科研设计的重要性

临床科研设计(clinical research design)是以整个人体为观察单位,以临床观察、调查研究和统计分析为主要手段,应用流行病学和卫生统计学的方法,结合临床实际,从宏观方面研究疾病的发生发展过程,揭示健康与疾病的转化规律,提出有效的防治措施,增进人类的健康。

临床医学研究主要分为宏观和微观两个方面,以往比较重视从微观方面进行研究,且发展很迅速,已从细胞水平延伸到亚细胞及分子水平。而从宏观方面研究临床医学未引起临床工作者的足够重视。由于临床医生大多不熟悉流行病学研究方法,而流行病学专家又很少接触临床,形成互相分隔的局面,致使临床医学的宏观研究不能达到科学地对临床工作起指南作用的目的。因此,要发展宏观的临床医学研究,临床医生必须掌握并发展临床流行病学。由于临床医学的研究对象是人,而其研究结果又应用于人,这样就产生了两个特殊问题,一是人除在形态学、生理学方面具有生物属性之外,在语言、思维和社会生活等方面又具有社会属性。因此,人体的现象和规律不能笼统地用一般生物学规律来解释,从而增加了科学研究工作的复杂性;第二,一般不允许在人体上直接进行实验,须先进行动物实验,无害才用于人体,增加了实验工作程序,延长了工作周期,而人的疾病病理生理过程又具有复杂性及个体差异,所以,在某些情况下使用实验研究手段有一定困难,而且临床研究容易产生各种偏倚(bias)。偏倚是一种系统误差,在临床科研设计阶段、实施阶段和资料分析阶段都可能发生,从而易导致研究结果被歪曲。因此,要使临床研究获得正确的结论,必须要有严格的科研设计,将许多干扰因素在研究前就加以控制,尽量减少偏倚的影响。

以上是从临床科研的特殊性来说明科研设计的重要性。同时,还可以从我国临床科研的现状来看科研设计的重要性。国内冷泰俊等曾分两次(1975～1984年,1992～1996年)调查了国内10种医学期刊的论文,对其应用的科研设计方法从是否有对照、是否随机分组、是否采用盲法三方面来评价论文的质量。调查发现,有随机对照的论文从第一次的18.89%增加到第二次的35.59%篇,采用双盲法的从第一次的5.8%增加到第二次的12.54%篇。以上资料说明,近年我国临床医学科研设计水平在逐渐提高,但和国外相比,仍有一定的差距。原上海医科大学临床流行病学培训中心抽样调查了1985年和1995年的5种中华系列杂志,共1 594篇论著,发现采用病例报告、病例分析、横断面研究所占比例较高,占50%以上,而采用临床实验的论文比例从1985年5.6%增加到1995年的11.3%,前瞻性研究的比例从3.9%上升到6.0%。说明我国医学研究中选择论证强度较高的设计类型仍然比较低,而且研究设计方法最常见问题依次为缺乏对照或对照选择不合理、样本无代表性、结论依据不足、分组不采用随机方法、未考虑混杂偏倚等。

总之,科研设计的好坏,直接关系到科研的创新性、科学性、先进性和可行性。因此,要搞好临床科研设计,设计者不仅应具备丰富的专业知识,还需具备临床流行病学及相关知识。

# 第二节　临床科研的选题和立题

临床医学科研的目的是为了探索人类疾病发生、发展和转归的规律,提高对疾病的诊断和防治水平,消除或减轻疾病对人体的损害,促进人类的健康。因此,以患者及其群体为研究对象的临床和临床流行病学的研究,如何选题和立题是科研工作中起战略决策作用的主要环节。选题不仅体现了研究者的科学思维、学术水平及实验能力,更重要的是决定研究的成果对防治疾病的价值和对临床医学发展的贡献。所以,选题是科研的成败与成果大小的决定因素,因此科研工作者需要以极其严肃、认真的科学态度对待科研选题。

## 一、选题的重要原则

**1. 目的性原则**　临床科研选题必须有明确的目的,必须根据国家经济建设和社会发展的需要,选择在医药卫生事业中有重要意义或迫切需要解决的关键问题。例如,艾滋病的防治研究被选定为国家的重点课题,其所涉及的问题包括病因及发病的危险因素、诊断、治疗、预后及预防的研究等。从临床研究的角度,研究的重点应当是探索有效的防治措施和改善患者的预后,这是目前迫切需要解决的实际问题。任何具体的研究要想解决全部问题,往往是不可能的。因此,必须根据自己的基础、专业特长、工作条件、技术力量、经济支持等,实事求是地选择某一个关键问题去重点研究,不能在一个研究中企图去解决多个问题。否则易造成困难的局面,且达不到预期的目的。

如果是综合性的重大课题,可根据具体内容,以主题为中心,设若干分题(子题)。分题是主题的一部分,与主题密切相关,构成总课题的研究整体。

**2. 创新性原则**　创新性是科研选题的核心,也是选题先进性的重要体现。创新性可来自前人或他人未研究过的题目;对前人或他人已研究过的课题进一步发展、补充或修正;将国外科技新进展结合我国实际进行创新性研究,填补国内空白。因此,课题涉及的内容,应力求居于该领域的研究前沿并具有领先水平,或者在过去研究的基础上有所突破和改进,而不只是盲目的、无价值的重复。否则,就会造成人力、物力和财力的损失或浪费。总之,创新性是科研工作永恒的追求。

**3. 科学性原则**　科学性是科研选题的基础,也是选题目的性、创新性能否体现的重要保证。选题必须有科学依据,不是主观臆想的,应该是建立在实践基础之上的,包括前人和个人以往的科学实践的经验,或者是符合已有的科学理论和客观规律,抑或是可以得到实践及其他科学手段证实的。

选题是否能够较好地实现,主要取决于课题设计的科学性。在统计学设计上应当正确选择实验设计类型。在专业设计上,研究因素、研究对象及效应指标的选择,应尽量做到技术路线清楚,设计科学严谨,研究方案具体,实验步骤合理,实验方法先进。

**4. 可行性原则**　可行性是指科研课题所规定的研究内容、研究方法和观测指标等能够实现,而且实施起来有较高效率,即效能性。欲满足临床科研选题的可行性,必须做到:研究者有一定的研究工作经验以及完成课题的相应研究能力;要有一支知识与技术结构合理的研究队伍;基本工作条件(如仪器设备和实验室条件等)和工作时间有可靠的保证。为了确保选题的可行性和效能性,一般在科研选题和设计完成后,应该先做预实验,验证研究课题有无可行性问题。

**5. 效益性原则**　效益性原则指预期成果可能收到的效益。研究者要根据科学的依据,对所选择的研究课题的价值进行正确的预测,估计该课题在防治疾病中可能产生的效果,可否被推广应用,以及可能的社会效益及经济效益等。不具备效益性的课题无法得到支持与资助。因此,这些因素及指标,对于选题具有很重要的参考价值。

## 二、选题的来源

临床医学研究,一定要为国家的防治疾病及保障人群健康的根本任务服务,这也是临床科研选题的基础。在科研的选题与立题方面，国家的卫生和科技主管部门，针对有关疾病对国家和人群健康造成的疾病负担情况，以及国家卫生工作的方针政策，选择重要的有关疾病立项研究，并制订详细的研究课题招标指南。在我国，医学科研课题大体来源以下几个方面。

1. 国家级课题　主要分 4 个层次，其中与医药卫生关系比较密切的课题有以下几种。

(1) 国家医学科技攻关项目　国家科技攻关项目是国家经济建设的组成部分，如每 5 个年度的重点攻关项目。其中医学部门为国家医学科技攻关计划，由卫生部主持实施，面向社会公开招标。临床科研工作者可结合自己进行的科研工作，有针对性地选择投标课题。

(2) 高科技研究发展计划项目　为了跟踪世界先进技术，国家安排了高科技发展计划项目。这类课题具有行政命令性质，多属于指令性计划下达的科研任务，要求承担单位和参加研究的科技人员，都要全力以赴，完成某一针对性很强的科研任务。

(3) 国家自然科学基金　该基金在临床医学上主要资助临床基础研究和临床应用研究，每年度颁发招标《项目指南》，供申请者投标时选择课题。该基金资助范围较广泛，另外，还鼓励新的研究领域的拓展。

(4) 国家教委博士点基金　为了配合博士生培养，国家教委设立该项基金，资助部分医学院校博士点导师开展科研工作，以提高博士生的科研、教学质量。

2. 部、省级科研课题基金

(1) 卫生部医学科研基金　为提高防病治病能力和医学科学水平，面向全国医药卫生部门招标，资助有创造性与开拓能力的科技工作者。每两年申请一次，申报范围也较广泛，是各级医学院校及各级医院医学科研经费资助的主要渠道，凡具有科研能力的科技工作者，应结合自己研究课题的性质和特点，选择适合的科研课题进行投标。

(2) 青年科学基金　中国科学院、卫生部及部分省市都建立了有关的医学青年科研基金，资助范围是 35 岁以下的医学青年科技工作者。主要以培养人才为目的，为优秀青年人才脱颖而出创造环境和条件。

(3) 省科委、卫生厅科研课题基金　各省科委、卫生厅根据各省特点制定相应内容，提供省内各医学院校或医院申请，主要资助应用性课题，重点在常见病、多发病、地方病与职业病的防治研究。

3. 委托课题　委托课题虽可来自各级主管部门，但通常来自厂矿企业与其他机构（如公司）。委托单位的目的是借助受托单位的技术优势，验证某项新产品、新技术及新方法等。

4. 自选课题　医药人员特别是临床科研工作者，可以按照个人的专长，根据本人或单位临床实践的需要与可能，自由地选择研究课题。对于基层单位，自选课题是大有作为的。

## 三、选题和立题的程序

1. 提出问题　研究者在进行某一项临床科研工作之初，总要在医学实践中发现问题、提出问题,这就要有一个初始意念。此意念是在既有理论知识又有临床实践经验的基础上,通过深入分析,广泛联想,认真思考和酝酿的过程中而形成的。新问题的出现,成为人们去研究和解决的动机。临床研究者要从多种认识中去比较分析,选出最重要、最能影响全局的问题去研究。因此,能否正确提出问题,往往决定着问题能否解决以及解决的难易和优劣。所以,在提出问题阶段,进行反复思考和谨慎分析是十分必要的。

2. 形成假设　人们的认识水平和临床经验是十分有限的。当在临床医学实践中发现了某种不易解释的临床现象,或者发生了某种未知疾病时,临床医学工作者必须回答这些挑战性的问答。除了应用自己的智慧之外,还要带着问题去认真地检索医学文献,充分掌握科技信息资料,认真进行分析,以了解被研究问题的历史、现状及尚待探讨的关键问题。在查阅文献并写出综述的基础上,针对自己提出的问题,根据文献提供的信息建立自己的工作假设。力求假说符合思路新、起点高、意义大的基本要求。

3. 立题报告　在工作假说形成之后,就应围绕假说,进行科学构思,确立临床科研题目。为使立题更加正确和完善,需做出立题报告,可收到集思广益的效果。立题报告的内容主要包括课题的意义,立题依据,国内外有关进展,完成课题的技术路线,方法和指标的选择,预试情况,预期效果,安排与进度,存在的问题与解决办法等。在立题报告的讨论中,通过不同学术观点与思路的交锋,有助于克服片面性,才能实事求是地去估计课题研究成功的把握度,才能充满信心地完成研究任务,达到预期的目的。因此,对于立题应强调做好立题报告并认真组织好讨论。

# 第三节　临床科研设计

## 一、临床科研设计的基本要素

临床科研的主要研究现场在临床,实验的目的是观察和论证某个或某些研究因素对研究对象所产生的效应或影响。因此,临床流行病学实验性研究的基本组成部分是研究因素、研究对象和研究效应。通常将这3个组成部分称为医学科研设计的基本要素。如何正确选择3个要素,是临床医学科研设计的关键问题。

### (一)研究因素

1. 研究因素的确定　一般来说,临床流行病学所要研究的因素主要是由外部施加于研究对象的各种因素,包括生物性、化学性、物理性的因素。研究对象本身的某些特征,如年龄、性别、种族、遗传特性、心理因素,以及不良的行为和生活方式等也常作为研究因素。如研究性别和年龄与心肌梗死患者死亡率的关系,性别和年龄就是研究因素。

在设计临床科研时首先要明确研究因素,第一类研究因素是临床实验研究中临床医师给予患者的各种治疗和预防的干预措施,如药物、疫苗、物理疗法等;第二类研究因素是影响疾病疗效和预后的因素,如病情、体质、营养等;第三类研究因素是影响发病的危险因素或病因因素,如环境污染、吸烟、病毒等。在选择研究因素时必须体现科研的目的和预期结果。

2. 水平的选定　研究因素作用于研究对象引起的效应与水平(level)有着依赖关系。如临床实验所使用的药物作为研究因素,剂量就是水平。在设计时要注意掌握研究因素的使用水平,研究因素的水平过高可能使研究对象受损害或中毒,过低则难以出现预期的效应。如观察一种新的药物效应,必须确定剂量-效应关系的存在,如果没有剂量-效应关系,那么这是一种非特异性作用。使用的剂量应在最小有效剂量和最小中毒剂量范围之内。若进行两种药物的药效比较实验,则两者均应采用多个不同剂量,以便对两种药物的剂量-效应曲线进行全面的分析。此外,在实验设计时还要充分考虑用药的途径,用药的时间、间隔等,这些均可对药物的水平产生影响。

3. 因素与水平的组合　通常,每次临床研究只观察一个研究因素的效应,即单因素设计。如欲观察某药对慢性气管炎的疗效,研究者选择性别、年龄、疾病病型、病期基本一致的患者,并按照统一的方法和剂量给药。这是单因素单水平的临床研究。这种方法的优点是目的单一明确;相对易于执行,条件易控制。缺点是由于每次被研究的因素单一,能阐明的问题较少,研究效率较低。若有多个因素待试时,则研究进度缓慢。如观察一种药物及其不同剂量对某病的疗效,即为单因素多水平的研究,如珍贵药物、毒性较大的药物或新药剂量的最佳选择,往往需要采用这种实验。比较不同药物、不同疗法、不同复方或者不同因素在某一疾病中的作用为多因素单水平的研究。

事物之间的联系是复杂的,生物效应更是如此,有可能在一次实验中同时观察多种因素的效应,称为多因素设计,设计中的各个因素可以具备多个水平即称为多因素多水平设计。如探索联合用药方案、研究中药复方等,属于这种实验。研究者运用多因素分析方法将多因素多水平的研究结果加以分析,从中找出最主要的因素和最有代表性的水平等级。

4. 实施方法　研究因素的确定、水平的选定、因素与水平的组合及实施方法等,都应通过查阅文献和开展预备实验,制定出使用常规制度,规定具体的使用方法,在正式实验中一般不能变动,称为标准化。标准化的目的是在整个研究过程中,使实施条件始终保持一致,有利于分析研究因素与疗效之间的关联。

(二)研究对象

根据研究目的选择研究对象,能否正确选择研究对象,直接关系到研究结果的真实性如何。如何使所选择的研究对象极好地代表目标人群,是临床流行病学研究设计中一个非常重要的问题。

1. 选择标准　即根据什么标准选择研究对象。如可以限定研究对象的人口学特征,包括性别、年龄、民族、职业等;如果研究对象是某一种患者,要说明该病的诊断标准及依据、疾病的类型等;为防止研究因素以外因素的影响,最好剔除具有所研究疾病或健康状态的另外一些影响因素的对象,如存在与研究因素有联系的其他疾病或健康状态时,亦应予以剔除;为提高研究效率,可以将研究对象限制在居住于一定地区及一定年限。

2. 研究对象的来源　研究对象的选择在临床医学科研中十分重要。研究课题不同,对研究对象的要求也不一样。

临床观察性研究或实验性研究的研究对象主要是选择一组样本作为调查研究,选择的人群范围由大到小,一般应从预期研究结果所推论的人群开始,选择符合诊断标准、具备纳入标准、不具备排除标准的人群中的一部分人作为实际进入实验的研究对象。研究对象可来源于人群中的病例,包括传染病报告、疾病报告登记、疾病监测、普查、筛检以及疾病爆发流行中的病例;也可来源于医院就诊的患者。此外,可以来源于接触或未接触某些可疑致病危险因素的健康人的群体等。

3. 选择研究对象的标准　无论是临床性质的研究或采用何种研究方法,所有被选择的研究对象,一定要以被研究疾病公认的国际疾病分类标准或全国性学术会议规定的诊断标准作为标准化的尺度来选择研究对象,因为这些标准具有权威性,且与同类的研究结果有可比性。但有时某些疾病尚无公认的诊断标准,研究者可自行拟订标准。自拟标准时应尽量采用客观指标,如病理学、组织学、微生物学、生物化学、免疫学、X 射线、内镜所见等指标。

符合统一诊断标准是选择研究对象的首要条件,也是纳入观察研究的标准。此外,临床研究对象主要是患者,由于病情的轻重不一,病型不同,并发症和合并症也存在差异,同时患者的心理因素、文化背景也不同,使得临床科学研究探讨某一种因素效应时,还伴有诸多影响研究结果的非研究因素或非处理因素。因此,要求在选定研究对象时还应制订纳入排除的诊断标准,排除某些非研究因素的干扰,确保研究的质量。

4. 研究对象的依从性　依从性(compliance)是指研究对象按预定计划接受被试因素的合作程度。临床医生为了诊断、治疗或临床科研等目的,需要给患者做各种检查、化验、开出各种药物或非药物处方,即医嘱。由于种种原因,患者不执行或不完全执行医嘱,中途退出实验或换组。这些不依从性表现必然干扰实验计划的完成。为了临床实验获得正确的结果应选择依从性好的患者作为研究对象,研究者通过观察和谈话了解患者的情况,从中选择那些能够依从实验安排并坚持合作的患者作为研究对象,从而提高患者的依从性。同时要注意控制实验时间,实验时间过长,研究对象的依从性往往降低。此外,在科研设计时应制定对不依从情况出现时的补救措施。

5. 研究对象的样本量　研究对象的选择标准确定后,就要正确估计实验所需的样本量,以便减小抽样误差造成的影响,获得正确的结论。样本不宜过小或过大,样本小不能代表总体,样本大浪费人力、物力和财力。样本含量估计的基本条件是:

(1) 研究因素的有效率　有效率越高,即实验组和对照组比较数值差异越大,样本量就可以越小,反之就要越大。

(2) 研究结局或疾病的发生率　预期出现的结局或疾病的发生率越高,样本量就越小,反之就要越大。

(3) 显著性水平　即假设检验的第一类错误 $\alpha$,$\alpha$ 为假阳性错误出现的概率。通常 $\alpha$ 取 0.05 或 0.01。$\alpha$ 越小,所需要的样本量越大。

(4) 检验效能(power)　又称把握度,为 $1-\beta$,$\beta$ 为假设检验的第二类错误,即假阴性错误出现的概率。检验效能指避免假阴性的能力,通常 $\beta$ 取 0.10 或 0.20。$\beta$ 越小,检验效能越高,则所需的样本量越大。

(5)双侧检验与单侧检验 在采用统计学显著性检验时,当研究结果高于和低于效应指标的界值均有意义时,应该选择双侧检验;而当研究结果仅高于或低于效应指标的界值有意义时,应该选择单侧检验,采用双侧检验比单侧检验需要的样本量大。

各种设计方法的样本量计算方法详见本书第二章有关内容。

(三)研究效应

临床实验是通过研究因素作用于研究对象所引起的效应来验证疗效和因果关系,因此需要运用恰当的指标进行评价。不同的结局有不同的指标,在具体选用指标时要考虑以下的原则。

1. 关联性 选用的指标必须与临床实验要解决的问题有密切的关系,即所选用的指标与本次实验的目的有本质上的联系,称为指标的关联性。研究的目的不同,选用的指标亦不同。一般来说,功能性指标应与所反映的功能存在本质联系。例如,以心电图作为心脏收缩力的指标,显然是不正确的。如要了解心脏泵血功能,就应选择心排血量(单位:L/min)或心脏指数[单位:L/(min·m$^2$)]作为指标,否则,不可能做出正确的判断。随着医学科技的进展,科研工作者应当及时了解最新信息,以使自己的科研工作所应用的指标具有高度关联性。

2. 客观性 临床实践中,观察指标从性质上可分为客观指标、主观指标及半客观指标。客观指标是指那些不易受主观因素影响的,并能够客观记录的指标,如心电图、化验数据等。主观指标是靠研究对象主观感受程度回答或判断的指标。半客观指标主要凭借临床医生的主观感觉或判断,如用听诊器听心音判断心脏疾病。在以上指标中,客观指标的稳定性和准确性最好,主观指标易受主观因素的影响,其真实性和可靠性明显不如客观指标。因此,在临床科研设计中,应尽量少用主观指标,因其易受研究对象和研究者心理状态、启发暗示及感官差异的影响。

3. 特异性和敏感性 在选用指标时,必须选用能准确反映研究因素的效应本质且特异性高的指标。特异性高的指标最能揭示事物的本质,而且又不易受其他因素的干扰;非特异的指标极易受其他因素的干扰,使效应结果不准确。如痰中结核分枝杆菌检出率是反映开放性肺结核疗效的特异性指标;而癌胚抗原作为筛检癌症的指标就不具备高度的特异性,因为消化道炎症也可能使血液中的癌胚抗原升高。灵敏性高的指标指能真实地反映研究对象体内微量效应变化的指标。

4. 真实性和可靠性 真实性是指测定值与真实值接近的程度。考察效应指标真实性的方法是计算灵敏度(sensitivity)和特异度(specificity)。在选择指标时,要以金标准来考察其灵敏度和特异度。如改进检测方法和研制新的仪器是提高指标真实性的主要途径。可靠性是指在相同的条件下多次取样测定结果的符合程度。考察指标可靠性的方法一般采用符合率,还可以进行kappa检验和相关分析。影响可靠性的因素有使用的仪器、药品、试剂以及生物学变异和个体差异,还有观察者间测量变异和观察者自身测量变异等。因此,应选择变异小的指标以利提高研究结果的可靠性。

5. 指标的观察 为了消除研究者和研究对象心理因素的影响,应尽可能地增强主观指标的客观性,制订具体的观察和记录标准,对每个等级制订明确的判定标准、观察方法、观察次数、各次间隔和观察期限,同时制订记录表格和登记方法,并严格按照标准执行。

## 二、临床科研设计的原则和方法

临床科研设计的原则和方法通常包括设立对照、随机化、重复以及盲法。其最主要的目的是在复杂的临床研究中,确保研究结果免受已知的或未知的非研究因素的干扰,使得研究的结果和结论真实可靠,并能经得起临床实践的检验。本部分内容具体见第二章第六节"临床实验"部分,在此不再赘述。

## 三、临床科研中的伦理道德规范

在临床流行病学研究中,临床实验的研究场所主要在医院,研究对象是患病的个体和群体,研究者主动采用的各项干预措施是在人体上实施的,因此,在临床科研中必须遵循伦理道德规范。

1948年在日内瓦召开的世界医学大会,认为希波克拉底誓词中提出的总的道德精神虽然应该加以尊重,但根据当时的医学发展情况需要加以修订,于是提出了日内瓦协议法,1949年被世界医学大会采纳,后于1969年进行修订,形成了今天著名的医学伦理学文献,即《日内瓦宣言》。

第二次世界大战结束以后,1946年国际军事法庭采用的《纽伦堡法典》中涉及人体实验的内容有10点声明,该声明概要地提出了在世界范围内对临床实验伦理的一般性要求,并被国际公认为探讨伦理问题的基础。其原则之一是必须有利于社会,之二是应该符合伦理道德和法律观点,所以又称为《纽伦堡10项道德准则》。此文件的精神被1964年第十三届世界卫生大会通过的《赫尔辛基宣言》所接受,并在1975年东京第29次世界卫生大会修订,成为人体实验的指导方针。

20世纪60年代,在美国由于消费者意识提高,患者不愿再被视为无助和无知者,不再毫无疑问地服从医生的指示,他们要求获取有关其健康问题和治疗资料,要求以最低的消费获取最佳的医疗照护,并要求参与决定有关自己的治疗和照护行动。因此,美国医院协会在1973年制定了《患者权利典章》,作为医生和患者在医疗处理过程中的合作依据。

我国原国家药品监督管理局(State Drug Administration,SDA)于1999年9月1日颁布了《药品临床实验管理规范》(Good Clinical Practice,GCP),"是临床实验全过程的标准规定,包括方案设计、组织、实施、监察、稽查、记录、分析总结和报告",是为了保证临床实验数据的真实、可靠以及受试者的权利和安全而制定的进行临床实验的标准。

总之,按照世界医学协会关于人体临床实验的《赫尔辛基宣言》要求,凡是以人体为研究对象的临床研究,所使用的实验药品或措施,都必须具有充分的科学依据,要安全、有效,保证无损于患者的利益。对于接受实验的患者,要明确地解释接受治疗或实验措施的目的、意义、可能发生的不良反应。坚持自愿的原则,要尊重患者的人格,不能欺骗研究对象。如果接受实验,要签署知情同意书。即使在实验进程中,患者亦有退出的权利。因此,任何涉及以患者为对象的临床实验、研究课题,必须首先向有关伦理委员会申请,接受伦理委员会的审查,通过后方可进行研究。

(宋春花)

# 参考文献

[1] 李立明.流行病学[M].5版.北京:人民卫生出版社,2004.
[2] 方积乾.卫生统计学[M].5版.北京:人民卫生出版社,2003.
[3] 曾光.现代流行病学方法与应用[M].北京:北京医科大学中国协和医科大学联合出版社,1994.
[4] 赵仲堂.流行病学研究方法与应用[M].北京:科学出版社,2000.
[5] 王建华.流行病学[M].5版.北京:人民卫生出版社,2001.
[6] 施侣元.流行病学进展[M].北京:人民卫生出版社,1986.
[7] 耿贯一.流行病学[M].2版.北京:人民卫生出版社,1995.
[8] 沈福民.流行病学原理与方法[M].上海:复旦大学出版社和上海医科大学出版社,2002.
[9] 谭红专.现代流行病学[M].4版.北京:人民卫生出版社,2001.
[10] 段广才.临床流行病与卫生统计学[M].郑州:郑州大学出版社,2001.
[11] 耿贯一.流行病学[M].北京:人民卫生出版社,1996.
[12] 闫永平.临床流行病学[M].北京:人民卫生出版社,2009.
[13] 王蓓.临床流行病学[M].南京:东南大学出版社,2004.
[14] 林果为.现代流行病学[M].2版.上海:复旦大学出版社,2000.
[15] 王素萍.流行病学[M].北京:中国协和医科大学出版社,2003.
[16] 王家良.临床流行病学[M].北京:人民卫生出版社,2001.
[17] 钱宇平.流行病学[M].2版.北京:人民卫生出版社,1987.
[18] 连志浩.流行病学[M].3版.北京:人民卫生出版社,1994.
[19] ROTHMAN K J, GREENLAND S. Modern Epidemiology. Second edition. Philadelphia:Lippincott-Raven Publishers,1998.
[20] PAGE R M,COLE G E,TIMMRECK T C. Basic epidemiological methods and biostatistics:A practical guidebook. Boston. Jones and Bartlelt Publishers,1995.
[21] PEARL J. Probabilistic reasoning in intelligent systems. San Francisco:Morgan Kaufmann,1997.
[22] LILIENFELD D E. A challenge to the data miners. Pharmacoepidemiol and Drug Saf,2004,13:881-884.